公共卫生与预防医学研究

黄博强　李　娟　曾卓颖
李　娜　张玲玲　刘海峰　主编

U0253763

吉林科学技术出版社

图书在版编目（CIP）数据

公共卫生与预防医学研究 / 黄博强等主编 . -- 长春：吉林科学技术出版社，2024.3
ISBN 978-7-5744-1125-8

Ⅰ . ①公… Ⅱ . ①黄… Ⅲ . ①公共卫生—研究②预防医学—研究 Ⅳ . ① R1

中国国家版本馆 CIP 数据核字 (2024) 第 059979 号

公共卫生与预防医学研究

主　　编　黄博强　等
出 版 人　宛　霞
责任编辑　练闽琼
封面设计　刘梦杳
制　　版　刘梦杳
幅面尺寸　185mm × 260mm
开　　本　16
字　　数　375 千字
印　　张　20.25
印　　数　1~1500 册
版　　次　2024 年 3 月第 1 版
印　　次　2024 年10月第 1 次印刷

出　　版　吉林科学技术出版社
发　　行　吉林科学技术出版社
地　　址　长春市福祉大路5788 号出版大厦A 座
邮　　编　130118
发行部电话/传真　0431-81629529 81629530 81629531
81629532 81629533 81629534
储运部电话　0431-86059116
编辑部电话　0431-81629510
印　　刷　廊坊市印艺阁数字科技有限公司

书　　号　ISBN 978-7-5744-1125-8
定　　价　90.00元

编委会

主　编　黄博强　李　娟　曾卓颖

　　　　李　娜　张玲玲　刘海峰

副主编　兰安周　孙珊珊　张廷辉

　　　　王燕妮　路官华　许林庆

　　　　张庆利

前言

本书以预防医学和公共卫生问题为研究对象，以公共卫生学、预防医学、临床医学等为知识先导和行动指南，秉持理论和实践并重，突出实践能力培养的编写思路，核心目的是能够用于指导预防医学与公共卫生实践，并在实践中不断完善、发展。

本书围绕“公共卫生与预防医学研究”这一主题，以预防医学为切入点，由浅入深地阐述环境有害因素的辨识与控制、传染病的预防与控制，并系统地分析了职业性毒物与职业中毒、职业性粉尘接触、职业性致癌因素与职业性肿瘤、常见慢性非传染性疾病防治、高校常见传染病等内容，以期为读者理解与践行公共卫生与预防医学提供有价值的参考和借鉴。本书内容翔实、条理清晰、逻辑合理，兼具理论性与实践性，适合于从事相关工作与研究的专业人员。

本书写作成员在各自专业领域，均具有多年实践经验。各位专家学者态度严谨，多次拟稿、修改，再拟稿、再修改。谨此对编写组专家学者和支持、帮助本书编写的同人致以诚挚的感谢。

目 录

第一章　预防医学概述

第一节　预防医学概念和特点

一、预防医学的概念

预防医学是以人群作为研究对象，以“环境人群健康”作为工作模式，运用自然与社会的科学理论与方法，探索环境因素对人群健康的影响及其规律，制定其预防策略和措施，消除和控制危险因素，达到预防和控制疾病、促进健康、提高生命质量和延年益寿等目标的一门学科。其理论、技能与方法的形成来源于人类与疾病斗争的过程，并在实践中不断充实、完善与发展。

公共卫生是以预防医学的观念、理论和技能为基础，针对疾病预防和健康促进而采取的社会性实践的总称，这些社会性实践可称为公共卫生措施。美国公共卫生先导者、耶鲁大学教授 Winslow 早在 1923 年就提出：公共卫生是通过有组织的社会努力，达成预防疾病、延长寿命、增进健康的一门科学和艺术。

公共卫生带有明显的行政管理特色，因其需要动员社会各部门的力量，并由政府直接采取行动。公共卫生融合了各种人文、社会、科学及工程技术学科的知识和技能。公共卫生的使命是预防疾病、保护环境、预防意外伤害、健康促进、灾难事故的应急处理、保证卫生服务的有效性和可及性等。公共卫生与预防医学密不可分，目标一致且相互促进。

二、预防医学的内容

预防医学作为一门相对独立的学科，具有完整的理论体系。

(一) 基本理念

① 预防为主，防治结合。预防为主是最基本、最鲜明且贯穿本学科始终的理念。疾病是可以预防的，就疾病的治疗与预防而言更强调预防，因其意义更大、效率更高；防治结合是三级预防落到实处的保障，防、治相互促进，共同呵护人类健康。② 大卫生。强调预防措施和效果的实现，既可针对个体，也可针对群体，群体更重要，从而强调全社会参与。③ 生态平衡。认为人类健康的动态过程维系受制于

大环境的生态平衡，没有相对稳定的生态平衡系统，人类的生存与健康就没有可持续的维持与发展。④ 多因多果。认为致病因素与疾病可表现为单因多果、多因单果或多因多果的非单一性因果关系形态。⑤ 宏观与量化研究。因研究对象是群体，以致应用宏观与微观相结合的研究方法的同时强调宏观，应用定量与定性方法相结合的同时强调定量。⑥ 其他。如社会与经济效益评价及法治观念等。

(二) 研究内容

预防医学研究的内容和涉及的范围十分广泛，按《学科分类与代码》(GB/T13745—2009) 分类，预防医学与公共卫生学 (代码为 330) 是一级学科，其包含的二级学科有：营养学、毒理学、消毒学、流行病学、传染病学、媒介生物控制学、环境医学、职业病学、地方病学、社会医学、卫生检验学、食品卫生学、儿少与学校卫生学、妇幼卫生学、环境卫生学、劳动卫生学、放射卫生学、卫生工程学、卫生经济学、卫生统计学、计划生育学、优生学、健康促进与健康教育学、卫生管理学、预防医学与卫生学其他学科等。

归纳起来主要研究内容有如下几个方面。

1. 描述疾病分布与健康水平的动态变化

采用人群健康研究的医学统计学和流行病学方法，描述和分析特定人群的疾病谱、死亡谱的变化趋势，了解疾病的分布、发生条件和消长规律，阐明并评价健康危险因素。

2. 探讨健康影响因素

采用宏观与微观相结合的研究方法，阐明人类生活环境、工作环境、社会环境、心理行为及生物遗传因素对人群健康和疾病的作用规律，改善和利用有益的环境因素，控制和消除有害的环境因素。

3. 制定预防疾病、促进健康的策略和措施

针对健康危险因素制定防控对策，提出有效的个体和群体预防策略及控制危险因素的具体措施，并对其效果进行考核与评价。

4. 研究卫生保健和疾病防控工作的组织和管理方法

探究如何充分利用、合理配置卫生资源和科学管理卫生服务系统，为卫生工作决策提供科学依据和咨询建议，通过临床预防服务和社区预防服务，达到预防疾病、促进健康、防止残疾和早逝、提高生命质量和延年益寿的目的。

(三) 研究方法

预防医学既运用常规性分类的科学研究方法，又运用基础医学、临床医学、环

境卫生学、卫生经济学、卫生管理学及现代科学技术和医学信息等方法，但主要应用的是医学统计学方法和流行病学方法。医学统计学方法包括统计描述和统计推断，为健康影响因素研究提供了量化指标、效果差异比较的假设检验、多因素分析系列方法及高效率统计软件应用等方法。流行病学方法包括观察法、实验法、理论法研究，为探讨危险因素和病因提供了严密的逻辑思维路径、系统的方法和评价的标准。

三、预防医学的特点

预防医学相对于临床医学和基础医学而言具有如下特点。

(1) 研究对象是人群，包括个体和群体，以群体为主，主要着眼于健康和无症状患者。

(2) 突出预防为主的观念，强调积极预防疾病具有更大的人群健康效益。

(3) 重视与临床医学相结合，将预防贯穿临床实践全过程，实施三级预防策略和措施。

(4) 研究方法上注重宏观与微观相结合、定量与定性相结合，按生物心理社会现代医学模式，从整体论出发，研究自然、社会和心理因素对人类健康的影响。

(5) 研究重点是健康影响因素与人群健康的关系，制定预防对策与措施，达到控制或消除病因、预防和控制疾病、促进健康和提高生命质量的目的。

第二节　医学模式及健康观

一、医学模式

医学模式是关于医学的总体看法或概括认识，即解释和处理健康与疾病问题的整体思维方法及行为方式。

由于受到不同历史时期的科学、技术、哲学和生产方式等方面的影响，医学模式的转变经历了神灵主义医学模式、自然哲学医学模式、机械论医学模式、生物医学模式和生物心理社会医学模式五个阶段，其中生物医学模式和生物心理社会医学模式对医学发展影响深远。

(一) 生物医学模式

生物医学模式是从人的生物属性出发，解释和处理健康与疾病问题的整体思维方法及行为方式。西方文艺复兴运动后，医学开始进入实验医学阶段，用生物学方法，对人体的形态结构、功能及生理、病理状态下的各种生命现象进行深入研究，致力于寻找每一种疾病特定的生理、病理变化，发展相应的生物学治疗方法。生物医学模式在保护人类健康以及对医学进一步发展的影响中，不仅发挥了重大促进作用，并且在医学科学界长期占领着统治地位。然而，由于该模式只注意人体疾病的生物因素方面，忽视了疾病许多重要的心理因素与社会因素的主导、中介作用，从而渐渐凸显其片面性及局限性。

（二）生物心理社会医学模式

生物心理社会医学模式是在认同人的生物属性的同时，兼顾心理因素、社会因素及其他因素，解释和处理健康与疾病问题的整体思维方法及行为方式。随着社会经济的发展，疾病谱的改变，工业化、城市化、人口老龄化进程加快，与生态环境、生活方式相关的卫生问题日益加重；心脑血管疾病、恶性肿瘤和其他非传染性疾病正在上升，并成为人类健康的主要威胁；遗传性疾病、代谢性疾病也日渐增多；微量元素缺乏病、城市儿童营养失调已构成对儿童健康的威胁；环境污染、水质污染、土壤污染及不良生活与交通条件的变化，致使创伤及心身疾病、精神疾病日益增多。如此种种，生物医学模式已不能充分地解释现代卫生保健实践中的一系列问题，而且束缚着医学研究的进一步发展。1979 年，美国医学家恩格尔（G.L.Engel）指出：导致疾病的原因是生物、心理、社会诸方面，因此，也应该从这几个方面来寻找对抗和治疗疾病的方法。由此催生了生物心理社会医学模式。

该模式以系统论为原则，认为人的生命是一个开放系统，通过与周围环境的相互作用，以及系统内部的调控能力，决定健康的状况。其意义在于：① 为医学发展指明方向，拓宽了医学研究领域，从生物、心理、社会因素出发，对健康和疾病进行综合研究。② 深刻揭示了医学的本质和发展规律，从单纯的生物因素扩大到人的社会、心理因素，涉及了人类疾病与健康有关的各种因素，从医学整体出发，提示医生在诊疗疾病时要从生物、心理、社会的三维空间考虑并做出正确决策。③ 提示医疗保健事业改革的必然性。由于疾病谱、死因谱和人口年龄谱的改变，使社区居民的卫生保健需求产生了相应的改变，要求从多方面、多层次积极贯彻预防为主方针，改革卫生服务，如扩大服务范围、增加服务内容及全面全程服务等。客观上反映了人们对高质量医疗卫生服务的需求。

该模式促进了临床医学的历史性变革，主要表现为从治疗服务扩大到临床预防服务，从技术服务扩大到社会服务，从院内服务扩大到院外服务，从生理服务扩大到心理服务。其核心是突出社会因素的主导性作用，强调医学的发展方向是从研究疾病到研究健康，知行上以“疾病为中心”转变为以“健康为中心”。

二、健康观

健康观是人们在特定医学模式指导下对健康的整体性认识。

(一) 健康

健康是指一个人在身体、精神和社会等方面都处于良好的状态。传统的健康观是“无病即健康”，现代人的健康观是整体健康。

1948年，世界卫生组织（World Health Organization, WHO）对健康提出了定义：“健康不仅是没有疾病或不虚弱，而且是保持身体的、精神的和社会福利的完美状态。”

1978年，WHO提出了衡量一个人是否健康的十项标准：① 精力充沛，能从容不迫地应对日常生活和工作的压力而不感到过分紧张；② 处事乐观，态度积极，乐于承担责任，事无巨细不挑剔；③ 善于休息，睡眠良好；④ 应变能力强，能适应各种环境变化；⑤ 能够抵抗一般性感冒和传染病；⑥ 体重得当，身材均匀，站立时头、肩、臂位置协调；⑦ 眼睛明亮，反应敏锐，眼睑不发炎；⑧ 牙齿清洁，无空洞，无痛感；齿龈颜色正常，不出血；⑨ 头发有光泽，无头屑；⑩ 肌肉、皮肤富有弹性，走路轻松有力。

1990年，WHO重新颁布了四维健康的定义：一个人只有在躯体、心理、社会适应和道德的各个方面都健康，才算是完全健康。

现代“健康”的概念涵盖了生理、心理、社会、道德四个层面。躯体和器官的健康是生理意义上的健康，是健康的基础，生理功能正常，也就是无伤残、无病痛；精神与智力的正常是心理意义上的健康；良好的人际关系和社会适应能力是社会意义上的健康；不损人利己、有良好的自律能力是道德意义上的健康。只有在这四个方面均衡发展的人，才是一个健康的人。

从道德观念出发，每个人不仅对个人健康负有责任，同时对社会健康承担着义务。不能通过损害他人的利益来满足自己的需要；要按照社会认可的道德行为来约束及支配自己的思维和行为；具有辨别真伪、善恶、荣辱的是非观念和能力。孔子讲“仁者寿”，所以道德健康尤为重要。

现代“健康”的概念是一个动态的概念，健康与疾病往往共存于机体。“健康”内涵的动态性如同一个连动轴，“健康”与“疾病”处于同一轴线的两个端点。疾病有轻重之分，健康也有一般意义上的和最高意义上的区别。一个人在其一生中的健康状态总是处于变化过程中。因此，只有努力地追求，才能保持一种健康的状态；一旦患了疾病之后，又能尽快地控制，并向着健康的一端发展。

疾病包括精神与生理两方面，病因包括生物和社会文化两部分。不少疾病从生理角度来看，是由于致病菌、病毒引起的，但从社会文化来看，贫困、不良的卫生习惯、不健康的生活方式、营养不良、过度劳累等是主要致病因素。

医学模式已由原来以个体为单位、以疾病为前提、以治疗为对策的单纯“生物医学模式”演变成以群体为单位、以健康为前提、以防治结合为对策的“生物心理社会医学模式”。新的医学模式拓宽了治疗与预防的领域，它无论在内涵上，还是在所涉及的策略上，都发生了深刻的变化。

（二）健康是资源

健康是一个积极的概念，它不仅是个人身体素质的体现，也是社会和个人的资源。现代健康观，更具体地反映了人们对身心健康的综合需求及人们对健康的全面理解和追求。为达到身心健康和较好地适应社会的完美状态，每个人都必须有能力去认识和实现这些愿望。

（三）健康是权利和责任

健康是人类的一项基本需求和权利，也是社会进步的重要标志和潜在动力。国家实行医疗保障制度、合作医疗制度，以发展卫生事业，是对公民权利的尊重和保护，任何法人、组织和个人都要尊重公民的健康权利。同时，不但每个人都有关心自己和他人健康的责任，而且政府机构、社会各部门和全体社会成员都对人民健康负有共同责任。健康是人全面发展的基础，关系到千家万户的幸福。

（四）健康决定因素

决定个体和人群健康状态的因素被称为健康决定因素。1974年，时任加拿大卫生与福利部部长 Marc Lalonde 发表了一篇题为 A New Perspective on the Health of Canadians 的著名报告，把影响健康的因素归纳为四大类：人类生物学、生活方式、环境及卫生服务的可得性。

健康决定因素受到国家经济水平和卫生事业发展的影响，同时取决于社会群体的文化教育素质、精神文明程度、生态平衡的保持、自然资源的利用及人口数量等方面的作用，它们相互影响，共同制约群体健康水平。美国学者德威尔（Dever）进一步将健康决定因素归纳为四大类十二项，并以新的 Georgia 模式解释各因素的相互联系及对健康的影响。国内外研究表明，四大类危险因素导致死亡的比重由高至低依次约为生活及行为方式（40%）、人类生物学因素（30%）、环境因素（20%）、卫生服务（10%）。

（五）健康四大基石

世界卫生组织倡导的健康生活方式“四大基石”包括合理膳食、适量运动、心理平衡、戒烟限酒。① 合理膳食，即营养要全面均衡。主食由细粮、杂粮搭配，减少动物性脂肪和甜食的摄入，多吃新鲜蔬菜、水果、豆制品和牛奶，限制食用糖与食盐用量。② 适量运动。运动贵在坚持，重在适度。项目可因人而异，每天中度运动 1 小时。③ 戒烟限酒。吸烟是导致高血压、冠心病、肺癌、支气管炎、肺气肿等多种疾病的重要危险因素。任何年龄的人戒烟都可获得健康上的真正收益。酒少许，不喝高度烈性酒，经常或过量饮酒会影响身体健康。④ 心理平衡。健康的四大基石中，心理平衡最重要。要正确对待自己、他人和社会，知足常乐、助人为乐、乐观进取、奉献社会，一生健康幸福。

第三节　三级预防与五层次预防

一、理论依据

（一）健康疾病连续带（Health Disease Continuum，HDC）

健康疾病连续带即机体由健康到疾病是一个连续的过程，在这个过程中受各种健康决定因素影响，有一系列渐进相连的机体状态或健康标志呈现。对个体来说，健康→疾病→健康（或死亡）；对群体来说，健康高分布（健康问题低分布）→健康低分布（健康问题高分布）→健康高分布（健康问题低分布），是一个连续的过程，如传染病在某人群中的流行过程。这就是我们常说的疾病分布或健康问题分布的连续性。

（二）疾病自然史

疾病自然史是指疾病从发生、发展到结局（死亡或痊愈等）的自然全过程。按时间顺序、有无临床症状和体征分为四个明显的阶段：① 病理发生期；② 临床前期，即从机体失代偿到出现最初症状和体征；③ 临床期，即从疾病初发症状到出现典型临床表现；④ 结局，即疾病可发展至缓解、痊愈、伤残或死亡。某些疾病可有一定的先兆，早于病理改变阶段，表现出对某种病的易患倾向，如血清胆固醇升高可能是冠心病的先兆。

基于疾病自然史的阶段性及健康疾病连续带的理论，由健康危险因素作用于机体到出现临床症状有一个时间过程，危险因素的性质和接触剂量（或浓度）的多少可使疾病发生的时间有长有短，这样就为我们在疾病的预防上提供了机会窗。在疾病自然史的不同阶段，通过有效的早期诊断、预防和治疗，可改变疾病的自然史直至向健康转归。

(三) 全程生命健康观 (life course approach to health 或称健康生命全程路径)

全程生命健康观是通过把人生划分为几个明确的阶段（围生与婴幼儿期、青少年期、成年工作期和晚年期四个阶段），针对这些不同年龄组的人群在不同的场所（家庭、学校、工作场所、社区）中实施连续性预防服务措施，就可以有效地避免那些健康危险因素的影响，充分发挥人的生命潜能，保护劳动力，延长生命期限和提高生活质量；并且也能保证人生的不同阶段既能有效地获得针对性的卫生服务，也不造成不必要的重复或遗漏，高效率和高效益地达到促进人群健康的目的。

二、三级预防

三级预防，是根据健康决定因素、健康疾病连续带、疾病自然史、全程生命健康观，结合医疗卫生工作实际，贯彻预防为主的方针，达到预防和控制疾病、促进健康的目的，把预防相对分为以下三个等级。

(一) 一级预防

一级预防又称病因预防或根本性预防。它是针对病因结合全球性预防战略和国家性预防策略，建立和健全社会、经济、文化等方面的机制。如以国家法令或规程的形式，颁发一系列法规或条例，预防有害健康的因素进入国民的生活环境；同时，把个体预防和社会性预防相结合，把全人群的普遍预防和高危人群的重点预防相结合。该级预防旨在预防疾病发生，降低发病率，促进健康。

(二) 二级预防

二级预防亦称临床前期预防，是在疾病出现临床症状或体征之前所开展的早期发现、早期诊断和早期治疗的“三早”预防工作。对于传染病，要做好“五早”（“三早”加疫情早报告及患者早隔离）工作。该级预防旨在防止疾病发展，降低病死率，保护健康。

(三) 三级预防

三级预防即临床预防，是在疾病发生后对患者实施及时治疗、促进康复、防止恶化、预防并发症和伤残的工作。包括对症治疗和康复治疗：通过对症治疗和医学监护，减少疾病的不良作用，预防并发症和伤残；对于丧失劳动力或残疾者，则通过康复治疗促进其身心康复和延长健康寿命，以达到“病而不残，残而不废”的目的。该级预防旨在防止病残，促进康复，提高生存率，恢复健康。

三级预防相辅相成，是一个密不可分的整体，其主要内容和措施见表1-1。

表1-1 三级预防策略与措施的主要内容

预防级别	功能特点	主要内容	措施
一级预防（病因预防）	涉及健康范围广，工作艰巨，投资少，效益高	非特异性预防 特异性预防	卫生立法、保护环境、健康教育与促进、保健行为、合理营养和改变不良生活行为方式等； 计划免疫、消除病因、职业预防、高危人群保护、婚前卫生工作、妊娠期和儿童的卫生保健
二级预防（临床前预防）	保护健康，控制疾病发展和恶化，预控疾病的复发	慢性传染病与非慢性传染病的预防	早期发现、早期诊断、早期治疗、定期筛查、自我检查早期报告、早期发现、早期诊断、早期治疗、早期隔离
三级预防（临床预防）	恢复健康，促使患者功能恢复，能参加社会活动	防止病残康复医疗	通过合理治疗，防止病情恶化、复发，防止合并症、后遗症和防止病残 开展功能性康复及心理康复、延长寿命、临终关怀

三级预防措施的落实，可根据干预对象是群体或个体，分为社区预防服务和临床预防服务。社区预防服务是以社区为范围、以群体为对象开展的预防工作。临床预防服务是在临床场所，以个体为对象实施个体的预防干预措施。

对于多数疾病，无论其病因是否明确，都应强调一级预防，如对职业因素所致疾病、医源性疾病，较易见效。有些疾病的病因是多因素的，则要按其特点，通过筛检、早诊断和早治疗较易改善预后，如心脑血管疾病、代谢性疾病，除针对其危险因素致力于一级预防外，还应兼顾二级预防和三级预防。对那些病因不明又难以察觉的疾病，只有实行三级预防这一途径。有些危险因素的控制既可以是一级预防，也可是二级或三级预防，如高血压的控制本身来讲是三级预防，但对脑卒中和冠心病来讲则是一级预防。

三、中医预防理念

中医理论强调整体观念，认为人体是一个有机整体，形神统一；奉行阴阳、五行、相生相克等辩证观，认为人与日月相应、与天地相参、天人合一，人的健康或疾病变化与外界环境自然消长规律密切相关；倡导“治未病”，坚持预防为主的思想及中医预防理念，讲究阴平阳秘，精气神俱佳，重视医养结合，全面预防。

（一）未病先防

未病先防是通过各种内养外防的综合调摄措施，补养体内的精气，保持正气，慎避虚邪侵害，从而起到防患于未然的作用。如《素问遗篇·刺法论》："正气存内，邪不可干。"《素问·上古天真论》："恬淡虚无，真气从之，精神内守，病安从来。"可见，中医和西医都高度一致地重视预防为主的思想。

（二）既病防变

既病防变是在疾病发生的初期，及时采取各种措施，预防病情的蔓延和恶化。如《金匮要略·脏腑经络先后病脉证并治》中："夫治未病者，见肝之病，知肝传脾，当先实脾，四季脾旺不受邪，即勿补之。"对患者来说，既有药物、针灸等治疗手段，亦包括饮食宜忌、慎避风寒等诸多法则。

（三）瘥后防复

瘥后防复指疾病初愈至完全恢复正常健康状态这段时间的预防措施。如《素问·热病论》中："病热少愈，食肉则复，多食则遗，此其禁也。"生活起居应有规律，注意生活调摄，避免劳力及劳心过度，慎戒房劳、喜怒过度及悲忧太甚等过度的情志刺激，避免疾病复发、新病侵袭，促进疾病向健康转归。

四、五层次预防

人类社会是由个人、家庭、社区、国家和国际组成，将预防工作系统全面深入这五个层面称为五层次预防。

（一）个人预防

个人预防即第一层次预防，个人预防是一切预防的基础，可采用定期体格检查和筛查、计划免疫和药物预防、倡导健康的行为和生活方式来预防疾病，促进健康。

（二）家庭预防

家庭预防即第二层次预防，家庭是社会的最小细胞，家庭每位成员的心理、行为和生活方式在很大程度上受到家庭类型、结构、功能和关系等方面的影响，有些预防措施只有在家庭范围内才能得到落实，如平衡膳食和食盐摄入量的控制。有些预防措施在家庭成员的支持下更容易实现，如戒烟限酒。

(三) 社区预防

社区预防即第三层次预防，是在社区范围内为保护居民健康而采取的综合措施。社区预防的基本原则：疾病预防、降低危害健康因素、健康教育与健康促进、免疫预防与药物预防、筛检等。

(四) 国家预防

国家预防即第四层次预防，各国依据自己国情制定卫生法规、卫生监督条例，促进全民健康水平不断提高。

(五) 国际预防

国际预防即第五层次预防，当今世界是“地球村”，国与国之间的各种交流与人员往来特别频繁，疾病的全球预防就显得非常重要。世界卫生组织在疾病国际预防方面发挥指导和组织协调的作用，各国政府需有效合作处理公共卫生问题，共同努力促进人类的健康。

五、预防的策略

随着工业化、城镇化、人口老龄化进程加快，疾病谱、生态环境、生活方式等发生了变化，我国面临多重疾病威胁并存、多种影响因素交织的复杂局面。随着人民生活水平从小康向富裕过渡以及健康意识的增强，人们更加追求生活质量、关注健康安全，不仅要求看得上病、看得好病，而且希望不得病、少得病，看病更舒心、服务更体贴，这必然带来层次更高、覆盖范围更广的全民健康需求。预防疾病、促进健康，需要新理念、新措施、新方法，需要精准预防与综合预防相结合，需要有效的预防策略相对应。

(一) 预防的高危策略与全人群策略

预防的高危策略与全人群策略是针对整个病因链上不同环节采取的预防措施，两者相辅相成，根据不同类型疾病，实践中有所侧重或有机结合。

高危策略：是对未来发病风险高的一小部分个体，针对致病危险因素采取有针对性的措施，降低危险暴露水平及其未来发病的风险。其优点是重点关注病因链的近端因素，干预针对性强，效果明显。高危策略对资源的利用可能更符合成本效益原则。但是，当问题的根源波及整个人群时，仅仅治疗那些患者和显著易感的个体是治标不治本的策略。

全人群策略：不需要确定哪些个体未来发生疾病的风险高、哪些发生疾病的风险低，而是通过消除有害暴露，尤其是那些个体难以觉察或控制的环境暴露，或针对人群中有害暴露的决定因素（病因链的远端因素）采取措施，降低整个人群有害暴露的水平，进而降低全人群发生疾病的风险，使全人群受益。

(二) 健康的生命全程路径与以人为本的一体化服务

健康的生命全程路径是一种从保证健康的生命起始，并根据整个人生各关键时期（如孕期、婴幼儿期、青少年期、成年期及老年期）的需求，采取有针对性的措施来提高健康干预有效性的策略。它不仅是在时间上关注一个人的一生和下一代，还从生态学的视角关注群体健康的多重原因，从而通过及时的健康投资让个人和整个社会获得健康和经济的高回报。

以人为本一体化服务模式是一种根据居民及其家庭的健康需求来组织提供服务的模式。

以人为本的卫生服务：让患者、家属和所在社区作为卫生服务的受益人和参与者，共同参与到卫生服务决策和实施过程中，从而使他们对卫生服务体系充满信任，同时卫生服务体系也能够以人性化和一体化的方式，根据他们的需求和偏好提供服务。

一体化卫生服务（integrated care，也称整合型卫生服务）：指根据健康需求，通过协调卫生系统内部各级各类卫生医疗机构，将包括健康促进、疾病预防、治疗、疾病管理、康复和临终关怀等在内的各种医疗卫生服务整合在一起，为大众提供终身连续性的卫生服务。

第四节　预防医学的发展

一、预防医学发展简史

(一) 古代预防思想

《易经》中有“君子以思患而豫（预）防之”，这是目前所知人类预防思想的最早记载（公元前8世纪至公元前7世纪）。《黄帝内经素问》首篇《上古天真论》阐发了养生防病措施；次篇《四气调神大论》进一步指出：“圣人不治已病治未病，不治已乱治未乱……夫病已成而后药之，乱已成而后治之，譬犹渴而穿井，斗而铸锥，不亦晚乎。”《备急千金要方》中有“上医治未病之病，中医治欲病之病，下医治已病之病”（唐代孙思邈）的记载，这是古代预防策略和措施的体现。

希波克拉底（Hippocrates，公元前460—前370年）的《气候水土论》首次阐述环境因素与疾病的关系，并强调：知道什么样的人患病，比知道这个人患的什么病更重要。盖伦（C. Galenus，129—199年）继承并发展了四体液说，提出精气说。埃德温·查德维克（Edwin Chadwick，1800—1890年）于1842年发表《关于英国工人阶级的卫生状况报告》，促使英国政府制定《公共卫生法》。维勒梅（L.R.Villerme）于1828年指出：法国人口死亡率的研究证明了疾病与贫困有着明显的联系，为现代预防医学的形成奠定了基础。

（二）近代预防医学发展简史

19世纪下半叶的第一、第二次技术革命在促进西方资本主义工业迅速发展的同时，产生了都市人口急剧增加带来的劳动和生活环境改变等一系列问题，除了传染病威胁居民的健康外，还出现了理化因素所造成的职业危害，迫使一些先进的工业化国家在城市规划、新建和改建工厂时，不得不考虑供排水、住宅卫生、工厂卫生等环境卫生和卫生立法问题。但当时仍多限于以个体为对象进行疾病的治疗和预防，主要采取隔离传染病患者、建立检疫所、船舶检疫、烧毁污物、管制交通等措施，由此卫生学学科应运而生。

19世纪末—20世纪初，人类在战胜天花、霍乱、鼠疫等烈性传染病的实践中，逐渐认识到仅以个体进行疾病预防，其效益不高，必须以群体为对象进行预防，人类开始由以个人卫生为主的状态进入了群体医学的时代，称为第一次卫生革命，其特征是以控制传染病为主的公共卫生措施。

20世纪40—50年代，北美开始强调包括个人、家庭和社会等方面的预防措施，将个人摄生防病扩大到社会性预防措施。但是，由于人类的疾病谱和死因谱发生了明显变化，对于不良的行为生活方式和社会环境因素所致的疾病，单纯采用传统的生物医学手段难以解决问题，从而进入社会预防阶段，称为第二次卫生革命，其特征是以干预个人不良生活行为方式来控制慢性非传染性疾病的健康促进。

自20世纪70年代起，为了使所有人都尽可能地达到更高的健康水平，医学强调采用卫生政策、社会经济、人口、卫生保健服务和环境保护等整体社会预防体系对疾病进行区域性、国家性以至全球性整体预防，其组织措施强调多层次、全方位，包括自我健康、家庭卫生保健、社区卫生保健、区域性卫生规划、国家卫生保健战略与宏观卫生调控、全球卫生保健战略规划行动等，使预防医学进入以全人类为对象进行预防的时代，亦称为第三次卫生革命，其特征为以生态模式为指导，采用综合干预措施来延长人类健康寿命和提高生活质量的新公共卫生。

二、我国卫生工作方针和主要卫生工作成就

(一) 我国卫生工作的基本方针

中华人民共和国成立初期，我国的卫生工作方针是："面向工农兵，预防为主，团结中西医，卫生工作与群众运动相结合。" 1991年，我国在《国民经济和社会发展十年规划和"八五"计划》中对卫生工作方针进行了调整："预防为主，中西医并重，依靠科技与教育，动员全社会参与，为人民健康服务，同时把医疗卫生工作的重点放在农村。" 1996年12月通过了《中共中央 国务院关于卫生改革与发展的决定》，指出的卫生工作方针是："以农村为重点，预防为主，中西医并重，依靠科技与教育，动员全社会参与，为人民健康服务，为社会主义现代化建设服务。" 中共中央、国务院于2016年10月25日印发《"健康中国2030"规划纲要》，确立新时期我国卫生与健康工作方针为"以基层为重点，以改革创新为动力，预防为主，中西医并重，将健康融入所有政策，人民共建共享"。

(二) 我国卫生工作的主要成就

改革开放四十多年来，我国医药卫生事业发展的成就主要有以下五个方面。

1. 有效控制了危害广大人民群众健康的重大传染病

我国一贯坚持和贯彻预防为主的卫生工作方针，特别是2003年"非典"之后，进行了中华人民共和国成立以来规模最大的公共卫生体系建设，基本建成了覆盖城乡、功能比较完善的疾病预防控制体系、应急医疗救治体系和卫生监督体系。同时，我国对艾滋病、结核病、血吸虫病等重大传染病患者实行免费药物治疗，对儿童普遍实行免疫规划、免费疫苗接种预防的传染病已达到15种。

2. 建立了基本覆盖城乡居民的医疗保障制度框架

城镇职工基本医疗保险、城镇居民基本医疗保险和新型农村合作医疗是三项具有社会保险性质的基本医疗保障制度。截至2019年年底，全国基本医疗保险参保人数超过13亿人，参保覆盖率稳定在95%以上。同时，我国不断健全城乡医疗救助制度，积极发展补充医疗保险和商业医疗保险，满足不同人群的多样化健康需求。

3. 建立了较完善的医疗卫生服务体系

1978—2019年，我国医疗卫生机构总数由17.0万个增加到100.7545万个，其中医院为34354个，占比3.41%；基层医疗卫生机构为954390个，占比94.72%；专业公共卫生机构为15924个，占比1.58%；其他机构为2877个，占比0.29%。病床数由204万张增加到880.7万张，其中医院床位数共686.65万张，公立医院占比

72.5%，民营医院占比27.5%。卫生人员由310万人增加到1292.8万人，每万人口专业公共卫生机构人员达到6.41人。其中执业（助理）医师为386.7万人，每千人口2.77人；注册护士为444.5万人，每千人口3.18人，卫生人力构成得到进一步优化。同时不断加强医疗机构管理，医疗服务质量和技术水平显著提高。中医药在重大疾病控制和疑难杂症救治等方面发挥了重要作用，已成为我国卫生服务体系中不可缺少的重要力量。近年来，我国不断加强农村三级卫生服务网络建设。逐步建立城市医院与社区卫生服务机构分工协作的新型城市服务体系。

4. 不断完善医药生产与卫生监管体系

1998—2019年，我国医药工业总产值年均增长20%，药品品种、数量和质量已基本满足国内需求。2019年，全国公共场所卫生被监督单位134.9万个，生活饮用水卫生（供水）被监督单位8.4万个，合格率均在95%以上；建立了农村药品监督网和药品供应网，农民用药更加安全、方便、便宜。药物不良反应监测体系和制度逐步完善。

5. 居民健康水平不断提高

人均期望寿命由1978年的68.2岁增加到2019年的77.3岁，孕产妇死亡率由1991年的80/10万降低到2019年的1.78/10万，婴幼儿死亡率由1991年的50.2‰降低到2019年的5.6‰。这些健康指标已处于发展中国家的前列，有些地区已达到中等发达国家的水平。

三、我国卫生工作面临的挑战

随着社会经济的发展，城镇化、老龄化、工业化、全球化快速发展，我国面临多重健康问题挑战。目前，我国人群的主要健康问题包括传染性疾病、慢性非传染性疾病、生活环境与健康问题、地方病与职业病、食源性疾病与食品安全、精神卫生和心理健康问题、伤害、老年健康问题、妇幼儿童健康问题、农村卫生发展问题、医药卫生体制机制问题等。

（一）传染性疾病仍然严重

近几年，由于自然和社会环境的变化、人们生活方式的改变等原因，传染病总体发病水平出现上升趋势，表现为以下几个方面。

1. 新的传染病不断出现

近三十年来，经济贸易全球化，旅游业飞速发展，国际交流日益频繁，加快了新型传染病的传播。全球新发传染病有40余种，其中，大部分在我国均有病例发生或流行，如艾滋病、O_{139}霍乱、O_{157}：H_7大肠杆菌肠炎、传染性非典型肺炎（SARS）、

H_5N_1 和 H_7N_9 禽流感等。此外，我国还存在其他新发传染病传入的可能，包括埃博拉出血热、西尼罗热、尼帕病毒等。

2. 某些传染病死灰复燃

新时期，由于社会发展较快，人口流动加剧，卫生保健服务工作未能及时跟上等原因，部分曾被控制的传染病呈现流行扩散趋势，如肺结核、性病、血吸虫病、布鲁氏菌病等。2019 年全国报告肺结核患者 77.6 万例，在所有甲乙类传染病中仅次于病毒性肝炎，居第二位。20 世纪 60 年代，我国基本消灭了性病，但 20 世纪末，性病在我国的发病率又呈上升趋势。

3. 常见多发传染病依然严峻

计划免疫的普及极大地控制或消除了常见传染病的危害，但由于我国地域辽阔、人口众多、各地经济社会发展不平衡、卫生服务水平与条件不均等原因，致使有些常见多发传染病仍然很突出，常见的传染病如乙肝、丙肝、甲肝、戊肝、HIV、流感、麻疹、水痘、手足口病、流行性腮腺炎等，在部分地区的流行形势还相当严重。

(二) 慢性非传染性疾病危害加剧

随着人们生活方式的变化，老年化社会的加剧，慢性非传染性疾病已成为影响我国人民健康并造成死亡的首要原因。恶性肿瘤、脑血管病、心脏病、糖尿病、呼吸系统疾病等主要慢性病患者约 2 亿人，死亡人数占全国居民因病死亡人数的 88.5% 以上。另外，慢性非传染性疾病的发病率在不断上升，发病趋势越来越年轻化。

(三) 食品营养与食品安全面临严峻的考验

营养过剩与营养不良并存，食源性疾病屡屡发生，食品安全亟待加强与改善。近年来，陆续发生孔雀石绿、苏丹红鸭蛋、三聚氰胺奶粉、地沟油、瘦肉精、毒生姜、镉大米、过期肉等食品安全大事件，食品供应链各个主要环节均不同程度地发生了安全事件，其中 60.16% 的事件在食品生产与加工环节，75.50% 的事件则是由人为因素所导致，不规范使用添加剂引发的事件最多，占 31.24%，其他人为造假或欺诈、使用过期原料或出售过期产品、无证或无照生产经营、非法添加违禁物等。食品生产与加工企业以“小、散、低”为主的格局并没有发生根本性改观。同时由于诚信和道德的缺失，且经济处罚与法律制裁不到位，在“破窗效应”下，必然诱发人源性的食品安全事件。

(四) 精神卫生和心理健康不容乐观

随着我国国民经济的发展，社会经济体制改革日益深入，社会竞争不断加剧，劳动力的重新组合，人口和家庭结构的变化，原有社会支持网络的削弱，导致了各种心理应激因素急剧增加，精神卫生问题日益突出。儿童的行为问题、大中学生的心理卫生问题、老年期精神障碍、酒精与麻醉药品滥用及自杀等问题逐年增加，精神疾病已经成为全球性重大公共卫生问题，开展相关研究工作已迫在眉睫。

(五) 伤害发生率不断上升

伤害是指由运动、热量、化学、电或放射线的能量交换超过机体组织的耐受水平而造成的组织损伤和由于窒息而引起的缺氧，以及由此引起的心理损伤等。伤害是导致发达国家和多数发展中国家儿童死亡的第一位死因，是世界范围内令人高度关注的公共卫生问题之一。按伤害发生意图，可将伤害分为非故意伤害和故意伤害。前者主要包括交通事故、溺水、中毒、药物反应、砸伤、穿刺伤、跌倒、爆裂伤、机械性窒息等，后者包括自杀、他伤和暴力等。伤害可造成大量的残疾和早亡，消耗大量的医疗费用和资源，给个人、家庭和社会带来巨大的痛苦与负担。近年来，我国出现的伤害主要包括交通事故、溺水、中毒、火灾、烧伤、意外坠落、自杀、他伤等。

(六) 妇幼儿童健康备受关注

妇幼儿童是一个国家卫生保健的重点，其健康水平代表着人口的总体健康状况。中国历来重视和关心妇幼儿童健康问题，中国历史上形成的高生育率、高死亡率的传统生育模式已经改变，实现了低生育率和低死亡率的良性循环。不过，由于地区间发展不平衡，一些疾病仍然严重影响着妇幼儿童健康，孕产妇死亡率、新生儿死亡率，农村高于城市，经济欠发达地区高于发达地区。流动人口中妇幼儿童卫生保健问题尤为突出。出生缺陷影响了国民素质的不断提高。包括婚检、孕妇的产前检查，叶酸的发放、高危孕产妇的监控、生殖健康的宣传、分娩的一系列检查和产后访视的妇女保健，包括产后访视、体检、疫苗接种、体弱儿的监控、新生儿筛查（新筛）等，离“人人全面享有”相差尚较远。“三孩放开”政策出台后，关注妇幼儿童健康需要更加全面、有序有效地开展。

(七) 农村卫生发展仍然滞后

艾滋病、结核病、病毒性肝炎、血吸虫病和地方病患者，大部分在农村。农村公共卫生面临传染病、慢性病和意外伤害并存的局面。农村卫生机构服务能力、基础条件差及人员素质有待改善。特别是农村公共卫生体系不健全，缺乏经费保障，预防保健工作存在隐患。

（八）医药卫生体制机制有待健全和完善

我国“看病难、看病贵”问题突出。卫生资源分布不均衡，过度集中在大城市和大医院，社区卫生资源不足、人才短缺、服务能力不强。各级公立医疗机构运行机制不合理，公益性质淡化。药品市场秩序混乱，价格过高。我国医疗保险体系有待健全和完善。

（九）健康管理普及率与效率均不高

健康管理是指一种对个人或人群的健康危险因素进行检测、分析、评估和干预的全面管理过程。健康管理是以控制健康危险因素为核心，体现在一、二、三级预防并举，健康管理的实施环节为健康监测、健康评估、健康干预，整个服务过程为环形运转循环，通过三个实施环节不断循环运行，以减少或降低危险因素的个数和级别，保持低风险水平。目前我国健康管理工作中的居民健康档案工程普遍展开，但为居民提供的健康教育、健康评估、健康促进、健康追踪、健康督导和导医陪诊等专业化健康管理服务严重不足，公众的认知度还不高，健康管理的一些理念尚未被公众所接受。“知、信、行”程度不高，许多患者死于对疾病的“无知”，或“知”而“不信”，或“信”而“不行”。比如，吸烟有害健康，法律规定公共场所禁止吸烟，可是吸烟者能戒掉的很少，烟民队伍还在不断壮大；WHO 认为每年约有 200 万人因久坐而早逝，人们体力活动只有一百年前的 3%，体力退化，免疫力减弱。网络时代，我国青少年与青年学生花费大量的碎片化时间进行网上浏览，缺乏运动，体质明显下降，健康问题堪忧。

“十四五”期间，我国仍然面临着世界公共卫生问题和我国卫生工作的双重挑战，因此卫生工作的服务理念、服务模式、服务范围也必须做出相应调整和改变：①必须从维护居民健康和促进经济社会发展的大局出发，增强卫生发展的整体性和协调性；②必须从经济社会发展水平和人民群众承受能力出发，夯实公共卫生和基本医疗服务基础；③必须从偏重治疗向健康促进转变，从注重个体服务对象向家庭和社会群体转变，服务内容由专科向更加注重全科转变，建立起涵盖每个人整个生命周期的连续性服务模式；④必须健全有利于发挥中医药作用的体制机制，坚持中西医并重，更加注重发挥中医药“简、便、验、廉”的特点，注重“治未病”的保健养生理念，强调大医精诚、以人为本的人文精神，使中医药为提高人民群众健康素质发挥更大作用；⑤ 必须把培育高素质卫生人才放在优先位置，改革人才培养和使用的体制机制，造就一代又一代技术高超、医德高尚，能适应未来医学模式转变和人民群众健康需求的专业技术人才。

四、预防医学的发展趋向

（一）预防为主已成为现代医学发展的方向

① 预防是解决健康问题的根本性对策。预防医学正是通过探明导致疾病的根源，从源头上采取有效的干预措施，消除和控制危险因素，从而防止疾病发生。② 预防是实现医学目的优先考虑的要素。现代医学旨在预防疾病和促进健康，解除疼痛和疾苦，治疗疾病和照料不能治愈者，预防早亡和追求安详死亡。在整个医学乃至国民经济发展中，预防医学必然处于优先地位。③ 预防为主是最有效、最经济的卫生措施。从卫生经济学角度衡量，预防是卫生工作少投入、高产出、低费用、高效益的关键措施，要实现全球卫生战略目标和《“健康中国2030”规划纲要》，就必须坚持预防为主。④ 预防为主始终是我国卫生工作方针的重要内容。

（二）预防医学发展的途径及特点

① 学科发展上表现为分化与综合相结合，以各学科（包括非医学学科）的交叉融合为主导方向，特别是预防医学与临床医学、基础医学相结合；② 研究方法上表现为宏观与微观的有机结合，即传统的现场研究与实验室研究（如基因组学、分子遗传学技术等）相结合；③ 病因预防上表现为在注重躯体性疾病预防的同时，与注重心理、精神、行为因素性疾病预防相结合；④ 基层服务模式上表现为预防与保健相结合，推行融预防保健、医疗康复、健康教育和计划生育为一体的社区卫生服务；⑤ 职责范围上表现为医学预防和社会预防相结合，并逐渐趋向社会预防为主，以适应医学模式的改变。

五、学习预防医学的意义

1988年，世界医学教育会议发布的《爱丁堡宣言》明确提出：“医学教育的目的是培养促进全体人民健康的医生。”此后，WHO提出了“五星级医生”要求作为全球性策略：① 卫生保健提供者，能根据患者预防、医疗、保健及康复的总体需要提供卫生服务；② 医疗决策者，能从伦理、费用与病情等方面综合考虑并合理选择各种诊疗新技术；③ 健康教育者，能承担健康教育的任务，有效地促进个体和群体的健康；④ 社区卫生领导者，能根据个人、社区和社会对卫生保健的需求做出适宜反应及参与卫生决策；⑤服务管理者，能协同卫生部门及其他社会机构开展卫生服务管理。

现代预防医学是循证的公共卫生学，以卫生（医学）统计、流行病学为基础，遵循“双轨”原则不断发展。“双轨”指技术科学与社会管理科学作为两驾马车推动新公共卫生学前进。技术科学指迎接生物科学世纪，引进分子生物学、基因组学等先进科技方法，找寻更多证据防治疾病，在大数据时代实现“精准医疗”和“精准预防”。社会管理科学指引入先进的公共管理原理，包括社会学、法学、管理学、伦理学、经济学、政策学等，使医疗卫生服务者熟练掌握四种类型的干预健康手段，即卫生服务、教育（含健康促进）、社会（含社区）和卫生法规手段。

预防医学是医学服务中最积极、最经济的医学服务模式，代表着医学发展方向。现代医院服务的对象已不仅是患者，还包括健康和亚健康者。一名合格的医师，不仅要通晓临床各科疾病及其诊断与治疗的理论与技能，而且要掌握预防医学的理论与技能。

通过学习预防医学应使医学生具备以下能力：树立预防为主的观念，领会预防医学的思维方法，运用预防医学的基本理论和技能，开展临床预防服务工作；在实际工作中能敏锐地察觉和报告公共卫生问题，能提供个体化的健康维护计划，并能协同公共卫生人员促进社区人群健康；完整地理解现代医学的目标，培养良好的医德，为患者提供最佳的服务。另外，预防医学的方法学（统计学、流行病学、循证医学等），对医学科研设计、资料分析、病因探索、疗效评价、临床决策有重要作用，拥有这些知识与能力，必将提升临床服务水平。

另外，学习了解医疗卫生战线的医学家如执笔《医学衷中参西录》的张锡纯、公共卫生先驱者“中国公共卫生之父”陈志潜等的生平事迹或故事，对当今医学生更好地理解新时期国家卫生与健康工作方针、努力学习预防医学，具有积极而重要的作用。

面对卫生工作的新挑战，预防疾病促进健康的事业不仅是预防工作者的职责，还需要全社会的共同努力。WHO 认为，医师是“改变人类行为的工程师”，新公共卫生要对应于生活方式时代（大多数现代疾病是由不良生活方式所致）的需求，把行为预防（含心理学）放在首位。中医师要认识到三级预防是预防医学的重要策略，并将其落实到自己的医学服务实践中，做到预防为主、防治结合、中西医并重，成为一名既能诊治患者，又能开展个体化的临床预防服务和群体的社区预防服务的“促进全体人民健康”的“五星级”医生。

“生命至上、举国同心、舍生忘死、尊重科学、命运与共”的伟大抗疫精神是中国精神红色谱系新的精神结晶。大医精诚是医学生一生的理想追求，学习预防医学将有助于医学生防治结合，全方位、全生命周期呵护大众的健康。

本章小结：预防医学是现代医学的重要组成内容之一，是以健康为中心，以人群为对象，通过多学科、多方位研究各类环境与健康的相互关系及疾病发生发展的规律，并利用有利环境因素和控制不利环境因素，以达到预防疾病、促进健康、提高生命质量的目的。新的健康观为四维健康观，有四大健康决定因素。三级预防和五层次预防是预防医学的基本原则和重要策略，全方位、多层次、生命全程路径保障大众健康，预防是根本，防治结合是手段，中西医并重是途径。树立预防为主的观念，领会预防医学的思维方法，运用预防医学的基本理论和技能，有助于医学生成为五星级医生，从而呵护和促进大众少得病，健康长寿。

第二章　环境有害因素的辨识与控制

第一节　环境污染

一、环境污染概述

（一）环境的定义

环境是指影响人类生存和发展的各种天然的或经过人工改造的自然因素的综合体，包括大气、水、海洋、土地、矿藏、森林、草原、野生生物、自然遗迹、人文遗迹、风景名胜区、自然保护区、城市和乡村等。

在预防医学领域，一般把环境狭义地限定为自然环境和生活环境。前者包括大气圈、水圈、土壤岩石圈和生物圈；后者包括人类为从事生产生活而建立的居住、工作和娱乐环境，以及相关的生活环境因素（如室内环境、家用化学品）等。无论自然环境还是生活环境，它们都是由各种环境因素组成的综合体。各种环境因素既能对人体产生有益的作用，又能在一定的条件下对人体产生不良的影响。人类对环境的作用也是双向性的，即可改善环境，避免和消除恶劣环境因素对人类的影响；也可破坏环境，给人类带来无穷无尽的灾难。因此，人类与环境在历史的进程中需要共同协调发展。生存于环境中的人类，通过新陈代谢与周围环境进行物质与能量的交换，并利用机体内的各种调节功能，以适应变化的环境，保持机体与环境的统一性。环境孕育了人类，人类是环境的产物。在人类长期生存、进化和发展的过程中，人和环境一直保持着紧密的、不可分割的联系，既相互作用、相互制约，又相互依赖、相互适应，从而构成了对立统一的整体。

随着人类社会的发展和进步，人和环境的关系也在不断地发生变化。在原始社会时期，人类主要靠采集自然野生食物和狩猎为生，以洞穴为居，对环境的影响力并未明显超过其他生物，其生存在很大程度上受到环境的制约。进入农业革命时期，人类把森林和原野变成农田和牧场，发展种植业和畜牧业，增加了食品及生活物资的多样性和稳定性。自工业革命以来，在科学和技术的推动下，人类大量利用环境资源开矿冶炼、加工制造、化工合成等，极大地丰富了人类所需的物质条件，创造了更加舒适、有利于人类生存和繁衍的生活环境。农业革命和工业革命是人类智慧的结晶、文明的标志。但与此同时，人类这些大规模的有悖于自然生态运行原理的生产活动，对环境产生了巨大的影响，如生态破坏、环境污染、自然资源耗竭等。这些环境问题对人类的生存和健康所造成的威胁和危害，其规模之大、影响之深远，是人类始料未及的。因此，深入地开展环境与健康关系的研究，促进人类与环境和谐发展显得重要而迫切。

（二）环境的分类

环境一般可以按照环境的属性、环境的性质、环境的要素及人类生存环境的空间范围等方面进行分类。

（1）按照环境的属性，可将环境分为自然环境和社会环境。

（2）按照环境的性质，可将环境分为物理环境、化学环境和生物环境等。

（3）按照环境要素，可将环境分为大气环境、水环境、地质环境、土壤环境及生物环境等。

（4）按照人类生存环境的空间范围来划分，可由近及远、由小到大地将环境分为聚落环境、地理环境、地质环境和星际环境等层次结构，而每一层次均包含各种不同的环境性质和要素，并由自然环境和社会环境共同组成。

（三）环境的自净能力

大气、水、土壤等环境要素，对污染物有扩散、稀释、氧化、还原、生物降解等作用。通过这些作用，降低了污染物的浓度，减小甚至消除了污染物的毒性，这种能力叫作环境自净能力。环境的自净能力是环境的一种特殊功能，但这种能力是有限度的。这个限度叫环境容量。它的定义是，在保证人类的生存和发展不受到危害、自然生态平衡不受到破坏的前提下，某一环境所能容纳某种污染物的最大负荷量。

当环境受到污染时，在物理、化学和生物的作用下，环境可以逐步消除污染物而达到自然净化。以大气为例，靠大气的稀释、扩散、氧化等物理化学作用，能使进入大气的污染物质逐渐消失，这就是大气的自净作用。例如，排入大气中的颗粒物经过雨、雪的淋洗而落到地面，从而使空气澄清的过程也是一种大气的自净过程。充分掌握和利用大气的自净能力，可以降低污染物浓度，减少污染的危害。大气的自净能力与当地气象条件、污染物排放总量及城市布局等诸多因素有关。在某一区域内，绿化植树、种植风景林、增加绿地面积，甚至建立自然保护区，不仅能美化环境、调节气候，而且能截留粉尘、吸收有害气体，从而大大提高大气的自净能力，保证环境质量。同样，水、土壤等环境要素也有自净能力，但无论是哪种环境因素，其自净能力都是有限的。当污染物数量超过了环境的自净能力时，污染的危害就不可避免地发生，生态系统将被破坏，生物和人群就可能发生病变或死亡。

（四）环境污染

1. 环境污染的定义

环境是人类生存和活动的场所。人类为满足生活和生产活动的需求，一方面向环境索取自然资源和能源；另一方面又将生活和生产过程中产生的废弃物排泄到环境中。环境污染是指人类直接或间接地向环境中排放的污染物的数量超过其自净能力，使环境的质量降低，从而对人类的生存与发展、生态系统和经济发展带来不利影响的现象。具体包括水污染、大气污染、噪声污染、放射性污染等。

环境污染引起人们注意，最早可追溯到工业革命时期。煤炭的大规模使用，导致粉尘和硫氧化物大量排放到空气中，从而造成了大气污染。后来，伴随着工业的进一步发展与扩大，在社会生产力几十倍、成百倍增长的同时，排放到环境中的废气、废水也几十倍、成百倍地增长，使得水、大气、土壤等受到的污染日趋严重。某些地区经常烟雾弥漫，河流和湖泊水质污浊，垃圾围城，农药、重金属、各种有毒化学品污染严重，导致了一系列震惊世界的公害事件。环境污染造成的严重后果引起了人们对环境问题的重视，使人们在致力于经济发展的同时开始对环境污染采取各种控制和治理措施。特别是20世纪70年代以后，工业发达国家为治理环境污染，制定了各种法律和条例，投入了大量物力和人力，使得环境污染逐步得到控制，环境质量得到了很大改善。20世纪80年代以后，除局部及区域性环境污染之外，酸雨、温室效应、臭氧层破坏等全球性环境问题开始成为世界各国关心的重点。

1972年6月5日—16日，联合国在瑞典首都斯德哥尔摩召开了联合国人类环境会议。会议通过了《联合国人类环境宣言》，并提出将每年的6月5日定为“世界环境日”。1972年10月，第27届联合国大会通过决议接受了该建议。“世界环境日”的确立，反映了世界各国人民对环境问题的认识和态度，表达了我们人类对美好环境的向往和追求。

2. 我国环境污染的现状

目前我国主要的环境污染包括大气污染、水体污染、废物污染。

从污染情况来看，我国的环境污染主要由四种污染组成。一是陆地污染，垃圾的清理成了各大城市的重要问题，每天成千上万吨的垃圾中，很多都是不能焚化或腐化的，如塑料、橡胶、玻璃等，是人类的第一号“敌人”；二是海洋污染，主要来源于油船和油井原油的泄漏、农业用的杀虫剂和化肥的排放、工厂排出的污水、矿场流出的酸性溶液等，它们使得大部分海洋、湖泊受到污染，不仅危害海洋生物，而且威胁到鸟类和人类的健康；三是空气污染，空气污染是最直接、最严重的环境污染，主要来源于工厂、汽车、发电厂等排放出的废气，每天都有人因接触污浊空气而染上呼吸器官或视觉器官的疾病；四是放射性污染，由于人类活动造成物料、场所、环境介质表面或者内部出现超过国家标准的放射性物质或射线的污染。

3. 环境污染的特点

环境污染是各种污染因素本身及其相互作用的结果。同时，环境污染还受社会评价的影响而具有社会性。它的特点可归纳为以下几点：

(1) 公害性：环境污染不受地区、种族、经济条件的影响。

(2) 潜伏性：污染物进入环境后，受到大气、水体等的稀释，一般浓度往往很低，不易被及时发现。许多污染一旦暴发后果严重。

(3) 长久性：许多污染长期连续不断的影响，危害人们的健康和生命，并不易被消除。

(4) 社会性：环境污染与社会制度、文明程度、技术经济发展水平、民族的风俗习惯、法律等问题有关。有些具有潜在危险的污染因素，因其表现为慢性危害，往往难以引起人们注意，而某些现实的、直接感受到的因素则容易受到社会重视。如河流污染程度逐渐扩大，人们往往不予注意，而因噪声、烟尘等引起的社会纠纷却很常见。

二、环境污染物来源

凡是进入环境后使环境的正常组成和性质发生改变，直接或间接有害于人类与其他生物的物质，都可以称为环境污染物。从不同的角度可将环境污染物分成不同的类型，按环境要素可分为大气污染物、水体污染物、土壤污染物等；按污染物的形态，可分为气体污染物、液体污染物和固体污染物；按污染物的性质，可分为化学污染物、物理污染物和生物污染物；按污染物在环境中物理、化学性状的变化，可分为一次污染物和二次污染物（一次污染物又称为原生污染物，是由污染源直接或间接排入环境的污染物；二次污染物又称为维发性污染物，是由于阳光照射污染物、污染物间相互发生化学反应、污染物与大气成分发生化学反应生成的有害物质，如光化学烟雾）。

环境污染物的类型有很多，总的来说，可以分为自然污染物和人为污染物两大类：自然污染物是指自然界释放的物质，如火山爆发喷射出的气体、尘埃等；人为污染物是指人类生产和生活活动中产生的各种化学物质。环境污染主要是人为污染，绝大部分危害严重的污染物都是人类社会活动产生的。

(一) 工业污染源

工业生产中通过排放废气、废水、废渣和废热，污染大气、水体和土壤，产生噪声、振动等危害周围环境。各种工业生产过程排放的废弃物含有不同的污染物。由于工业污染物的量大、成分复杂、毒性高，因此工业污染物对环境的危害程度最大。

(二) 生活污染源

人类消费活动产生的废水、废气和废渣都会造成环境污染。城市和人口密集的居住区是人类消费活动集中地，是主要的生活污染源。生活污染源污染环境的途径有：① 消耗能源排出的废气造成大气污染。② 排出生活污水（包括粪便）造成水体污染。生活污水中含有有机物、合成洗涤剂和氯化物，以及致病菌、病毒和寄生虫卵等；生活污水进入水体，恶化水质，并传播疾病。③ 排出厨房垃圾、废塑料、废纸、金属、煤灰等城市垃圾造成环境污染。

(三) 交通运输污染源

对周围环境造成污染的交通运输设施和设备。它以发出噪声、引起振动、排放废气和废水、泄漏有害液体、散发粉尘等方式污染环境。排放的主要污染物有一氧化碳、氮氧化物、碳氢化合物、二氧化硫、铅化合物、石油和石油制品，以及有毒有害运载物等。除污染城市环境之外，它对河流、湖泊、海域也构成威胁。其排放的废气是大气污染物的主要来源之一。

(四) 农业污染源

农业污染主要指过度施用化肥、农药造成的土壤污染，焚烧秸秆造成的环境污染和土壤氮、磷、钾的缺失，大量畜禽粪便对水体的污染，新兴的温室农业产生的塑料等废弃物对环境的污染等。其发生范围广、持续时间长，并疏于治理，已给农业生态环境乃至社会经济的可持续发展造成严重的影响。

三、环境污染的危害

随着人口的递增、工农业生产规模扩大和机械化程度的提高，环境污染对人类生存环境造成的危害越来越严重，导致全球范围内不同程度地出现了环境污染问题。具有全球性影响的有大气环境污染、海洋污染、城市环境问题等。同时，环境污染给生态系统造成直接的破坏和影响，如沙漠化、森林破坏。环境污染也给人类社会造成间接的危害，这种间接的环境危害比当时造成的直接危害更大，也更难消除。例如，温室效应、酸雨和臭氧层破坏就是由大气污染衍生出的环境问题。这种由环境污染而衍生的环境效应具有滞后性，往往在污染发生的当时不易被察觉，然而一旦发生就表示环境污染已经发展到相当严重的地步。

（一）大气污染及其危害

1. 对人体健康的危害

清洁的空气是人类生存的一个重要环境要素。因此，被污染的空气对人体健康有直接或间接的影响。

大气污染对人体健康的危害可分为急性作用和慢性作用。急性危害事件主要表现为急性中毒。在气象条件突然改变或地理位置特殊的条件下，大气中某些有害物质扩散受到抑制，导致浓度快速增加，引起人群急性中毒。慢性危害一般不会引起人们的注意，鉴别困难，其危害途径往往是污染物通过与人体呼吸道黏膜接触，主要刺激眼睛、呼吸道黏膜，引起眼、鼻黏膜刺激及生理机能障碍，加重高血压、心脏病的病情。特别是长期低浓度 CO 被人体吸入后，可与人体血液中血红蛋白结合，使人体组织处于缺氧状态，导致人体患有贫血、失眠、心脏病等疾病。

大气污染是导致癌症发生的一个极其重要的原因。根据动物试验结果，能确定大气污染中有致癌作用的物质多达数十种。大量人群流行病资料显示，大气污染是人体许多癌症的致病因素之一，特别是空气污染程度与居民肺癌死亡率呈正相关关系。

此外，大气污染物可以使大气透明度减小，城市热岛效应加强，总云量增加，恶化居民生活环境，间接影响人体健康。

2. 对植物的危害

大气污染物，尤其是二氧化硫、氟化物等对植物的危害是十分严重的。当污染物浓度很高时，会对植物产生急性危害，使植物叶片表面产生伤斑，或者直接使植物叶片枯萎脱落；当污染物浓度不高时，会对植物产生慢性危害，使植物叶片褪绿，或者表面上看不见危害症状，但植物的生理机能已受到了影响，造成植物产量下降，品质变差。

3. 对天气气候的影响

减少到达地面的太阳辐射量。从工厂、发电站、汽车、家庭取暖设备向大气中排放的大量烟尘微粒，导致空气变得混浊，遮挡了阳光，使得到达地面的太阳辐射量减少。据观测统计，在大工业城市烟雾不散的日子里，太阳光直接照射到地面的量比没有烟雾的日子减少近 40%。

酸沉降与酸雨。酸沉降指大气中的酸性物质（主要是 H_2SO_4、HNO_3 及其前体物 SO_x、NO_x 等）通过降水（包括雨、雪、霜、雹、雾、露等形式）或在气流作用下直接迁移到地表造成污染的现象。前者称为湿沉降，后者称为干沉降。湿沉降习称酸雨，一般指 $pH < 5.6$ 的各种形式的降水。这种酸雨是大气中的污染物二氧化硫经过氧化形成硫酸，随自然界的降水而形成。硫酸雨能将大片森林和农作物毁坏，纸品、纺织品、皮革制品等腐蚀破坏，金属的防锈涂料变质而降低保护作用，还能腐蚀、污染建筑物等。

提高大气温度。在大工业城市上空，由于大量废热排放到空中，因此，近地面空气的温度比四周郊区要高一些。这种现象在气象学中称为“热岛效应”。

对全球气候的影响。经过研究，人们认为在有可能引起气候变化的各种大气污染物质中，二氧化碳具有重大的作用。从地球上无数烟囱和其他种种废气管道排放到大气中的大量二氧化碳，约有 50% 留在大气里。二氧化碳能吸收来自地面的长波辐射，使近地面层空气温度增高，称为“温室效应”。经粗略估算，如果大气中二氧化碳含量增加 25%，近地面气温可以升高 0.5 ~ 2℃。如果增加 100%，近地面温度可以升高 1.5 ~ 6℃。

（二）水污染及其危害

水污染是指水体因有害物质的介入，导致其化学、物理、生物或者放射性等方面特征改变，从而影响水的有效利用，危害人体健康或者破坏生态环境，造成水质恶化的现象。

1. 危害人体健康

水体受生物性致病因子污染后，居民常通过饮用、接触等途径引起介水传染病的暴发流行，对人体健康造成危害。最常见的疾病包括霍乱、伤寒、痢疾、肝炎等肠道传染病及血吸虫病、贾第虫病等寄生虫病。

水体受工业废水污染后，水体中各种有毒化学物质如汞、砷、铬、酚、氰化物、多氯联苯及农药等通过饮用水或食物链传递使人体发生急、慢性中毒。

2. 影响工农业与水产业的发展

食品、造纸、餐饮、纺织等工业需要利用水作为原料进行加工生产，水质污染直接影响产品的质量，特别是工业冷却水，如锅炉中的循环水，由于水中硬度、碱度、硫酸盐过高，造成系统堵塞、腐蚀、结垢，严重影响工业设备的正常运行和使用寿命，甚至还会造成爆炸等生产事故。

水是水生生物的生存环境，其化学成分直接影响着生物的生存和发展。水体污染严重影响鱼类、贝类的生存环境，导致鱼类、贝类产量降低；有些污染物沉积在鱼体内，导致鱼类变异或死亡。水体污染严重损害渔业等水产业的发展，同时影响了人们的生活质量。人类长期食用受污染的鱼类、贝类等食物，会引起慢性中毒。

3. 破坏生态平衡

水生生态系统的富营养化主要是由于供藻类生长的无机营养物过剩导致藻类大量繁殖，使得其他植物吸收的太阳光减少，水体溶解氧水平降低，对鱼类和其他脊椎动物可能有毒害作用。导致富营养化的主要营养物是磷酸盐和硝酸盐。这些物质可间接地以含磷或含氮有机物的形式进入水生生态系统或直接以污染物形式进入。许多去垢剂含三聚磷酸盐，同时农业施用的含磷及含氮化肥中有25%的污染物进入水体，导致水体富营养化。

（三）海洋污染及其危害

海洋污染主要来自陆源性污染物排入、海上活动和直接向海洋倾倒废弃物。主要海洋污染物包括生物性污染物（如传染性病菌和病毒）、有毒有害污染物（如金属和烃类）、放射性污染物、塑料及其他固体废弃物。

海洋污染的一个严重后果是赤潮。赤潮是由海洋中某些微小的浮游藻类、原生动物和细菌在一定条件下暴发性繁殖或聚集，而引起水体变色的一种有害的生态环境异常现象，这主要是人类活动造成海水富营养化的结果。近年来，赤潮范围逐渐扩大，频率不断增加，全世界很多海域不断发生赤潮，造成经济损失十分严重。海洋污染使海洋生物死亡、生物多样性减少、水产品体内残留毒物增加，最直接的后果是减少了人类赖以生存的动物蛋白质的重要来源，并危害人类健康。

（四）土壤污染及其危害

由于人口急剧增长，工业迅猛发展，固体废弃物不断向土壤表面堆放和倾倒，有害废水不断向土壤中渗透，大气中的有害气体及飘尘也不断随雨水降落而落在土壤中，导致了土壤污染。

1. 危害人体健康

土壤污染被称作“看不见的污染”，其他污染形式可通过外在形式向人们敲响警钟，而土壤污染往往容易被人们忽视。重金属类和农药类化合物成为土壤的主要化学性污染物。重金属中的汞、砷、镉、铬、铅等进入土壤后可以被农作物吸收积累，通过地面水和地下水或食物链间接危害人体健康。

2. 导致农作物减产和农产品品质降低

农作物基本都生长在土壤上，如果土壤被污染了，污染物就会通过植物的吸收作用进入植物体内，并可长期累积富集，当含量达到一定数量时，就会影响作物的产量和品质。如长期大量使用氮肥，会破坏土壤结构，造成土壤板结，使其生物学性质恶化，影响农作物的产量和质量。过量使用硝态氮肥，会使饲料作物含有过多的硝酸盐，妨碍牲畜体内氧的输送，使其患病，严重的还会导致死亡。

3. 影响生态系统平衡

土壤中的污染物不但影响人体健康，而且以相同的方式影响其他生物的生存健康。这将导致物种减少，生物多样性下降，降低了生态系统的自我调节能力。

4. 加速环境污染

土壤是一个开放的系统。土壤系统通过大气、水体和生物等自然因素及人类活动，与环境相互联系、相互作用。这种相互联系和相互作用是通过土壤系统与环境间的物质和能量的交换过程来实现的。物质和能量由环境向土壤系统输入，引起土壤系统状态的变化；由土壤系统向环境输出，引起环境状态的变化。环境中的污染物以沉降方式通过大气、以污灌溉或施用污泥等方式通过地表水进入土壤，造成土壤污染；而土壤中的污染物经挥发、渗透后又重新进入大气和地下水中，造成大气污染和地下水污染。

第二节　环境监测和生物监测

一、环境监测

环境监测是分析、测定、评价环境污染物的种类、来源、含量、分布状态和环境背景值，研究环境质量的变化，并描述环境状态与演化、科学预报环境质量发展趋势的技术。

环境监测是伴随着环境污染的产生而发展起来的，至今已有半个多世纪的历史。在工业发达国家，环境监测发展大体经历了以典型污染事故调查监测为主、以污染源监督性监测为主和以环境质量监测为主等三个阶段。

（一）环境监测的对象和分类

环境监测的对象包括自然因素、人为因素、污染组分。

环境监测可从多个角度来划分。其中，按监测任务可划分为以下几个方面：

1. 常规监测

常规监测包括对污染源的监测和对环境质量的监测，以确定环境质量及污染源状况，评价控制措施的效果，衡量环境标准实施情况和环境保护工作的进展。这是监测工作中量大、面广的工作。

2. 特定目的监测

污染事故监测：在发生污染事故时，及时深入事故地点进行应急监测，确定污染物的种类、扩散方向、速度和污染程度及危害范围，查找污染发生的原因，为控制污染事故提供科学依据。这类监测常采用流动监测（车、船等）、简易监测、低空航测、遥感监测等手段。

纠纷仲裁监测：主要针对污染事故纠纷、环境执法过程中所产生的矛盾进行监测，并提供科学公正的数据。

考核验证监测：包括人员考核、方法验证、新建项目的环境考核评价、排污许可证制度考核监测、“三同时”项目验收监测、污染治理项目竣工时的验收监测。

咨询服务监测：为政府部门、科研机构、生产单位所提供的服务性监测，为国家政府部门制定环境保护法规、标准、规划提供基础数据和手段。如建设新企业应进行环境影响评价，需要按评价要求进行监测。

3. 研究性监测

针对特定目的科学研究而进行的高层次监测，通过监测来了解污染机理和污染物的迁移变化规律、研究环境受到污染的程度。例如，环境本底的监测及研究、有毒有害物质对从业人员的影响研究、为监测工作本身服务的科研工作的监测（如统一方法和标准分析方法的研究、标准物质研制、预防监测）等。这类研究往往要求多学科合作进行。

此外，按监测介质或对象可分为水质监测、空气监测、土壤监测、固体废弃物监测、生物监测、噪声和振动监测、电磁辐射监测、放射性监测、热监测、光监测、卫生监测（病原体、病毒、寄生虫等）等；按专业部门可分为气象监测、卫生监测、资源监测等；按监测的手段可分为化学监测、物理监测、生物监测、生态监测等；按监测区域可分为厂区监测和区域监测等。

（二）环境监测的目的

环境监测的目的主要是能够准确、及时、全面地反映环境质量现状及发展趋势，为环境管理、污染源控制、环境规划等提供科学依据。

（1）根据环境质量标准评价环境质量。

（2）根据污染分布情况，追踪污染源，为实现监督管理、控制污染物提供依据。

（3）收集环境本底数据，积累长期的监测资料，为研究环境容量、实施总量控制和目标管理、预测和预报环境质量提供数据。

（4）为保护人类健康、保护环境，合理使用自然资源，制定环境法规、标准、规划等。

（三）环境监测的过程

环境监测的过程一般包括接受任务、现场调查和收集资料、制订监测计划、优化布点、样品收集、样品保存与运输、样品预处理、分析测试、数据处理、综合评价等。

首先，根据监测目的要求进行现场调查。调查内容包括污染来源、性质、浓度及排放规律、污染受体（居民、机关、学校、农田、水体、森林及其他）的性能、所处位置、水文、地理、气象条件及有关历史状况。其次，设计采样点的数目和位置，确定采样时间和频次，并实施样品采集和保存，将样品及时送到实验室进行分析测试。最后，将测试的数据进行整理、分析、统计、检验，根据相应的有关标准进行综合评价，并写出报告。

（四）环境监测的特点

因为环境污染因子具有污染物质种类繁多、污染物质浓度低、污染物质随时空不同而分布、各污染因子对环境具有综合效应等特点，所以环境监测有以下特点。

1. 综合性

环境监测的综合性主要表现在监测手段、监测对象、监测数据方面。监测手段包括化学、物理、生物、物理化学、生物化学及生物物理等一切可以表征环境因子的方法；监测对象包括水、大气、土壤、固体废弃物、生物等，只有对它们进行综合分析，才能确切描述环境质量状况；对监测数据进行统计处理、综合分析时，需涉及该地区的自然、社会发展状况，因此必须综合考虑，才能正确阐明数据的内涵。

2. 连续性

污染源排放的污染物质或污染因子的强度随时间而变化，污染物和污染因子进入环境后，随空气和水的流动而被稀释、扩散，其扩散速度取决于污染因子的性质。环境污染因子的时空分布性决定了环境监测必须坚持长期连续测定。只有坚持长期测定，才能从大量的数据中揭示污染因子的分布和变化规律，进而预测其变化趋势。数据越多，连续性越好，预测的准确度也就越高，所以监测网络、监测点的选择一定要具有科学性，而且一旦监测点位的代表性得到确认，必须长期坚持监测。

3. 追踪性

环境监测是一个复杂而又有联系的系统，包括监测项目的确定，监测方案的设计，样品的采集、保存、运输、处理、实验室测定和数据处理等程序，其中每一个步骤都将对结果产生影响。特别是区域性的大型监测项目，参与监测的人员、实验室和仪器各不相同，为使数据具有可比性、代表性和完整性，保证监测结果的准确性，必须建立一个量值追踪体系予以监督，建立完善的环境监测质量保证体系。

（五）环境监测技术

环境监测是环境执法和评价环境质量现状与变化趋势的重要手段。环境监测技术包括采样技术、测试技术和数据处理技术。这里以污染物的测试技术为重点做概述，它主要包括以下几种：

（1）化学分析法：包括重量法和容量分析法等。重量法常用在残渣、降尘、硫酸盐等的测定中；容量分析法被广泛用于溶解氧、生化需氧量、化学需氧量、酸碱度、总硬度、氰化物等的测定。

（2）仪器分析法：广泛应用于存在各种环境介质中的许多污染物，如大多数有机污染物、无机污染物、重金属类污染物等。仪器分析法主要包括以下几类：① 光谱分析法（可见分光光度法、紫外分光光度法、红外光谱法、原子吸收光谱法、原子发射光谱法、X荧光射线分析法、荧光分析法、化学发光分析法等）；② 色谱分析法（气相色谱法、高效液相色谱法、薄层色谱法、离子色谱法等）；③ 电化学分析法（极谱法、溶出伏安法、电导分析法、电位分析法、离子选择电极法、库仑分析法等）；④ 放射分析法（同位素稀释法、中子活化分析法等）。此外，许多仪器联用及新技术在环境监测中已得到应用，如气相色谱－质谱联用仪（GCMS）、高效液相色谱－质谱联用仪（HPLCMS）、气相色谱－傅里叶变换红外光谱联用仪（GCFTIR）、电感耦合等离子原子发射光谱法（ICPAES）、流动注射分析法（FIA）、酶免疫技术（EIA）等。

（3）“3S”技术：是以遥感（Remote Sensing，RS）、地理信息系统（Geographical Information System，GIS）和全球定位系统（Global Positioning System，GPS）为基础，将RS、GIS、GPS三种独立技术领域中的有关部分与其他高新技术领域中的有关部分（如网络技术、通信技术等）有机地构成一个整体而形成的一项新的综合技术。主要用于流域水文模拟、水资源评价、基于GIS的土地利用状况分析、生态环境变迁分析、生态耗水分析、水资源评价，以及“3S”技术相结合用于精细农业灌溉等。

（六）环境监测的发展趋势

经过几十年的发展，我国环境监测事业取得了很大进展，为环境管理作出了重大贡献。综合国内外环境监测工作发展的历史、规律及特点，我国环境监测发展趋势具有以下特点：

（1）在环境污染物的分析项目上，以监测有机污染物为主。一些研究结果显示，我国有毒、有害有机污染物的污染已经非常严重。有机污染物的监测工作成为我国环境监测工作者面临的重大挑战之一，适时、全面、系统地开展有毒、有害有机污染物的监测工作已刻不容缓。

(2) 在监控介质上，对水、悬浮物、沉积物、大气、生物界整个体系的有毒、有害的“三致”(致畸、致癌、致突变) 物质做全面监控。基于多种有毒污染物如多环芳烃类、多氯联苯类、某些重金属等在环境介质中能积累、迁移、转化的事实，要保障环境安全，不能只局限在对水质监测、保护，还要考虑与水体相关的环境介质(水、悬浮物、沉积物、大气、生物界面等) 的综合作用。

(3) 在监测分析的精度上，向痕量乃至超痕量分析的方向发展。虽然许多有毒、有害物质的浓度很低，但对人体的危害极大。因此，要想控制这类污染物质，必须先发展痕量和超痕量分析技术，掌握其污染现状。

(4) 监测及实验室分析趋于连续化、自动化。环境质量监测仪器设备实现大型化、自动化、连续化，如环境水质自动监测系统 (站)、环境空气质量自动监测系统(地面站)、降水自动采样系统、辐射环境自动监测系统等。污染源监测实现在线自动监控，如废水、废气在线自动监测系统，噪声自动在线监测等。

实验室分析测试从手工、经典化学方法向仪器分析发展，并通过计算机技术实现自动化。如测试有机污染物质的气相色谱－质谱联用仪、液相色谱－质谱联用仪，测试金属毒物的等离子色谱质谱联用仪，测试分析无机离子的流动注射分析仪等。

(5) 现场监测分析仪器趋于快速化、小型化和复合化。在污染突发事故的现场，需要小型、便携、快速的现场监测仪器，如现场应急监测车，配备便携式气相色谱仪、便携式气相色谱质谱联用仪、多种有机污染物光谱测定仪、现场水质实验室、现场速测仪、现场检气管等。

(6) 实验室管理系统（Laboratory Information Management System，LIMS）将得到广泛应用。使用 LIMS，能提高实验室管理水平和分析数据采集自动化水平，减少人工干预，确保数据的原始性和准确性，节约人力成本；能规范分析检测工作流程，实现分析检测工作流程化；能使实验室管理人员对实验室的每个情况了如指掌，及时发现不符合质量管理体系的行为，并加以改进以规范实验室工作流程，达到提高分析数据可靠性、降低实验室运行成本、提高工作效率的目的。

二、生物监测

生物监测在不同学科领域有不同的定义和内容。

环境生物监测是指利用生物个体、种群或群落对环境污染或变化所产生的反应，从生物学角度对环境污染状况进行监测和评价的一门技术，并从生物学角度为环境质量的监测和评价提供依据。

人体生物监测又称人体生物材料检测，是测量人体接触有害化学物后，人体生物材料中该化学物或其代谢物的含量或产生的生物效应，用以评价人群接触有害物质的内剂量和健康影响。

(一) 环境生物监测

目前，环境生物监测逐渐成为环境监测的重要组成部分之一。

1. 环境生物监测的原理

环境生物监测的理论基础是生态系统和生物学理论。生物与其生存环境不断地进行物质和能量的交换，两者相互作用、相互影响、相互制约。当环境受到污染后，污染物进入生物体内并发生迁移、蓄积，导致生态系统中各级生物在环境中的分布、生长发育状况、生理生化等指标发生相应的变化。如水环境受到污染时，藻类的细胞密度和光合作用强度均会发生变化。环境生物监测正是利用生物对环境污染的这些反应来衡量环境污染的状况和程度的。

2. 环境生物监测的分类

环境生物监测可从生物的不同特性进行分类。按照生物的生长环境可分为被动生物监测和主动生物监测；按照生物属性可分为植物、动物和微生物监测；按照生物所处的环境介质分为大气、水体和土壤污染的环境生物监测。根据生物学层次划分，环境生物监测又可分为生态（群落生态和个体生态）监测、生物测试（急性毒性、亚急性毒性和慢性毒性测定），以及分子、生理生化指标和污染物在体内的行为测试等方面。

3. 环境生物监测在不同环境介质中的应用

环境生物监测可应用于多种不同的环境介质中，如大气污染的监测包括植物、动物和微生物监测，应用较为成熟的为植物监测，其指示植物主要为三类：高等植物、地衣和苔藓。在土壤环境监测中主要采用土壤动物、指示植物、土壤微生物、土壤酶活性等指示物来监测土壤受污染的种类和程度、反映土壤的质量。在水环境监测中，由于水环境中存在的大量水生生物与水体共同组成了水生态系统，水生态系统的任何变化都可能影响水生生物各种结构与功能，因此，水生态系统中的生物群落监测、水生植物的叶绿素和微生物检测法都可用来评价水环境的污染状况。

4. 环境生物监测的发展趋势

随着环境科学的发展，环境生物监测在其实用性、代表性和综合性等方面获得了很大发展，其内涵和外延都得到了大大的拓展，逐步与环境问题的多样性和复杂性相适应。越来越多的环境生物监测数据参与到环境管理决策过程中，为环境监测的早期预警、突发事件、生态系统监测和风险评价等提供了更广泛的依据，同时不断对环境生物监测提出新的要求和挑战。我国环境生物监测起步晚，无论在理论还是技术上都需要进一步发展和完善，需要建立环境生物监测的标准化体系，加强环境生物监测的立法管理；建立自动在线环境监测系统、早期预警系统及监测数据库，使监测数据系统化、网络化；采用环境生物监测与理化监测相结合，使监测技术简单、快速、准确，提高监测效率；加强国内国际合作，继续寻找更多、更可靠的敏感指示生物。

（二）人体生物监测

1. 人体生物监测的概念

环境中有害物质的评估以往依靠环境监测，即监测空气、水、土壤和食品中有害物质的浓度来衡量其危害程度，但这只能反映环境中化学毒物的存在水平，不能准确代表人体接触后的实际情况。20 世纪 70 年代以来，随着环境医学与环境监测研究及实践的进展，人体生物监测已逐渐形成一个新的分支，在评价环境质量及人体健康效应方面，越加显示出它的特点及重要性。

人体生物监测是定期、系统、连续地检测人体生物材料中的毒物或其代谢物的含量或由其导致的无害性生化改变的水平，以评价人体接触毒物的程度及对健康的影响。人体生物监测主要通过对人体生物材料进行各种检测来实现。生物材料是指人体体液（如血液）、排泄物（如呼出气、尿液）、毛发、指甲，以及组织脏器等的总称。对生物材料的检验可以有效地了解外源性有害物质及其代谢产物进入人体内的实际剂量及产生的效应水平。

2. 人体生物监测的类型

人体生物监测指标用来表示近期机体接触外源性化学物的剂量、机体的累积接触量、作用在靶器官或组织的剂量，以及机体产生的生物效应的程度。

在人体生物监测中，能够作为生物监测的指标通常称为生物标志物。一般来讲，生物标志物指生物系统接触外源性物质后出现的一种改变，主要是化学物质在生物体内形成的代谢产物，以及可测定的生化、生理、免疫、细胞或分子的变化，主要用于接触评价、健康危害评价和临床诊断等。

生物标志物可分为以下三类：

（1）接触性生物标志物，即生物体内可分析测定的有害物质、代谢产物，以及它们同生物体内分子或细胞相互作用所形成的中间物等，可分为特异性指标和非特异性指标两大类。特异性指标是指直接测定化学物原形或其代谢产物，如果测定的为化学物原形，则该物质不需要经生物转化或缺乏毒物代谢动力学资料；非特异性指标是指化学物在人体代谢的产物并非接触该物质特有的指示物。

（2）效应生物标志物，是指在一定的环境暴露物的作用下，机体产生的可以测定的生化、生理变化或其他生物学变化。

（3）易感性生物标志物，是指关于个体对外源化学物的生物易感性的指标，即反映机体先天具有或后天获得的对接触外源性物质产生反应能力的指标。如外源化学物在接触者体内代谢酶及靶分子的基因多态性，属遗传易感性标志物。环境因素作为应激原时，机体的神经、内分泌和免疫系统的反应及适应性，亦可反映机体的易感性。易感性生物标志物可用以筛检易感人群，保护高危人群。

对特定的化学物来说，有的可测定其原形或代谢物或生物效应，有的既可测定其原形，又可测定其代谢物或生物效应。

3. 监测指标的选择原则

监测指标的选择应根据毒物代谢特征及监测目的而定，但也需要满足以下几方面要求：

（1）特异性好。监测指标能反映一个或一类特定化学物的接触内剂量，如血铅可反映机体接触铅量，血清中胆碱酯酶活性能反映有机磷或氨基甲酸酯类农药的接触程度，但不能反映接触农药的具体种类。

（2）有明确的剂量关系。即能反映化学物的内剂量与外接触量的相关关系，如接触者血铅含量的高低与其所在的环境空气中铅含量的高低有关。因此，血铅是较理想的生物监测指标。

（3）有明确的效应关系。即能反映化学物的内剂量与所产生的生物效应的相关关系。

（4）应有足够的稳定性。作为生物监测指标的生物材料和所含有的化学物原形或其代谢物或生物效应指标，应能在一定时间内稳定不变，以便准确测定。

（5）有相应的准确可靠的监测方法。

4. 人体生物监测的特点及意义

与环境监测不同，生物监测是以评价接触者接触水平为中心，进而可以估计环境的质量状况。应当强调的是其检测的系统性、连续性，否则只能是一次检测，而非监测。人体生物监测具有以下特点：

（1）可反映不同途径（消化道、呼吸道、皮肤）和来源（食物、空气、水、职业与非职业的）的总的接触量，而环境监测只能反映环境中通过呼吸道进入机体的量。

（2）可以直接检测引起健康损害作用的内接触剂量或内负荷，与保护职业人群健康关系更为密切。

（3）综合了个体接触毒物的差异因素和毒物的典型动力学过程及其变异性。

（4）通过易感性指标的监测，可以早发现、早确定易感人群。

（5）一般花费较少，可较早地检测出对健康可能的损害，为及时采取预防措施提供依据。

人体生物监测通过对不同生物材料中有毒物质的检验，不仅可以准确反映从各种途径摄入人体内的外源性有害物质的内剂量，而且能够了解有害物质对生物体产生的毒性效应水平。根据监测的结果，可以评价人体接触有害物质的水平和这些有害物质进入人体后对人体造成的危害程度，为中毒诊断和治疗疗效观察提供重要的参考依据。通过测定生物材料中微量元素的含量，可为地方病和营养元素缺乏病的诊断和防治提供基础资料，还可为制定相关卫生标准、正常参考值和生物接触限值等提供科学依据。

5. 人体生物监测的基本程序

人体生物监测的基本过程包括样品的收集、运输、保存、取样、预处理、检测分析、质量保证和结果评价等过程。获得有代表性的样品是生物监测过程中首要注意的问题，由于人体本身存在个体差异，样品的代表性相对较差，所以应该按照有关要求采样，尽量减少采样过程带来的误差。在样品的运输和保存过程中，要防止待测成分发生变化和防止样品本身的变质，因为有些样品在保存过程中可能发生一些化学变化，需要尽快分析检测。

人体生物监测采集的生物材料样品种类繁多、成分复杂，大多数样品难以直接测定，因此，通常需要对样品进行必要的预处理后方能测定。检测元素和无机污染物可进行灰化、消化、沉淀分离或离子交换层析等前处理。检测有机污染物常用的前处理方法是溶剂抽提、层析分离或蒸馏和挥发分离等。

在评价有害因素对人体健康的影响或人体是否缺乏某种微量元素时，可分别用生物接触限值和正常参考值作为评价依据。生物接触限值是为保护劳动者健康，对生物材料中有害物质或其代谢产物，或引起的生物效应等推荐的最高容许量值；正常参考值则是指无明显肝、肾及血液系统疾病和无职业有害因素接触史的“健康正常人”的生物材料样品中某种成分的含量或生物指标值，常通过对某地区的“健康正常人”抽样检测所测得的结果进行统计分析而确定。

第三节　环境有害因素的识别

一、环境有害因素的识别

环境有害因素是指对大气、水、土壤、资源等产生污染的因素。具体地说，环境因素是一个组织的活动、产品或服务中能与环境发生相互作用的要素。在施工活动、建筑产品设计或工程服务中包含着许多的基本要素，每一个基本要素都有可能与环境发生作用，作用的结果即产生有益或有害的影响。例如，建筑产品设计的环境因素一般有建筑产品及其相关功能的环境影响，建筑材料、设备选择和确定的施工工艺的环境影响等。工程施工砼浇筑过程的环境因素一般有施工噪声、原材料拌和粉尘、施工污水、施工垃圾、有毒有害物的排放，水泥、沙、石、水、电等资源消耗等。

项目识别环境因素时应考虑本单位的活动中自身可以管理，以及自身不能直接管理但能够施加影响（如对供应商、运输商、分包商施加影响）的环境因素。因此，在识别环境因素时，必须考虑环境因素的“三种状态”“三种时态”“七个方面”。

（一）环境因素的“三种状态”

环境因素的“三种状态”即正常、异常和紧急状态。环境因素的识别不仅要考虑正常情况，还要考虑如事故、机器检修等异常情况，以及火灾、爆炸等紧急情况。

1. 正常状态

正常状态指稳定、例行性、计划已做出安排的活动状态，如正常施工状态。

2. 异常状态

异常状态非例行的活动或事件，指关闭、启动、检修或可合理预见的，对环境造成影响的状态。如锅炉、发电机启动时排污量大；来料不纯导致局部排污剧增；工厂定期检修清洗设备时产生高浓度废液等。

3. 紧急状态

紧急状态指可能出现的突发性事故或环保设施失效的紧急状态，如发生火灾事故、地震、爆炸等意外事件。对可预见的紧急情况中存在的环境因素，应有相应的措施、计划，以保证其环境影响最小化。如一个地区每年都受到洪水的威胁，那么在环境因素评价时，就必须对这种紧急状态下的环境因素予以全面考虑，并形成应急制度与办法。

（二）环境因素的“三种时态”

环境因素的“三种时态”即过去时态、现在时态和将来时态。组织在识别环境因素时，不仅要考虑现在的情况，也应看到以往遗留的环境问题，以及将来会出现的环境问题。

1. 过去时态

以往遗留的环境问题或过去曾发生的环境事故对目前的施工过程、活动产生影响的环境问题等。例如，工厂虽使用了全新设备，但偶尔也使用旧设备，若对旧设备维护不当，其产生的废油可能会污染地下水；如过去发生的化学品泄漏事件等。

2. 现在时态

当前施工现场正在发生的、现存的并持续到未来的环境问题。

3. 将来时态

组织将来产生的环境问题。如产品出厂后可能带来的环境问题；产品报废时的处置、将来的法律、法规和其他要求及其变更计划中的活动可能带来的环境问题；新项目引入、新产品、工艺改造可能带来的环境问题。

（三）环境因素的“七个方面”

环境因素的“七个方面”即环境因素的七种表现形式。进行环境因素识别时，应考虑以下这“七个方面”。

1. 大气排放

包括向大气实施点源、无组织排放各类污染环境因素，如冬季施工现场锅炉的烟尘排放、土方作业活动施工粉尘的排放、锅炉燃烧产生的废气（主要有二氧化碳、二氧化硫、氟氧化物）和烟尘等。

2. 水体排放

生活污水与施工过程形成的废水等污染因素的产生与排放，如食堂含油污水的排放、砼搅拌站的污水排放等。

3. 各类固体废物

包括施工过程及生活、办公活动中产生的各种固体废物，如建筑垃圾、生活垃圾、办公垃圾等。

4. 土地污染

由各种施工化学物质、油类、重金属等对土壤所造成的污染、积累和扩散。

5. 原材料和自然资源的耗用

施工和办公过程中对原材料、纸张、水、电等方面资源的耗用。

6. 社区问题

如施工噪声、夜间工地照明的光污染等。

7. 当地其他环境问题

如生态环境破坏、电磁污染、地层下陷等。

（四）环境因素识别的范围

环境因素通常按照施工流程进行识别，这样可以避免环境因素的遗漏。特别是初始环境因素的识别应重点明确识别范围，识别的范围应与工程项目的特点相对应。

1. 实际位置

既包括施工场所（固定和临时的）所处的地址及场所中的仓库、施工用的设备设施、办公室等所处的位置，也包括在场所之外的活动与过程发生的位置，如运输服务、回访保修服务等。

2. 组织单元

组织单元是指承担工程项目相应职能的部门、岗位，以及承担特定工作任务的临时性组织形式。组织单元可以是项目自身职能和行政管理的整体、部分或结合体，如项目环境管理部门或项目分包单位等。

3. 活动与过程

在确定识别范围时，尤其需要关注与工程项目直接相关的过程和活动；同时需要考虑那些在项目的固定场所之外进行的某些活动或过程，如材料运输、分包场地的钢筋制作等。

4. 考虑的时期

包括过去的和将来的时间段。例如，考虑项目开工以来的环境管理状况，调查可能发生的施工污染事故事件，以及项目能源消耗的情况。

5. 变化的情况

任何变化情况涉及的施工作业区域、活动、产品、服务，包括施工及支持活动（如设计变更导致的变化）涉及的区域。

在保证覆盖所有施工和相关活动范围的前提下，应重点关注那些产生重大环境影响和在未来施工过程中可能具有关键功能区域的环境因素。

二、职业性有害因素的识别

职业性有害因素是指工作场所中存在或产生的可能使从事职业活动的劳动者导致职业病的各种危害因素。主要包括各种有害化学、物理、生物等因素，以及在作业过程中产生或存在的其他职业性有害因素。

职业性有害因素识别是指在职业卫生工作中，根据经验或通过工程分析、类比调查工作场所监测、职业流行病学调查及实验研究等方法，把工作场所中存在的职业性有害因素识别出来的过程。职业性有害因素的识别是职业卫生工作的首要环节，也是职业卫生工作者的一项基本工作。

（一）职业性有害因素的识别与分析的意义

识别工作场所职业病危害因素，可确定为危害因素的种类、来源、形式或性质、分布、浓度或强度、作用条件、危害程度，有助于确定职业病危害监测指标；分析影响劳动者健康的方式、途径、程度，确定健康监护指标，为职业病诊断提供证据；作为建设项目职业病危害评价工作的基础和重要环节，明确职业病危害控制的目标，指导职业病危害防护措施的实施；为职业卫生管理提供科学依据。总之，职业病危害因素的识别与分析是职业病防治工作的主要任务之一，也是职业安全健康、职业卫生监督的重要技术支撑。

（二）职业性有害因素识别的依据

按照劳动条件的生产工艺过程、劳动过程及生产环境，可将职业病危害因素的来源分为三大类：

(1) 生产工艺过程中产生的有害因素，主要包括化学因素、物理因素及生物因素。化学因素主要有生产性毒物（如铅、苯、汞、一氧化碳、有机磷农药等）、生产性粉尘（如矽尘、煤尘、石棉尘、水泥尘、金属尘、有机粉尘等）；物理因素主要有异常气象条件（如高温、高湿、低温等）、异常气压（高、低气压等）、噪声与振动（如机械性噪声与振动、电磁性噪声与振动、流动性噪声与振动等）、电离辐射（如α、β、γ、X射线、质子、中子、高能电子束等）、非电离辐射（如可见光、紫外线、红外线、射频辐射、激光等）；生物因素主要有炭疽杆菌、布氏杆菌、森林脑炎病毒、真菌、寄生虫等。

(2) 劳动过程中的有害因素，主要包括劳动组织和劳动休息制度不合理；劳动过度心理和生理紧张；劳动强度过大，劳动安排不当；不良劳动体位和姿势，或使用不合理的劳动工具。

(3) 生产环境中的有害因素，主要包括自然环境中的因素，如在炎热季节受到长时间的太阳照射导致中暑等；厂房建筑或布局不合理，如采光照明不足，通风不良，有毒与无毒、高毒与低毒作业安排在同一车间内等；来自其他生产过程散发的有害因素的生产环境污染。

在职业环境中常常存在多种职业性有害因素，操作者同时或相继接触各种有害因素，因此往往同时存在多种有害因素对劳动者的健康产生联合作用。如矿井工人可同时接触粉尘、振动、噪声、放射性气体等；铸造工人同时受高温、矽尘、噪声、振动、一氧化碳、金属烟尘等的危害。职业性有害因素的联合作用，其作用强度和性质会有所改变，因此在识别职业性有害因素对健康的影响时，要注意多因素联合作用对工人的健康效应，并制定某些常见职业因素联合作用的卫生标准。

A. 物理因素的联合：如高温和高湿、振动和噪声、低温和振动等。

B. 化学因素的联合：生产环境中常有数种毒物同时存在并作用于人体，这种联合作用可表现为独立作用、相加作用、增强作用。在化工、染料、制药、冶炼等行业中，这种联合作用极为多见，如油漆工同时接触二氯甲烷和甲苯时，比单独接触二氯甲烷的作用持久，毒性有增强作用。

C. 物理和化学因素的联合：关于高温环境与工业毒物的联合作用研究最多。高温可改变化学物质的物理性状，如使有机溶剂挥发加快、空气中的毒物浓度增加。

第四节　环境危险程度的评价

一、危险度评价的基本概念

危险度评价是在综合分析人群流行病学调查、毒理学试验、环境监测和健康监护等多方面研究资料的基础上，对化学物损害人类健康的潜在能力做定性和定量的评估，对环境评价过程中存在的不确定性进行描述与分析，进而判断损害可能发生的概率和严重程度。目的是确定可接受的危险度水平和实际安全剂量，为政府部门做出正确的卫生和环保决策、制定相应的管理法规和卫生标准提供科学依据。

任何一种化学物都是有毒的，但并非在任何情况下都会对环境和人类构成实际危害。是否产生危害取决于在特定接触条件下，化学物毒物作用特征的有无、剂量－反应关系的大小，以及人体实际接触的剂量的多少。

二、危险度评价的步骤

危险度评价包括四个步骤：危害鉴定、剂量－反应关系评估、暴露评估和危险度特征分析。在整个危险度评价过程中，每一个步骤都存在着一定的不确定性。

（一）危害鉴定

危害鉴定是危险度评价的第一阶段，即定性评价阶段，其目的是判断在一定情况下接触某化学物后是否可能产生危害，其不良的健康效应是什么，确定特定的化学物是否与某特定的健康效应有因果关系。对于现存的化学物质，主要是评审该化学物质的现有毒理学和流行病学资料，确定其是否对人体健康造成损害；对危害不明确的新化学物质，需收集较完整而可靠的资料。一般来讲，在方法上常用病例收集、环境毒理学、短期简易测试系统［如污染物致突变性检测（Ames 试验）、微核试验等］、长期动物实验，以及流行病学调查方法来进行。此外，还可将待评化学物质与已知致癌物进行分子结构比较。根据构－效关系理论，通常认为与已知致癌物的化学物结构相似的化合物，可能具有致癌性。

(二) 剂量－反应关系评估

剂量－反应关系评估是危险度评价的重要核心部分，是定量评价的阶段。目的是求得某化学物的剂量（浓度）与主要的特定健康效应的定量关系。确定暴露水平与健康效应发生概率之间的关系，找出规律，了解剂量－反应模式，以用于危险度分析。

剂量－反应关系评估方法包括有阈值和无阈值两类评估方法，前者用于非致癌效应的剂量－反应评估，后者用来评估致癌物的剂量－反应关系。有阈值理论认为，化学物质在低于某一剂量（阈剂量）时，不会对机体造成危害；无阈值理论认为，化学致癌物即使在浓度很低的情况下，也会引起机体内生物大分子 DNA 的不可逆损伤。

1. 有阈值化学物质的剂量－反应关系评估

利用动物或人的定量资料，确定人暴露于该物质中不致引起有害健康效应的最高剂量，以此作为参考值，来评价危险人群在某种暴露量下的危险度，或据此推算该物质在环境介质中的最高容许浓度（或可接受的限量）。

2. 无阈值化学物质的剂量－反应关系评估

这类化学物质是致癌物，剂量－反应关系已知或假设是无阈值的，即大于零的任何剂量在某种程度上都有可能导致有害效应，因此对这类物质的剂量－反应关系评估的关键是确定低剂量范围内的剂量－反应的定量关系，以作为预测危险人群在某特定暴露水平下的危险度的方法学依据。

(三) 暴露评估

暴露评估是对人群暴露于环境介质中有害因子的强度、频率、时间进行测量、估算或预测的过程，是进行风险评估的定量依据。暴露评估的目的是估测整个社会（或全国或某一地区）人群接触某种化学物质的可能程度。

没有人群的暴露也就不会有危害，暴露评价要确定暴露水平（剂量）和暴露人群的特征。暴露剂量分为外暴露剂量和内暴露剂量。确定外暴露剂量时，首先应通过调查和检测明确暴露特征，有毒物质的理化特性及排放情况，在环境介质中的转移及分布规律，暴露途径、暴露浓度、暴露持续时间等。内暴露剂量可通过测定内暴露剂量的生物标志来确定或根据外暴露剂量进行推算（内暴露剂量＝摄入量 × 吸收率）。内暴露剂量比外暴露剂量更能反映人体暴露的真实性，为精确计算剂量－反应提供更为科学的基础资料。

暴露人群的特征包括人群的年龄、性别、职业、易感性等。

（四）危险度特征分析

根据上述三个阶段所获取的数据和定性、定量评估结果，估算在不同接触条件下，该化学物可能产生的健康危害强度或某种健康效应的发生概率，分析判断人群发生某种健康危害的可能性，并指出各种不确定因素。因此，危险度特征分析主要包括两方面的内容：一是对有害物质的风险大小做出定量估算与表达；二是对评估结果的解释与对评估过程的讨论，特别是对前面三个评估阶段中存在的不确定性做出评估，即对风险评估结果本身的风险做出评估。

对有阈值化学物，把与参考剂量相对应的可接受危险度概率定为 10^{-6}（指为社会公认、为公众可接受的不良健康效应的概率，可因条件的变更而改变，波动为 10^{-6} ~ 10^{-3} 或 10^{-7} ~ 10^{-4}）。可计算出：① 人群终生超额危险度；② 人群年超额危险度；③ 人群年超额病例数。

对无阈值化学物可计算出：① 人群终生患癌超额危险度；② 人均患癌年超额危险度；③ 人群超额患癌病例数。

危险度评价的四个步骤并非缺一不可，有时可将第三个步骤省去，仅用人类接触的假定水平予以计算，或者先定出可接受的危险水平，然后以此作为限值，估算出人类相对安全的接触水平。在进行具体危险度评价时，应根据具体情况而定。

三、危险度评价的不确定性因素

在危害鉴定与剂量 - 反应关系评估阶段存在着很多不确定性因素，如存在实验动物资料向人外推、高剂量向低剂量外推、较短染毒时间向长期持续接触外推、少量人群资料向大量人群资料外推的不确定性等。

如果能获得人群流行病学研究数据或从临床研究获得人体数据，在危害鉴别及其他步骤中应当充分利用。然而，对于大多数化学物而言，临床和流行病学资料是难以得到的。

四、危险强度的确定

危险度评价是分析和评估暴露于环境危害因子与健康和安全性关系的过程，包括相对危险度评价、危险度权衡分析、危险度信息交流、投资 - 效益分析、决策分析、生命周期分析等一套正式或非正式的分析。危险强度的确定是危险度评价中非常重要的内容。

常用相对危险度（Relative Risk，RR）或比值比（Odds Ratio，OR）及其 95% 可信区间与 P 值来评价危险因素与疾病的联系强度。当 RR 或 OR 值是 0.9 ~ 1.1 时为无联系，0.7 ~ 0.8或1.2 ~ 1.4时为弱联系，0.4 ~ 0.6或1.5 ~ 2.9时为中等度联系，0.1 ~ 0.3或3.0 ~ 9.9时为强联系，10时为极强联系。也可简单地根据RR（或OR）值的大小将危险度分为高（≥ 10）、中（2 ~ 9）和低（≤ 2）三个等级。

五、危险度评价的用途

危险度评价的用途包括：① 预计可能产生的健康效应类型的特征；② 估计这些健康效应发生的概率；③ 估计具有这些健康效应的人数；④ 提出空气、水、食品中某种有害物质的可接受浓度的建议值；⑤ 有针对性地提出疾病预防控制的重点因素。

第五节　环境有害因素的控制

随着我国国民经济实力的提高和公民环境意识的加强，减少环境污染、加强生态环境建设的要求越来越迫切。目前，我国环境污染的防治措施逐渐以"预防为主，防治结合"为指导方针，具体措施如下。

一、污染控制正逐渐从末端治理转变为清洁生产

末端治理是我国长期以来治理环境污染的一种基本手段，主要是通过环保部门强制排污单位采取必要的污染治理措施。这种治理方式是被动的，在不改变原有工艺的情况下，企业往往要花费大量的人力、物力和财力进行污染治理，增加了企业成本，因此使得大多数企业缺乏污染治理的积极性，甚至逃避承担对环境污染的责任。清洁生产是实行全过程控制的一种形式，是一种主动的环境污染控制和治理模式。它主要包含了两个方面：① 在微观层次上，要求企业在生产过程中采用无毒无害的原材料、少废无废的清洁工艺、物料的闭路循环，节约原材料和能源，尽最大可能减少污染物的毒性和排放，生产的产品在使用中和使用后不会危害人体健康和破坏生态环境，并易于回收和再生，易处理、易降解；② 在宏观层次上，要求从企业战略高度上对整个产品结构、能源消耗构成及产品消费模式进行调整，以达到最大限度地利用资源和最低限度地产生有害废弃物。

我国已推行清洁生产，并明确提出转变大量消耗资源、能源、粗放经营的传统生产发展模式，调整单纯末端治理的环境污染控制体系。推行清洁生产的要求，是我国实施可持续发展的关键措施之一。

二、以“谁污染、谁付费”“谁治理、谁收益”来代替“谁污染、谁治理”的治理方针

“谁污染、谁治理”是在我国早期环境污染治理工程中提出的要求，对环境污染控制起到了一定的作用。但长期以来，国民环境保护意识淡薄，我国在环境污染治理方面缺乏规模效应，大多数企业单纯为了满足市场短期需求和企业近期利益而逃避承担对环境污染的责任，再加上我国环境保护法规的不完善和对造成环境污染企业的执法、监督不力，导致环境污染未能得到根本治理。

在我国经济实力、科学技术水平和公民生态环境意识不断提高的条件下，应积极推广“谁污染、谁付费”和“谁治理、谁收益”的方针，通过对排污企业征收排污费以积累资金，扶持一批积极性高、技术力量雄厚的企业和团体来承担对环境污染的统一治理，在污染治理方面形成一定的规模效应，同时可以避免环保处理设施的重复投资和重复建设，既节省了资金，又促进了环保企业的发展。

三、重视废弃物的再生利用

将废弃物的再生利用列为环境管理的重点，从而使环境保护不再只是消极地增加成本，而是从积极角度出发，让其产生效益。例如，垃圾发电已为中国各大城市的垃圾处理找到一条可行之路。随着我国经济实力、科学技术水平的不断提高，公民生态环境意识不断增强，在国家环境政策和有关法律法规的支持下，我国的环境污染治理必然会取得巨大的成就，为我国可持续发展战略起到积极的推动作用。

总之，为了做好环境污染的防治工作，我们每一个公民必须努力增强环保意识。一方面，要清醒地认识到人类在开发和利用自然资源的过程中，往往会对生态环境造成污染和破坏；另一方面，要把这种认识转变为自己的实际行动，以“保护环境，人人有责”的态度积极参加各项环境保护活动，自觉培养保护环境的道德风尚。

第三章　传染病的预防与控制

传染病是病原体寄生于机体的表现形式，而感染性疾病泛指由病原性生物引起的人类疾病，其范围比传染病更宽。传染病的传染过程是在个体中发生的。传染病的发生受到病原体的种类及其致病性、病原体入侵宿主的门户及定位、病原体的变异等方面的影响。传染病在人群中流行必须具备传染源、传播途径和易感者三个基本环节，受自然因素和社会因素的影响。疫源地是构成传染病流行过程的基本单位。

第一节　国内外传染病形势

一、人类传染病的历史回顾

20世纪40年代以前，鼠疫、天花和霍乱等烈性传染病，以及伤寒与副伤寒、血吸虫病、疟疾、性病等常见传染病肆虐全球，使死于传染病的人不计其数。传染病曾一度成为威胁人类健康的“第一杀手”。

一个多世纪以来，尤其是20世纪40年代抗生素开始使用，以及人类生产和生活条件不断改善，医学科学技术不断发展，许多危害人类健康的急性和慢性传染病得到了有效的预防与控制，大多数常见的传染病、寄生虫病的发病率和死亡率在世界各国均有不同程度的下降。人类的疾病谱发生了很大的变化，传染病已不是威胁人类健康的首要疾病。

二、我国传染病防控的主要成就

党和政府在各个时期提出的卫生工作方针都是注重“预防为主”，经过长期艰苦的努力，一些危害严重的传染病、寄生虫病得到了明显控制，有力地保障了人民群众的健康。自全面推行计划免疫工作以来，麻疹、白喉、百日咳、破伤风等疾病得到有效控制，已不再是威胁儿童健康的重要传染病。传染病的死因位次已落后于心脑血管疾病和恶性肿瘤等非传染性疾病，说明传染病已不是我国最严重的公共卫生问题。

三、传染病的流行现状

虽然曾经危害人类健康的各类传染病的发病率在全球范围内有明显下降，但有些传染病在局部地区乃至全世界仍然是重要的公共卫生问题。一些早期已得到控制的传染病死灰复燃，如结核病、白喉、登革热、疟疾等；数十种新的、危害更大的传染病被陆续发现。传染病再度引起全世界的关注，无论是在发达国家还是发展中国家，传染病的预防与控制仍然是一项任重而道远的工作。

四、新发现的传染病

目前新出现的传染病大体包括三类：① 在早为人知的疾病中发现了新的病原体，如在消化性溃疡病中发现了幽门螺杆菌；② 人间可能早已存在，但在近二三十年才被发现和认识的传染病，如莱姆病、戊型肝炎和庚型肝炎等；③ 既往可能不存在，是人类新发现的传染病，如艾滋病等。

第二节　传染病传染的过程

传染病的传染过程是指病原体进入机体后，病原体与机体相互作用、相互斗争的过程。

一、病原体

病原体是指能够使宿主致病的各种生物体，包括细菌、病毒、立克次体、支原体、衣原体、螺旋体、真菌和寄生虫等。不同种类的病原体其病原学特征各异，所引起的传染过程的表现也有差异。病原体侵入人体后，能否引起疾病，取决于病原体的入侵门户与定位、病原体的数量、致病力，以及宿主的免疫状况等因素。

(一) 病原体的入侵门户与定位

病原体的入侵门户是指病原体侵入人体的特定途径，即进入机体并能生活、初步繁殖的地点。病原体在人体内生长繁殖的一定部位即为定位，如伤寒杆菌定位于肠道淋巴组织内。能排出大量病原体的定位称为特异性定位。

（二）病原体的几个特性

1. 传染力

传染力是指病原体引起易感宿主发生感染的能力。不同的病原体具有不同的传染力，如麻疹的传染力非常强，麻风相对较弱。传染力的大小可用续发率的高低和最小感染量的多少来表示。

2. 致病力

致病力是指病原体侵入宿主后引起临床疾病的能力。致病力可用所有病例数与所有感染数的比值来表示。一般认为，致病力的大小与病原体在体内繁殖的快慢、组织损伤程度的大小，以及病原体能否产生特异性毒素有关。

3. 毒力

毒力是指病原体感染机体后引起严重病变的能力。毒力强调的是疾病的严重程度，可用严重病例数或死亡数与所有病例数的比值来表示。病死率是测量毒力的一种指标。

（三）病原体的数量

引起易感机体感染所需的最小剂量称为病原体的感染量。病原体入侵数量大、潜伏期较短，表示病情较严重；而病原体入侵数量小，潜伏期较长，则病情较轻。

二、感染谱

病原体与人体之间的传染过程的不同表现形式包括未发生感染、隐性感染、轻型疾病、中型疾病、重型疾病和病死等六种形式。宿主机体对病原体传染过程反应的轻重程度的频率称为感染谱或感染梯度。不同的传染病有不同的感染谱，大体可概括为以下三大类：

（1）以隐性感染为主，是最常见的表现形式。隐性感染占的比例较大，显性感染只占全部感染者的一小部分，好比海上冰山露出海面的尖顶部分，而大多数隐性感染者犹如隐于海面下庞大的山体，这种感染状态被流行病学家称为“冰山”现象。隐性感染者常因缺乏临床症状，不易被发现，加上隐性感染者又向外排出病原体，具有传染性，所以防治隐性感染在流行病学上具有重要意义。

（2）以显性感染为主。大多数感染者在感染后出现明显的临床症状和体征，仅极少数患者有严重症状或死亡。

（3）大部分感染者以死亡为结局。病原体入侵机体后，大多数感染者出现严重的临床症状和体征，导致死亡。

第三节　传染病流行的途径

一、传染病流行的基本环节

传染病在人群中发生的流行过程是病原体从受感染者（传染源）排出，经过一定的传播途径侵入易感者体内而形成新的感染源，并不断发展。传染病在人群中的发生与流行，必须具备传染源、传播途径及易感人群三个基本环节。

（一）传染源

传染源是指体内有病原体生长、繁殖并且能排出病原体的人和动物，包括患传染病的患者、病原体携带者和受感染的动物。

1. 人作为传染源

（1）患者作为传染源。因患者体内通常存在大量病原体，又具有促进病原体排出的临床症状（如咳嗽、腹泻等），因此患者是重要的传染源。患者所经历的患病过程可分为潜伏期、临床症状期和恢复期。患者作为传染源的意义取决于其发病类型、所处病程阶段、病原体排放数量及患者活动范围等。

① 潜伏期：自病原体侵入机体到最早临床症状开始出现的这一段时间称为潜伏期。各种传染病的潜伏期不尽相同，但每种传染病的最短、最长和平均潜伏期相对恒定。有些传染病在潜伏期具有传染性，而有些传染病的潜伏期传染性很小，甚至没有传染性。

潜伏期的流行病学意义及应用：A. 潜伏期的长短可影响疾病的流行过程。一般来说，潜伏期短的疾病流行趋势往往十分迅猛，如流行性感冒，很快即达高峰。B. 根据潜伏期的长短，确定接触者的留验、检疫或医学观察的期限。一般传染病按平均潜伏期增加 1 ~ 2d，危害严重的传染病按最长潜伏期予以留验。C. 根据潜伏期的长短，确定免疫接种时间。D. 根据潜伏期的长短，确定受感染的时间，查找传染源和传播途径。从发病的高峰时间往前推一个该病平均潜伏期，可能为受感染的时间，即可进一步追查传染源及传播途径。E. 根据潜伏期的长短评价某项预防措施的实施效果。

② 临床症状期：出现某种疾病特异性症状和体征的时期称为临床症状期，这是传染性最强的时期。原因是：A. 处于临床症状期的患者体内病原体数量多；B. 患者的临床症状有利于病原体的排出和传播。

③ 恢复期：一般来说，恢复期传染性逐步消失，但有些疾病患者在恢复期排出病原体，甚至有些患者如慢性伤寒带菌者可终身排出病原体。

（2）病原携带者作为传染源。病原携带者是指没有任何临床症状，但能排出病原体的人。带菌者、带毒者和带虫者统称为病原携带者。

病原携带者可分为三类：① 潜伏期病原携带者，指在潜伏期末即可排出病原体。② 病后病原携带者，指临床症状消失后可继续排出病原体。病原携带时间在 3 个月内者，称为暂时性病原携带者；病原携带时间超过 3 个月者，称为慢性病原携带者。③ 健康病原携带者，指整个感染过程中无明显临床症状与体征，但有排出病原体。

病原携带者作为传染源的意义，取决于排出病原体数量的多少、持续时间的长短，以及个人职业、社会活动范围、个人卫生习惯及防疫措施等。因此，我国法律法规要求饮食、供水、旅游业、托幼服务机构等某些特殊行业中的服务人员必须定期进行健康检查；若有带菌者，一般要调离岗位。

2. 动物作为传染源

某些感染动物的病原体对人也有感染性，因此受感染的动物也可成为人类某些传染病的传染源。有些疾病是在动物和人之间传播的，并由共同的病原体引起，称为人畜共患疾病。此类疾病随着人们生产活动范围的扩大、生活方式的变化、与动物的接触日益密切而不断增加。

（二）传播途径

传播途径是指病原体自传染源体内排出，到侵入新的个体之前，在外界环境中所经历的全部过程。

1. 经空气传播

其传播方式包括经飞沫、飞沫核和尘埃传播。

（1）经飞沫传播。当传染源呼气、号哭、咳嗽、打喷嚏时，大量含有病原体的飞沫随气流经传染源的口鼻排出体外。体积大的飞沫迅速落到地面，体积较小的飞沫（直径为 15 ~ 100μm）在空气中悬浮的时间不超过 3s，因此飞沫传播的对象主要是传染源周围的密切接触者。飞沫传播易发生在拥挤、闭塞而不通风的公共场所，如公交车车内、候车室等。流行性脑脊髓膜炎、流行性感冒等均可经此方式传播。

（2）经飞沫核传播。飞沫核是飞沫表层水分蒸发后干燥形成的蛋白质外壳，壳内含有病原体，以气溶胶的形式飘至远处造成传播。如耐干燥的结核分枝杆菌可经此方式传播。

（3）经尘埃传播。含有病原体的分泌物或较大的飞沫落在地面，干燥后形成尘埃，易感者吸入后即可被感染。如炭疽及结核病的传播等。经空气传播的传染病的流行特征主要有：① 传播容易实现且范围较广，发病率高；② 传播途径容易实现；③ 在未免疫预防人群中常出现发病率呈周期性升高；④ 少年儿童多见；⑤ 具有冬春季节性升高现象；⑥ 与居民居住条件及人口密度有关。

2. 经水传播

经水传播包括经污染的饮用水和疫水传播。

经饮用水传播的传染病的流行特征有：① 病人分布与供水范围高度一致，或有饮用相同水源历史；② 暴饮者多发；③ 除哺乳婴儿外，发病无明显的年龄、性别及职业差异；④ 水源若经常被污染，病例终年不断；⑤ 停用污染水源或净化水源后，传染病暴发与流行即可平息。

人们接触疫水（被病原体污染的水体）时，其病原体可经过皮肤黏膜侵入机体内。经疫水传播的疾病有血吸虫病、钩端螺旋体病等。经疫水传播的疾病的流行特征有：① 患者有接触疫水的暴露史；② 发病具有季节性和地方性及职业性的特点；③ 大量易感人群进入疫区接触疫水，可致传染病暴发或流行；④ 加强疫水处理和个人防护，疫情即可得到控制。

3. 经食物传播

经食物传播的方式有经本身含有病原体的食物和在不同条件下被污染的食物传播。见于许多肠道传染病与寄生虫病，个别呼吸道传染病也可通过这种途径传播。经食物传播的传染病的流行特征有：① 有进食污染食物的暴露史，不进食污染食物者不发病；② 当食物被大量病原体污染而进食者较多时，可致传染病暴发；③ 停止供应污染食物后，疫情即可得到控制。

4. 经接触传播

包括直接接触和间接接触（日常生活接触）传播。直接接触传播是指传染源与易感者直接接触而不借助外界条件所造成的传播，如性病、狂犬病等；间接接触传播是指易感者通过生活接触而被感染，又称日常生活接触传播，被污染的手在此传播中起很重要的作用。

经过间接接触传播的传染病的流行特征有：① 病例一般呈散发，可形成家庭或同室成员聚集现象，少有流行发生；② 个人卫生习惯及卫生条件差者，发病较多；③ 流行过程缓慢，无明显季节性特点；④ 加强管理，严格消毒，注意个人卫生，可减少发病。

5. 经媒介节肢动物（虫媒）传播

包括机械传播和生物性（吸血）传播。

（1）机械性传播。机械性传播指传播媒介与病原体之间没有生物学依存关系，病原体在节肢动物的体表和体内均不能繁殖，仅机械携带病原体实现传播，如苍蝇传播细菌性痢疾。

（2）生物性传播。传播媒介作为中间宿主供病原体生长发育和繁殖，病原体在节肢动物的肠腔和体腔内发育、繁殖，完成其生活周期中的某阶段后，再传染给易感者，这段时期称为潜伏期，如蚊虫传播疟疾、丝虫病等。

经生物性传播的传染病的流行特征：① 有一定的地区性分布特点；② 有一定的季节性分布特点；③ 有明显的职业分布特点；④ 青壮年发病较多。

6. 经土壤传播

病原体排出体外后存在于土壤中，人通过生产、生活接触而被感染（有的病原体需经过一定时间发育才具感染性）。如蛔虫卵在土壤中发育成为感染性虫卵，才能传播。某些病菌形成芽孢病原体污染土壤后，可长期保持其传染性，甚至达数十年之久，如破伤风、炭疽等。

经土壤传播的疾病流行特征：① 与人与土壤接触的机会和频度有关；② 发病与病原体在土壤中的存活力有关；③ 与个人卫生和防护有关。

7. 医源性传播

其传播方式为医疗器械消毒不严格或药品及生物制剂被污染而发生的传播。如输血、采供血造成的乙型肝炎、艾滋病传播。

8. 垂直传播

病原体通过母体传给子代的途径称为垂直传播，又称母婴传播或围产期传播。主要包括：① 胎盘传播：如风疹病毒、乙肝病毒等通过胎盘间隙造成的胎内感染；② 上行传播：病原体（如单纯疱疹病毒、巨细胞病毒及葡萄球菌等）可从孕妇阴道经子宫颈口到达绒毛膜或子宫累及胎儿的胎内感染；③ 分娩时传播：胎儿还可在分娩时由于产妇的产道严重污染而受到感染。

（三）人群易感性

对某种传染病缺乏特异性免疫力的个体，称为该病的易感者。人群作为一个整体对某种传染病容易感受的程度，称为人群易感性。人群易感性取决于该人群中易感个体所占的比例，当易感者在一个特定人群中的比例达到一定水平，而外界条件又适合该传染病传播时，就很容易发生该病的传播与流行。由于自然的或人工的因素，人群中对某病的免疫个体足够多时，阻断该病的传播流行，这种现象叫“免疫屏障”。

1. 促使人群易感性升高的主要因素

（1）6 个月以上未经预防接种的婴儿数增加。

（2）易感人口的迁入。

（3）免疫人口免疫力的自然消退。

（4）免疫人口的死亡。

（5）病原体发生变异。

2. 促使人群易感性降低的主要因素

(1) 计划免疫。

(2) 传染病流行后。

(3) 隐性感染。

3. 人群易感性与疾病流行的关系

易感者大量减少能控制疾病的流行，甚至使流行终止；但不能认为易感者上升至某种水平就一定会发生疾病流行，因为疾病的发生还必须有传染源的存在。

二、疫源地及流行过程

(一) 疫源地

1. 概念

传染源及其排出的病原体向四周播散所能波及的范围称为疫源地，即可能发生新病例或新感染的范围。每个传染源都可以构成一个疫源地，一个疫源地内可有一个以上的传染源。新的疫源地又成为下一个疫源地之源。一般将范围较小的或由单个传染源构成的疫源地称为疫点；较大范围的疫源地或若干疫源地连成片时称为疫区。我国疫区的确定与解除，根据有关法律须由县级以上行政部门决定。

2. 疫源地的范围

传染病疫源地的范围主要取决于以下三个因素。

(1) 传染源的活动范围。传染源的活动范围大，疫源地范围也大。

(2) 传播途径的特点。不同的传播途径与方式，疫源地所达的范围大小各异。如由水传播的伤寒所波及的范围较日常生活接触传播得广；又如飞沫传播的疾病一般局限于传染源活动的区域，而虫媒传染病的疫源地包括以虫媒活动范围为半径的整个圆的面积。

(3) 周围人群的免疫状况。如果传染源的周围人群都是易感者，传染源向周围人群排出病原体所波及的范围就大。

3. 疫源地消灭的条件

疫源地的消灭必须具备以下三个条件。具备了这些条件以后，针对疫源地的各种防疫措施即可结束。

(1) 传染源已被移走 (住院、治愈或死亡)。

(2) 通过各种措施消灭了传染源排至外环境的病原体。

(3) 所有的易感接触者从可能受到传染的最后时刻算起，经过该病的最长潜伏期而无新增病例或新感染者出现。

(二) 流行过程

传染源、传播途径及易感人群三个基本环节，以及由它们有机联结、协同作用而形成的一系列新旧疫源地，就构成了传染病的流行过程。疫源地是构成传染病流行过程的基本单位，一旦疫源地被消灭，传染病流行过程即告中断。

三、影响传染病的流行过程的因素

传染病的流行过程只有在一定的社会因素和自然因素的影响下才能发生和发展。而这些因素又是通过作用于传染源、传播途径及易感人群来影响流行过程。社会因素和自然因素是由许多组成部分或因素综合而成的，因而对传染病的流行过程的影响错综复杂。

第四节　传染病的防控措施

一、卫生检疫 (简称检疫)

卫生检疫有国境卫生检疫、国内卫生检疫和疫区检疫之分。

二、防疫措施

防疫措施是指疫情出现后采取的防止传染病扩散、尽快平息的措施，即针对传染源、传播途径和易感人群三个环节所采取的措施。目的是使传染源无传染性，切断传播途径和保护易感人群。

(一) 对传染源的措施

包括对患者、病原体携带者和动物传染源的措施。

1. 对患者的措施

应做到早发现、早诊断、早报告、早隔离、早治疗。通过广泛开展卫生宣传活动，增长群众防病知识并提高其识别传染病的能力，并建立和健全医疗保健网，提高医务人员业务水平和责任感。开展人群普查、定期进行健康检查，以及通过卫生检疫等形式都能在早期发现传染病患者。在传染病诊断中，流行病学资料往往有助于早期诊断，如患者接触史、既往病史和预防接种史等。此外，年龄、职业和季节性特征往往对早期诊断也有重要参考价值。

我国于 2013 年 6 月修订的《中华人民共和国传染病防治法》规定，法定报告的病种分甲类、乙类和丙类。

甲类传染病：鼠疫、霍乱。

乙类传染病：传染性非典型肺炎、艾滋病、病毒性肝炎、脊髓灰质炎、人感染高致病性禽流感、麻疹、流行性出血热、狂犬病、流行性乙型脑炎、登革热、炭疽、细菌性和阿米巴性痢疾、肺结核、伤寒和副伤寒、流行性脑脊髓膜炎、百日咳、白喉、新生儿破伤风、猩红热、布氏菌病、淋病、梅毒、钩端螺旋体病、血吸虫病、疟疾。

丙类传染病：流行性感冒、流行性腮腺炎、风疹、急性出血性结膜炎、麻风病、流行性和地方性斑疹伤寒、黑热病、包虫病、丝虫病，以及除霍乱、细菌性和阿米巴性痢疾、伤寒和副伤寒之外的感染性腹泻病。

国务院可以根据情况，增加或减少甲类传染病病种，并予以公布；国务院卫生行政部门可以根据情况，增加或减少乙类和丙类传染病病种，并予以公布。

已开通传染病网络直报系统的单位，在规定时间内使用该系统报告；未开通网络直报系统的单位，按相关要求通过传真、电话等方式尽快进行疫情报告，同时送（寄）出传染病报告卡至辖区疾病预防控制机构。根据疫情，当怀疑有传染病暴发流行的可能时，应依据《突发公共卫生事件应急条例》向上级卫生行政部门报告。

发现甲类传染病和乙类传染病中的肺炭疽、传染性非典型肺炎、脊髓灰质炎、人感染高致病性禽流感的患者或疑似患者等按照甲类管理的传染病时，或发现其他传染病和不明原因疾病暴发时，应于2h内将传染病报告卡通过网络直报系统报告；未实行网络直报的责任报告单位，应于2h内以最快的通信方式向上级卫生行政部门报告，并于2h内寄送出传染病报告卡。

对其他乙类、丙类传染病患者、疑似患者和规定报告的传染病病原体携带者，在诊断后实行网络直报的责任报告单位应于24h内进行网络报告；未实行网络直报的责任报告单位应于24h内寄送出传染病报告卡。

做好传染病报告的订正工作，对漏报的传染病患者，应及时补报。

患者一经确定患上传染病或可疑性传染病，就按《中华人民共和国传染病防治法》的规定实行分类管理，即甲类传染病为强制管理，乙类传染病为严格管理，丙类传染病为监测管理。

2. 对病原携带者的措施

对病原携带者应做好登记，并根据携带者的类型、携带病原的种类及其工作性质进行管理，且进行健康教育指导，督促他们自觉养成良好的卫生习惯和道德风尚；定期随访，经2～3次病原检查，阴性时可解除管理。在食品行业、托幼机构等工作的病原携带者须暂时调离工作岗位。艾滋病、乙型肝炎和疟疾的病原携带者严禁作为献血员。

3. 对接触者的措施

接触者是指曾接触传染源而有可能受感染者。接触者应接受检疫，检疫期限应自最后接触之日算起，相当于该传染病的最长潜伏期。具体措施包括：① 留验：隔离观察，在指定场所限制活动范围，进行观察。对甲类传染病的接触者应进行留验。② 医学观察：是对乙类和丙类传染病接触者实施的措施，接触者可正常工作、学习，但要接受体检、病原学检查和必要的卫生处理。③ 应急接种：对接种疫苗后产生免疫快、潜伏期长的传染病如麻疹等，可对接触者进行应急接种。④ 药物预防：对有特效药物防治的传染病，必要时可用药物预防。如乙胺嘧啶预防疟疾，青霉素预防猩红热或流行性脑脊髓膜炎等，但切忌滥用药物预防。

4. 对动物传染源的措施

对危害性大、经济价值不大的病畜或野生动物传染源应捕杀、焚烧或深埋，如患狂犬病的狗或猫、患疯牛病和炭疽病的家畜等。危害性不大但有经济价值的动物可以隔离治疗。此外，要做好家畜的预防接种和检疫工作。

(二) 针对传播途径的措施

被传染源污染的环境，主要采取消毒、杀虫和实施其他卫生措施，切断传播途径，从而有效地控制传染病的传播。如肠道传染病主要由粪便污染环境传播，采取措施重点是对污染物品和环境进行消毒；呼吸道传染病主要通过空气污染环境传播，应加强环境通风换气和必要的空气消毒；虫媒传染病由媒介昆虫传播，措施重点是杀虫；经水传播传染病的措施重点为改善饮水卫生及个人防护。

消毒分预防性消毒和疫源地消毒两种；疫源地消毒又分为随时消毒和终末消毒两种。

(三) 针对易感人群的措施

通过提高机体非特异性免疫功能，保护易感人群，提高机体免疫力。

1. 免疫预防

当发生传染病时，被动免疫是保护易感者，防止或减轻其感染发生的有效措施。如注射丙种球蛋白或胎盘球蛋白，对预防麻疹、甲型肝炎等有一定作用。在一定范围人群中可采取应急接种，以提高群体免疫力，防止传染病大面积流行，如麻疹、白喉发生流行时可采取应急接种。但产生免疫慢的疫苗不适合在疫区进行应急接种，可在疫区外围尽早进行相应疫苗的补种或重点保护对象的补种，以便形成免疫屏障。

2. 药物预防

某些传染病流行时，可给予针对该病原体的药物进行预防。但药物预防作用时间短，效果难保证，而且易产生耐药性，只作为对密切接触者的应急措施，而不要普遍投药。

3. 个人防护

对可能暴露于传染病生物媒介的个体采用必要的防护措施，如戴口罩、穿防护袜裤，作业时涂抹防护油，应用蚊帐或驱避蚊虫药物；接触传染病的医护人员及实验室工作人员严格操作规程等都可起到一定的个人防护作用。

（四）传染病暴发、流行的紧急措施

根据《中华人民共和国传染病防治法》规定，在传染病暴发、流行时，除立即组织进行防治外，必要时，可采取以下几方面紧急措施：① 限制或停止集市、集会、影剧院演出或其他人群聚集活动；② 停工、停业、停课；③ 临时征用房屋、交通工具；④ 封闭被传染源病原体污染的公共饮用水水源等。当甲类、乙类传染病暴发、流行时划定疫区，应由县级以上地方政府决定。对甲类传染病疫区实行封锁，需经省、市、自治区政府决定。封锁疫区导致中断干线交通或者封锁国境，应由国务院决定。

第五节　预防接种工作

传染病的预防措施分为未出现疫情时的预防性措施和疫情出现后的防疫措施两方面。这里重点讲述传染病的预防性措施中的免疫预防（预防接种）。

传染病的预防性措施是指在未出现疫情时，针对可能存在病原体的环境、物品、动物、媒介昆虫等所采取的措施，或者对可能受病原体威胁的人群所采取的措施。其中重要的一项措施就是免疫预防。

一、免疫预防

免疫预防又称预防接种，是采用适宜途径将生物制品（特异性抗原或抗体）接种到人体内，使机体产生对传染病的自动或被动免疫力，以提高人群免疫水平，预防传染病的发生与流行。

（一）预防接种的种类

预防接种分为下列三种。

1. 人工自动免疫

人工自动免疫是指用病原微生物或其代谢产物制成的生物制品接种人体，使机

体产生特异性免疫，它是免疫预防的主体。目前将人工自动免疫制剂统称为疫苗。

疫苗分为下列四大类：

(1) 灭活疫苗。灭活疫苗是先对病毒或细菌培养，然后用加热或化学物质 (通常是福尔马林) 将其灭活。目前我国使用的灭活疫苗有百白破疫苗、流行性感冒疫苗、狂犬病疫苗等。其优点是生产过程较简单，易于保存；缺点是免疫效果差，接种量大，要获得高而持久的免疫力，需要多次注射。类毒素疫苗是将细菌外毒素经甲醛脱毒，使其失去致病性而保留免疫原性的制剂，如白喉、破伤风类毒素等。

(2) 减毒活疫苗。应用保留有免疫原性的减毒或无毒的病原生物所制成的一种疫苗，如麻疹、甲型肝炎、风疹、腮腺炎、脊髓灰质炎等。其优点是接种量小，接种次数少；缺点是由于不加防腐剂，当被污染时杂菌易生长，故需冷冻保存，且保存期较短。

(3) 亚单位疫苗。在大分子抗原携带的多种特异性的抗原决定簇中，只有少量抗原部位对保护性免疫应答起重要作用。通过化学分解或有控制性的蛋白质水解方法使天然蛋白质分离，提取细菌、病毒的特殊蛋白质结构，筛选出具有免疫活性的片段制成的疫苗。该类疫苗减少了全菌疫苗使用中所出现的不良反应，免疫效果及安全性高，但免疫原性较低，需与佐剂合用才能产生好的免疫效果。所以，若全菌 (病毒) 疫苗不存在严重不良反应，仍应以全菌 (病毒) 疫苗为首选。

(4) 基因工程疫苗。基因工程疫苗是使用 DNA 重组生物技术，把病原体外壳蛋白质中能诱发机体免疫应答的天然或人工合成的遗传物质定向插入细菌、酵母或哺乳动物细胞中，使之充分表达，经纯化后而制得的疫苗。基因工程疫苗具有安全、有效、免疫应答长久、联合免疫易于实现等优点。

2. 人工被动免疫

采用人工方法向机体输入由他人或动物产生的免疫效应药物，如免疫血清、淋巴因子等，使机体立即获得免疫力，达到防治某种疾病的目的。这种免疫产生作用快，输入后立即发生作用，但免疫作用维持时间较短，一般只有 2 ~ 3 周，主要用于治疗和应急预防。常用的制剂有免疫血清和免疫球蛋白。

3. 被动自动免疫

只是在有疫情时用于保护婴幼儿及体弱接触者的一种免疫方法。其兼有被动及自动免疫的优点，但只能用于少数传染病。如在注射白喉或破伤风抗毒素的同时进行白喉或破伤风类毒素接种，或在注射乙型肝炎免疫球蛋白的同时接种乙型肝炎疫苗，使机体在迅速获得保护的同时产生较持久的免疫力。

(二) 疫苗种类

1. 第一类疫苗

第一类疫苗是指政府免费向公民提供，公民应当依照政府的规定受种的疫苗，包括国家免疫规划确定的疫苗，省、自治区、直辖市人民政府在执行国家免疫规划时增加的疫苗，以及县级以上人民政府或者其卫生主管部门组织的应急接种或者群体性预防接种所使用的疫苗。第一类疫苗包括计划免疫疫苗。

2. 第二类疫苗

第二类疫苗是指由公民自费并且自愿受种的其他疫苗。第二类疫苗是非计划免疫疫苗，包括水痘疫苗等。

二、预防接种的实施

1. 计划免疫

计划免疫即根据传染病疫情监测结果和人群免疫水平的分析，按照科学的免疫程序，有计划地使用疫苗对特定人群进行预防接种，最终达到控制和消灭相应传染病的目的。

儿童基础免疫程序的内容包括初次免疫起始月龄、全程免疫次数及其间隔时间、加强免疫的年龄和联合免疫等。免疫程序的设计应根据传染病的流行病学特征、疫苗本身的生物学特性及其免疫效果、人群的免疫应答能力和实施免疫预防的具体条件来制定。

2. 接种途径

预防接种途径可分为口服、气雾、注射（包括肌肉、皮内、皮下）和划痕等。如果接种途径和接种剂量不当，不仅会影响免疫效果，甚至会造成接种事故。正确的接种途径和接种剂量是保证免疫成功的关键。因此，在进行现场接种前应详细阅读疫苗使用说明书，严格按照要求执行。

3. 重点免疫

重点免疫只在重点人群、重点地区或特殊情况下才进行预防接种。如对环境卫生清洁人员、食品从业人员等进行伤寒疫苗接种，对皮毛加工、屠宰及畜牧兽医人员接种炭疽和布鲁菌疫苗等。

4. 应急接种

应急接种是对发生传染病流行地区的易感接触者所采取的预防接种，可在短时间内提高易感人群的免疫水平，起到控制或终止传染病传播蔓延的作用。

5. 冷链

冷链是指各种疫苗从生产单位发出，经冷藏保存并逐级冷藏运输到基层卫生机构，直到进行接种，全部过程都按疫苗保冷要求妥善冷藏，以保持疫苗的合理效价不受损害的保存和运输方式。冷链的配套设施包括贮存疫苗的低温冷库、普通冷库、运送疫苗的专用冷藏车、冰箱和冷藏包等。

三、预防接种反应

预防接种反应是指疫苗等生物制品对机体来说是一种异物，经接种后刺激机体产生一系列的生理、病理及免疫反应。预防接种反应极少见，且大多是轻微的，大体分为以下两类。

1. 一般反应

接种后24h内接种部位有局部红、肿、热、痛等炎症反应，有时附近淋巴结肿痛。可能同时伴有体温升高、头昏、恶心、呕吐等全身反应。

一般反应是正常免疫反应，无须进行任何处理，经适当休息即可自愈。倘若反应强烈也仅需对症治疗。

2. 异常反应

少数人在接种后出现并发症，如晕厥、过敏性休克、变态反应性脑脊髓膜炎、过敏性皮炎、血管神经性水肿等，应及时发现，对症治疗和抢救，并注意收集材料，进行分析判断和上报。

生物制品质量不合格、消毒及无菌操作不严格、接种技术（部位、剂量、途径）错误均可引起接种事故，要注意与接种反应进行区分。

四、预防接种效果评价

预防接种效果可从免疫学效果和流行病学效果两方面进行评价。

1. 免疫学效果

通过测定预防接种后人群抗体阳转率、抗体平均滴度和抗体持续时间来评价疫苗的免疫学效果。

2. 流行病学效果

实验室检测的免疫学效果虽然是重要指标之一，但最为直接和可靠的指标是流行病学效果，即疫苗对人群的实际保护效果。常用指标为保护率、效果指数。

五、预防接种前的准备工作

（一）确定受种对象

根据国家免疫规划疫苗规定的免疫程序，确定受种对象。

(1) 受种对象包括本次应种者、上次漏种者和流动人口等特殊人群中的未受种者。

(2) 清理接种卡（簿）根据接种记录核实受种对象。预防接种证、卡（簿）按照受种者的居住地实行属地化管理。

(3) 主动搜索流动人口和计划外生育儿童中的受种对象，与本地儿童同样管理。

(4) 通知儿童家长或其监护人采取预约、通知单、电话、口头、广播通知等适当方式，告知儿童家长或其监护人接种疫苗的种类、时间、地点和相关要求。

国家对儿童实行预防接种证制度。接种单位必须按规定为适龄儿童建立预防接种证，作为儿童预防接种的凭证、记录和证明；同时，做好其他适龄人群预防接种的记录工作。

（二）领取疫苗

1. 受种人数

根据各种疫苗受种人数计算领取疫苗数量。

2. 准备注射器材

按受种对象人次数的1.1倍准备注射器材，检查包装是否完好并在有效期内使用。

3. 准备药品、器械

准备75%乙醇（95%乙醇）镊子、棉球杯、无菌干棉球或棉签、治疗盘、体温表、听诊器、压舌板、血压计、1∶1000肾上腺素、自毁型注射器回收用安全盒及污物桶等。

（三）社区预防接种门诊要求

(1) 接种场所室外要设有醒目的标志，室内宽敞清洁、光线明亮、通风保暖，并准备好接种工作台、坐凳，以及提供儿童和家长休息、等候的设施。

(2) 接种门诊与医院的病房、门诊用房分开，避免交叉感染。

(3) 接种场所应当按照登记、健康咨询、接种、记录、观察等内容进行合理分区，确保接种工作有序进行。冷链室和资料档案室等各室根据实际情况合理布局。设有专门的工作区或接种工作台，做到一苗一台，并设有醒目的标志。

(四) 核实受种对象

(1) 接种工作人员应查验儿童预防接种证、卡，核对受种者姓名、性别，出生年、月、日及接种记录，确认是否为本次受种对象、接种疫苗的品种。

(2) 不属于本次的受种者，向儿童家长或其监护人做好说服解释工作。

(3) 因有接种禁忌而不能接种的受种者，医疗卫生人员应当对受种者或其监护人提出医学建议，并在接种卡（簿）和接种证上记录。

六、接种前告知和健康状况询问

(1) 接种工作人员在实施接种前，应当告知受种者或其监护人所接种疫苗的品种、作用、禁忌、不良反应及注意事项。告知可采取口头或文字方式。

(2) 接种工作人员在实施接种前，应询问受种者的健康状况及是否有接种禁忌等情况，并如实记录告知和询问情况。

(3) 自费选择接种第一类疫苗的同品种疫苗的第二类疫苗，应有家长信 / 知情同意书。

(4) 健康状况及是否有接种禁忌，应有书面记录。

七、接种现场疫苗管理

(1) 疫苗需冷藏。

(2) 核对接种疫苗的品种，检查疫苗外观质量。凡过期、变色、污染、发霉、有摇不散的凝块或异物，无标签或标签不清，安瓿有裂纹的一律不得使用。

(3) 冻结过的百白破疫苗、乙肝疫苗不得使用。

八、疫苗准备

查验疫苗是否在有效期内，如果超过有效期，或标签丢失，应废弃疫苗。

(1) 注射剂型疫苗的使用。

① 安瓿弹至底部，75% 乙醇消毒安瓿颈部后，消毒干棉球 / 纱布包住颈部掰开。

② 注射器针头斜面向下插入安瓿的液面下，吸取疫苗。

③ 吸取疫苗后，将注射器的针头向上，排空注射器内的气泡，直至针头上有一小滴疫苗出现为止。

(2) 使用含有吸附剂的疫苗前，应当充分摇匀。

(3) 使用冻干疫苗时，用注射器抽取稀释液，沿安瓿内壁缓慢注入，轻轻摇荡，使疫苗充分溶解，避免出现泡沫。

（4）安瓿开启后，未用完的疫苗盖上无菌干棉球冷藏。活疫苗超过半小时、灭活疫苗超过 1h 未用完，应将疫苗废弃。

（5）冰排融化后，应及时更换；在接种门诊，下班前应将未开启的疫苗存入冰箱冷藏室内。

九、注意事项

确保使用的是生产厂家提供的稀释液，确保稀释液和疫苗是相同的温度。如果稀释液温度过高，可以先放入冰箱使之冷却至与疫苗相同的温度。

（1）开启疫苗和稀释液的瓶盖。

（2）对于锡林瓶不要拔开胶塞。

（3）消毒。

（4）用生产厂家提供的稀释液进行稀释。

（5）用稀释注射器抽取稀释液。

（6）将针头插入疫苗瓶中。

（7）将稀释液注入冻干疫苗瓶中。

（8）把稀释用的注射器放入安全盒中。

（9）接种后，将注射器直接放入安全盒中。

（10）不要回盖针帽，以免被针刺伤。

十、接种操作

1. 确定接种部位

接种部位要避开疤痕、炎症、硬结和皮肤病变处。

2. 消毒方法

用灭菌镊子夹取 75% 乙醇棉球或用无菌棉签蘸 75% 乙醇，由内向外螺旋式对接种部位皮肤进行消毒，涂擦直径≥ 5cm，待晾干后立即接种。禁用 2% 碘酊进行皮肤消毒。

3. 安全注射

接种前方可打开或取出注射器具；在注射过程中防止被针头误伤；注射完毕后不得回套针帽。

十一、接种记录、观察与预约

1. 卡上登记

接种后及时在预防接种证、卡（簿）或计算机上记录所接种疫苗的年、月、日及批号。接种记录书写工整，不得用其他符号代替。

2. 现场观察

告知儿童家长或其监护人，受种者在接种后留在接种现场观察 15 ~ 30min。如出现预防接种异常反应，应及时处理和报告。

3. 预约下次接种

与儿童家长或其监护人预约下次接种疫苗的种类、时间和地点。

4. 首针接种登记卡

负责新生儿接生的单位在接种第 1 剂乙肝疫苗后，应当填写首剂乙肝疫苗接种登记卡，同时告知家长在 1 个月内到居住地的接种单位建证、建卡，并按免疫程序完成第 2、3 剂乙肝疫苗接种。

十二、接种后的工作

清洁冷藏容器。

清理器材，使用后的自毁型注射器、一次性注射器及其他医疗废物严格按照《医疗废物处理条例》的规定处理。实行入户接种时应将所有医疗废物带回集中处理。

处理剩余疫苗，废弃已开启的疫苗；冷藏容器内未打开的疫苗做好标记，放冰箱保存，于有效期内在下次接种时首先使用；清理核对接种通知单和预防接种卡(簿)，及时上卡，确定需补种的人数和名单，下次接种前补发通知。

十三、几种常见疫苗简介

(一) 卡介苗

1. 接种技术

(1) 接种部位：上臂外侧三角肌中部附着处。

(2) 接种深度：皮内注射。

(3) 接种剂量：0.1mL。

2. 接种反应处理原则

(1) 一般反应：无须处理。但要注意局部清洁，避免接触水或用手挠抓，以防止继发感染。

(2) 加重反应：无菌性脓肿。

① 注射局部先有较大红晕，2 ~ 3 周后接种部位出现大小不等的硬结、肿胀、疼痛。

② 炎症表现并不剧烈，可持续数周至数月。轻者可在原注射针眼处流出略带粉红色的稀薄脓液；较重者可形成溃疡，溃疡呈暗红色，周围皮肤呈紫红色。

③ 溃疡未破溃前，有波动感。轻者经数周至数月可自行吸收。严重者破溃排脓，创口和创面长期不能愈合，有时表面虽然愈合，但深部仍在溃烂，形成脓腔，甚至经久不愈。

(3) 加重反应。

① 干热敷以促进局部脓肿吸收，每日 2 ~ 3 次，每次 15min 左右。

② 脓肿未破溃前可用注射器抽取脓液，并可注入适量抗生素。不宜切开排脓，以防细菌感染或久不愈合。

③ 脓肿如已破溃或发生潜行性脓肿且已形成空腔需切开排脓，必要时还需扩创，将坏死组织剔除。

④ 有继发感染时，先根据以往经验选用抗生素，然后对分泌物进行细菌培养，按照药敏培养实验结果，选用敏感的抗生素，换药时用 3% 硼酸溶液冲洗伤口，引流通畅。

3. 接种注意事项

(1) 卡介苗的保存应有专人负责，不能与其他疫苗、药物混放。

(2) 使用前核对品名、批号和失效期。若疫苗无标签、已过有效期、安瓿破裂或者疫苗有摇不散的颗粒，均应丢弃。

(3) 卡介苗皮内接种剂量要准确，严禁皮下或肌肉注射，防止引起经久不愈的深部寒性脓疡。

(4) 接种时要检查局部有无其他制品的后期反应，如有硬结。接种含有吸附剂的制品后，4 周内同臂不能接种卡介苗。

(5) 使用卡介苗时应注意避光。注射时应备用 1：1000 肾上腺素。

(6) 凡患有结核病、急性传染病、肾炎、心脏病、湿疹、免疫缺陷病或其他皮肤病者均不予接种。

4. 卡介苗接种差错

(1) 原因。

① 皮内注射用卡介苗（BCG）深入皮下或肌肉内，超量接种。

② 和乙肝疫苗接种同一部位。

③ 错将卡介苗当乙肝疫苗接种（1 支）。

(2) 表现。

① 皮内 BCG 误种皮下，大部分儿童可发生局部的严重反应，先出现硬结，日渐扩大，局部无红、肿、热、痛感觉，约 1 个月后在结节中心开始软化，形成溃疡穿孔，溃疡向其他方向延伸，渐呈窦道或瘘管。病程较长，最长达 6 个月至 1 年以上。如 BCG 误注入肌肉内，则在肌肉深部形成寒性脓肿。

② 伴有全身症状，主要是体温升高、低热者较多见，大部分在 37.8 ~ 38.5℃，

同时伴有乏力、烦躁不安、食欲减退等症状。

(3) 处理原则——局部治疗。

方法是用异烟肼 50mg 加于 0.5% 普鲁卡因溶液于注射局部做环状封闭，每日 1 次，连续 3 次后改为每 3 日 1 次，共 3 次，再每周 1 次，共 3 次，共计 8 ~ 10 次。可使局部不发生溃疡或淋巴结肿大等。

5. 卡介苗溅入眼内

卡介苗是由结核菌制成的活疫苗，若将其溅入眼内，就等于将卡介苗接种在眼睛里，同接种在皮内一样，经过一段时间局部就会发生免疫反应，出现红肿、化脓、结痂，形成疤痕，很可能造成眼睛失明。应避免卡介苗溅入眼内。

一旦溅入眼内，应立即用清洁的冷水，最好用生理盐水或冷开水反复多次冲洗，切忌用手或其他织品揉擦，经冲洗后再用新配制的 0.5% 链霉素滴眼，每 1 ~ 2h 1 次，以后可酌情减少，连滴 2 ~ 3d。对链霉素过敏者可改用红霉素眼药水或眼膏，每日 3 ~ 4 次，连用 2 ~ 3d。

(二) 乙肝疫苗

1. 接种技术

(1) 接种部位：上臂外侧三角肌中部。

(2) 接种深度：肌内注射。

(3) 接种剂量：酵母苗 16 岁以下 5μg/0.5mL，乙肝 CHO 苗 10μg/mL、20μg/mL。

2. 免疫程序

全程接种 3 针，接种时间分别为第 0、1、6 个月，即第 1 针在出生后 24h 内尽早接种；第 2 针在第 1 针接种后 1 个月接种（1 ~ 2 月龄）；第 3 针在第 1 针接种后满 6 个月（5 ~ 8 月龄）接种。如果出生后满 24h 内未能及时接种，需尽快补种。第 2 针和第 1 针间隔不得少于 1 个月。如第 2 针滞后时间较长，第 3 针与第 2 针间隔不得少于 2 个月。

3. 免疫效果

规定全程后 1 个月（第 7 个月）查抗体。

接种乙型肝炎疫苗后有抗体应答者的保护效果一般可持续 12 年，因此，一般人群不需要进行抗 –HBs 监测或加强免疫。但对高危人群可进行抗 –HBs 监测，如抗 –HBs ＜ 10mIU/mL，可给予加强免疫。

4. 加强免疫问题

(1) 儿童。

婴幼儿时期完整地打过三针程序，不再加强。

(2) 高危人群。

如医务人员、经常接触血液的人员、托幼机构工作人员、器官移植患者、经常接触输血或血液制品者、免疫功能低下者、易发生外伤者、HBsAg 阳性者的家庭成员、男性同性恋或有多个性伴侣和静脉内吸毒者等。

5. 意外暴露 HBV 后预防

在意外接触 HBV 感染者的血液和体液后，按照以下方法处理：

(1) 血清学检测。

应立即检测 HBsAg、抗 –HBs、ALT 等，并在第 3 个月和第 6 个月内复查。

(2) 主动和被动免疫。

如已接种过乙型肝炎疫苗，且已知抗 –HBs ≥ 100mU/mL 者，可不进行特殊处理。如未接种过乙型肝炎疫苗，或虽接种过乙型肝炎疫苗，但抗 –HBs ≥ 100mIU/mL 者或抗 –HBs 水平不详，应立即注射 HBIg200 ~ 400IU，并同时在不同部位接种一针乙型肝炎疫苗 (20g)，于第 1 个月内和第 6 个月后分别接种第 2 针和第 3 针乙型肝炎疫苗 (各 204g)。

(三) 脊髓灰质炎疫苗

接种技术

(1) 口服疫苗。

(2) 第 2、3、4 月时各服 1 粒，4 岁时加强。

(3) 接种门诊准备好一次性小勺及水，现场口服，禁止家长或监护人带回家，避免疫苗衍生性病例的产生。

(四) 百白破三联疫苗 (DPT)

1. 接种技术

(1) 接种部位：上臂外侧三角肌附着处或臀部。

(2) 接种深度：肌内注射。

(3) 接种剂量：0.5mL。

2. 接种副反应

(1) 全身反应：体温升高，10 ~ 16h 达高峰，有时 24 ~ 48h 达高峰，儿童有时表现哭闹不止，烦躁不安，嗜睡。个别接种者恶心、呕吐等消化道症状的处理原则：对症治疗，降温、镇静或使用抗过敏药。

(2) 局部反应：一般发生在 10h 后，表现为红肿、疼痛、发痒，1 ~ 2d 内消失；出现硬结，大多数人 10d 内消失，少数人数日内消失。处理原则：常用热敷、土豆片敷，再次注射时避开硬结。

(3) 加重反应：在皮肤表面，出现 2cm 左右的炎症浸润，隆起，形成硬性红肿，硬结形状各异，大小不等，最大直径可达 4cm，轻微压痛。10d 后局部开始松软，表皮转成暗紫色。

接种的部位引起无菌性化脓，主要是含有氢氧化铝难以吸收，与疫苗接种时未摇匀、个体差异有一定的关系。

① 接种人员引起的原因：A. 不能正确掌握接种技术，使用疫苗前未能充分摇匀；B. 注射部位不准确，深度不够；C. 在同一部位重复注射，未避开硬结；D. 针次增加。

② 疫苗引起的原因：A. 与百日咳菌苗的内毒素有关，抗原引发毒性反应（无细胞百白破）；B. 破伤风、白喉类毒素引起的过敏反应。

(4) 无菌性化脓的处理原则：同卡介苗无菌性脓肿的处理原则。无菌抽脓，避免切开，防止感染，换无细胞百白破或注射部位。

（五）麻疹疫苗

1. 接种技术

(1) 接种部位：上臂外侧三角肌下缘附着处。

(2) 接种方式：皮下注射。

(3) 接种剂量：0.5mL。

2. 接种时间

8 个月，1.5 ~ 2 岁，6 岁。

3. 疫苗的血清学效果

注射 1 周后产生抗体，1 个月以上达高峰，阳转 95%，经 15 年观察 80% 以上尚可测到抗体。

4. 应急接种效果

当麻疹病毒感染时，潜伏期为 10 ~ 14d。接种后抗体产生的时间比感染后抗体产生的时间短，接种疫苗是最好的应急措施。

5. 常见的异常反应

(1) 过敏反应：疫苗内含有鸡胚细胞和小牛血清，对鸡蛋过敏者不能接种。

(2) 过敏休克：少见。

(3) 过敏皮疹：10h 后出现，可表现为麻疹样、猩红热样。

十四、预防接种工作的管理

(一) 资料管理

1. 儿童预防接种证、卡 (簿) 的建立

国家对儿童实行预防接种证制度。接种单位必须按规定为适龄儿童建立预防接种证，作为儿童预防接种的凭证、记录和证明；同时，做好其他适龄人群预防接种的记录工作。

2. 居住地实行属地化管理

在儿童出生后 1 个月内，其监护人应当到儿童居住地的承担预防接种工作的接种单位为其办理预防接种证。未按时建立预防接种证或预防接种证遗失者应及时到接种单位补办。

户籍在外地的适龄儿童寄居当地时间在 3 个月及以上，由现寄居地接种单位及时建立预防接种卡 (簿)。

3. 转出和转入证明

儿童迁移时，原接种单位应将儿童既往预防接种史的证明交给儿童家长或其监护人，转入迁入地接种单位。

4. 半年核查整理预防接种卡 (簿)

剔出迁出、死亡或失去联系 1 年以上的卡片，书面记录，并由接种单位另行妥善保管。

5. 建立入托、入学查验接种证制度

发现未按照国家免疫规划受种的儿童，应会同托幼机构、学校督促其监护人在儿童入托、入学后及时到接种单位补种。

6. 保管

接种证由儿童监护人保管；接种卡 (簿) 由接种单位保管，保管期限应在儿童满 7 周岁后再保存不少于 15 年。

(二) 流动儿童预防接种管理

1. 定义

流动儿童指户籍在外县、在暂居地居住满 3 个月的≤ 7 周岁儿童。

2. 实行现居住地管理

流动人口和计划外生育儿童与本地儿童享有同样的权利。

3. 主动搜集单独的卡（簿）管理

儿童的就诊卡、病历簿应积极询问并搜集。

4. 书面记录

外地儿童的接种资料，儿童外出、返回时间，转卡记录。

（三）疫苗管理

（1）疫苗应按品种、批号分类码放。

（2）疫苗储存和运输的温度要求。

乙肝疫苗、卡介苗、百白破疫苗、白破疫苗、乙脑灭活疫苗、A群流脑疫苗、A+C群流脑疫苗在2～8℃条件下运输和避光储存。脊髓灰质炎疫苗、麻疹疫苗、乙脑减毒活疫苗、风疹疫苗在－20～8℃的条件下运输和避光储存。

（四）疫苗的领取与登记

（1）购进、分发、供应疫苗记录。

（2）记录应当保存至超过疫苗有效期2年以备查。

（3）经常核对疫苗进出情况，日清月结，每半年盘查1次，做到账、苗相符。

（五）冷链管理

乡级：普通冰箱、低温冰箱、冷藏箱、冷藏包、冰排。接种单位：普通冰箱或（和）冷藏包、冰排。对所使用冷链设备运转状态进行监测。

1. 冰箱

（1）冰箱内储存的疫苗要摆放整齐，疫苗与箱壁、疫苗与疫苗之间应留有1～2cm的空隙，并按品名和有效期分类摆放。

（2）冰箱门因经常开启，温度变化较大，所以门内搁架不宜放置疫苗。

（3）每天记录冰箱内的温度及其运转情况。每台冰箱应配有温度监测记录表，每天记录冰箱内的温度及其运转情况。

（4）使用冰衬冰箱储存疫苗时，注意应将卡介苗、脊髓灰质炎疫苗和麻疹疫苗存放在底部，并将百白破疫苗和乙肝疫苗放在接近冰箱顶部，不可将冷藏保存的疫苗放在距冰箱底部15cm内的地方，以免冻结。

2. 冷藏箱和冷藏包

（1）运送和储存疫苗时，冷藏箱（包）内应按照要求放置冻制好的冰排。疫苗安瓿不能直接与冰排接触，防止冻结。

（2）运送和储存疫苗时，在冷藏箱（包）的底层垫上纱布或纸，用以吸水和防止疫苗破碎。

（3）每次使用后，应清洗擦干后保存。

3. 冰排

（1）冰排内注入清洁水，注水量为冰排容积的90%。注水后冰排竖立放置在低温冰箱或普通冰箱的冷冻室，冻制时间应不少于24h。

（2）冰排与低温冰箱箱壁之间留有3～5cm的间隙。

（3）冰排应在低温条件下冻制至结露（“出汗”）状态后，放入冷藏箱（包）内。

（4）每次冷链运转结束后，应将冷藏箱（包）内冰排的水倒出，清洗干净、晾干后与冷藏箱（包）分开存放。

第四章　职业性毒物与职业中毒

职业活动过程中产生或存在的可能影响劳动者健康的各种化学物统称为职业性毒物或生产性毒物。按照其化学性质、功用或毒物作用特点，职业性毒物可分为金属与类金属、刺激性气体、窒息性气体、有机溶剂、苯的氨基和硝基化合物、农药以及高分子化合物生产相关毒物。

职业性毒物主要来源于生产过程的各个环节中使用的原料、辅助材料，生产过程中产生的成品、半成品、中间产物、副产物、热裂解产物、各种废弃物以及从生产设施中逸散出的其他有害物质。生产过程中作业工人的一些操作活动，如气态物质的灌装、释放、采样，液态物质的加热蒸发、喷雾、搅拌、超声处理，固体物料的燃烧、粉碎、筛分、包装以及生产设施的跑冒滴漏、事故性爆炸泄漏等，可使职业性毒物逸散出来，以气体、蒸气、气溶胶（粉尘、烟和雾的统称）的形式存在于作业场所的空气中。因此，职业性毒物的主要吸收途径是呼吸道。另外，液态及吸湿性粉末状脂溶性物质也容易透过完整的皮肤或皮肤附属器而被吸收，而在正常生产条件下，经消化道吸收的可能性不大。

在职业活动过程中由于接触职业性毒物，引起不同程度的机体健康损害而出现的职业病，称为职业性中毒。职业性中毒一般可分三种类型：① 急性中毒，是指短时间内吸收较大剂量毒物所引起的职业性中毒。② 慢性中毒，是指长期吸收较小剂量毒物所引起的职业性中毒。③ 亚急性中毒，是指发病情况介于急性和慢性中毒之间的职业性中毒，其临床表现基本属于急性中毒范畴。此外，在某些情形下，患者接触毒物时并未有中毒表现，但在脱离接触若干时间后呈现中毒的临床病变，称为迟发性中毒。

多种因素会影响毒物对机体的作用，主要有毒物的化学结构、接触方式、接触强度和接触时间、与其他有害因素的联合作用以及个体易感性。因此，临床上，在认识不同暴露情况下职业性中毒表现特征时，特别是早期病例和不典型病例，需结合上述特点综合分析病情、明确诊断、及早治疗，促进病人康复。

第一节　金属与类金属

一、概述

(一) 理化特性

金属元素包括黑色金属（指铁、锰、铬及其合金）和有色金属，有色金属又分为重金属（如铅、镍、锑、铜等）、轻金属（如锂、钠、铝、钙等）和稀有金属（如钼、钒、钛、锆等）。在化学元素周期表中，位于金属和非金属之间过渡带的元素，称为类金属，包括硼、砷、碲等，其兼有金属和非金属的某些性质。

除汞以外，金属在常温下都呈固态，多数有较高的熔点、比重和硬度，常有光泽、具有导电性和导热性。

金属元素原子外层电子数少（一般少于4），容易失去电子而成为带正电荷的阳离子。除金、银、铂外，金属均能与氧反应生成一种或几种价数不同的氧化物，如铅的氧化物有密陀僧（PbO）、黄丹（Pb_2O_3）、红丹（Pb_3O_4）等。金属还能与硫结合，自然界金属矿藏中许多金属都以硫化物矿石存在。金属也可与硝酸、硫酸及盐酸作用，生成相应的盐。金属的硝酸盐多易溶于水，多数硫酸盐呈白色，除硫酸钙、硫酸钡及硫酸铅外，多易溶于水。另外，高温下某些金属还可与CO作用生成羰基化合物，羰基金属易挥发，具有刺激性。还有些金属如铅、汞、锡等可形成有机化合物，从而表现出特殊的理化特性及毒性。

(二) 毒作用特点

生产环境中金属与类金属以粉尘（粒径为0.1 ~ 10μm）、烟（粒径＜0.1μm）及蒸气形态存在，主要经呼吸道进入人体。金属的溶解度会影响其呼吸道的吸收率。正常的皮肤具有生理屏障作用，但四乙基铅、有机汞及有机锡化合物等有一定的脂溶性，可以穿透皮肤而被吸收。经消化道吸收在职业活动中少见。

金属与类金属在体内器官组织中的分布有明显的选择性，如铅主要贮存于骨骼、无机汞主要蓄积在肾脏、锌主要分布于肝脏等，这种选择性与金属及其化合物本身的理化特性直接相关，也与各器官组织的组织特性和生物化学组成有关，如金属硫蛋白的合成和分布对体内金属代谢和迁移具有重要影响。金属硫蛋白是一种由肝脏合成的富含半胱氨酸的低分子蛋白质，分泌到血液后参与多种金属的运输。镉、汞、锌等可与之结合，每三个SH可以结合成一个二价的金属离子。肝脏中的锌硫蛋白、肾脏中的汞硫蛋白和镉硫蛋白即是锌、汞、镉在上述器官中的主要贮存形式。

与大多数化合物不同，金属与类金属在体内的生物转化过程往往不能通过改变其化学特性而降低毒性，有时反而会提高毒性。血浆或组织中多种氧化酶类如过氧化氢酶、铜蓝蛋白、甲基转移酶可与汞、锰、砷等发生反应而使其发挥毒作用。

吸收进入体内的金属与类金属主要由尿及粪便排出，如铅、汞、镉、砷等均可经肾脏排出，但有些生物半衰期较长，在脱离接触若干年后仍可在尿中检出该毒物。

(三) 系统毒性

1. 神经系统

铅、汞、锰、砷等金属和类金属以及有机金属化合物可侵犯神经系统，尤以中枢神经系统更为敏感，从而出现相应的中毒症状。常见的主要有以下三种：

(1) 中毒性神经衰弱综合征：以头昏、头痛、乏力、睡眠障碍、记忆力减退为主要特征，是许多金属和类金属毒物慢性中毒的早期非特异性表现。

(2) 多发性周围神经病：四肢末梢部位的感觉异常或运动障碍，局部肌肉萎缩，有时出现痛觉过敏等。如砷、铅中毒常出现典型的周围神经炎症状，病理上有神经纤维脱髓鞘和轴索变性等改变；铊中毒神经炎常以痛觉过敏为主要表现，有机汞化合物引起的周围神经炎往往伴有脊髓损害的特征。

(3) 中毒性脑病：常有不同程度的精神症状和脑神经损伤表现。如铅、汞、铊、锂化合物，四乙基铅，有机锡等严重中毒时，可引起中毒性脑病，表现为剧烈的头痛、呕吐、惊厥、昏迷，表明颅内有广泛的病变、脑水肿、颅内压升高等；锰中毒可损伤锥体外系，出现肌张力增高、震颤麻痹等症状。

2. 呼吸系统

许多金属和类金属粉尘或烟具有不同强度的刺激作用，经呼吸道吸入时可对呼吸道黏膜产生刺激作用而导致急、慢性呼吸道炎症。这些具有刺激作用的金属烟尘多为其氧化物或酸酐，如氧化镉（CdO）、氧化铬（Cr_2O_3）、三氧化二砷（As_2O_3）、五氧化二钒（V_2O_5）、氧化硒（SeO_2）等。另外，硒化氢（H_2Se）、乙硼烷（B_2H_6）以及羰基镍等也有刺激性。上述刺激性化合物的烟雾，可以刺激呼吸道深部而引起肺炎、肺水肿。吸入金属汞蒸气也可引起间质性肺炎。长期吸入纯铝粉或氧化铝粉，吸入钡、锡、铁、锰、钴等纯金属粉尘，可导致肺部纤维组织增生，胸部 X 线影像也有改变，称为金属尘肺或粉尘沉着症。肺部肉芽肿是吸入金属铍或氧化铍引起的一种特殊病变，其发病机制可能与变态反应有关。

3. 消化系统

经口摄入的金属和类金属，常因其刺激或腐蚀作用而导致严重的胃肠道症状。如三氧化二砷、汞、锑、铊盐类及氯化钡、硫酸镉、硫酸镁、氯化锌等急性中毒时可出现急性胃肠炎，严重者可发生休克；砷、汞、硒、铍及铅等毒物可引起中毒性肝炎；有些金属进入体内后可引起口腔病变，如吸入汞蒸气可引起齿龈肿胀、口腔黏膜糜烂、牙齿松动等；铅、汞、铋吸收后可在齿龈边缘出现蓝褐色线。此外，铅中毒、铊中毒时可发生典型的腹绞痛等。

4. 泌尿系统

肾脏是大部分金属和类金属的排泄器官，同时是其重要的蓄积部位，还是许多金属毒作用的靶器官。如汞、镉、铀等可破坏肾小管上皮细胞的再吸收功能，出现典型的氨基酸尿、磷酸盐尿、葡萄糖尿及低分子蛋白尿。长期慢性接触汞、铅、镉能导致慢性间质性肾炎，出现肾病综合征，表现为蛋白尿、低蛋白血症和水肿。急性肾衰竭是汞、砷、铀、铋等金属急性或亚急性中毒的一种严重后果，主要病理改变为肾脏近曲小管的广泛坏死，也可累及肾小球，表现为少尿或无尿、氮质血症等。

5. 血液和造血系统

铅可干扰卟啉代谢导致血红素合成障碍而出现贫血、不成熟红细胞增多等；砷化氢、锑化氢等可造成不同程度的溶血，还可引起血红蛋白阻塞肾小管并进一步导致急性肾衰竭；钴可诱发红细胞增多症。

6. 循环系统

心肌损害是锑、砷、钡、镁等中毒的重要表现之一，此类中毒患者心电图上可出现 ST 段下降，T 波低平或倒置，QT 间期延长等改变，还可观察到心律不齐、房室传导阻滞等。急性砷中毒可因心肌损伤、毛细血管扩张和急性胃肠炎引起的脱水而导致休克。

7. 生殖发育毒性

长期低剂量职业性接触铅、汞、锰、镉、砷等可导致女工月经异常，男工精子质量下降，性功能紊乱，有些毒物还可经胎盘转运，具有致畸作用，这些都会导致流产、早产、低体重儿等异常妊娠结局发生率增高。有些金属毒物还可经乳汁排出，导致婴幼儿发生母源性中毒。

8. 免疫系统

某些金属及其化合物与组织蛋白结合后可形成具有抗原特性的复合物而引起变态反应，如铬、镍、铍、钴及有机汞等金属毒物均能引起变态反应性疾病。湿疹、接触性皮炎、支气管哮喘等为其最常见的表现。

9. 致癌

职业流行病学调查发现，铬酸盐（六价）暴露可致生产工人肺癌高发，砷及（无机）砷化合物可致接触人群肺癌和皮肤癌。另外，镍的提炼和精炼工人、镉熔炼与镉电池生产及电镀过程接触镉及其化合物的人群以及铍的提炼和加工作业人群，呼吸道肿瘤发病的相对危险度增加。

10. 刺激与腐蚀作用

很多金属与类金属化合物、有机金属化合物都具有较强的刺激性，可导致接触人群眼睛及呼吸道黏膜损伤、接触性皮炎；六价铬（铬酐、铬酸、铬酸盐、重铬酸盐）、可溶性铍盐（氟化铍、氯化铍、硫酸铍）、无机砷化合物等在高浓度时是强氧化剂，具有明显的局部刺激和腐蚀作用，长期接触可致慢性皮肤黏膜溃疡，如铬酸盐可导致作业工人鼻中隔穿孔。

11. 金属烟热

熔炼、焊接等高温处理某些金属时，可产生粒径极为细微的（0.05～0.5μm）金属氧化物烟，吸入此种金属烟4～8h后，开始出现头晕、疲倦、乏力、胸闷、气急、肌肉痛、关节痛、咽干、胸部紧迫感、咳嗽等症状，随即体温突然上升，可达39℃以上，患者虚弱，大汗淋漓，较重者伴有畏寒、寒战，持续1～3h，白细胞数增多，一般次日即可恢复。能产生此类金属烟热的金属有锌、铜、铁、镉、铝、镍、锑等。

（四）治疗

金属与类金属中毒的治疗主要包括病因治疗、对症治疗及支持治疗三类。根据金属配位体结合的理论，已发现了许多有效的络合剂可应用于金属与类金属中毒的病因治疗中。络合剂具有强配位体，可以与体内敏感的功能基团竞争，结合金属与类金属，因而有拮抗剂的作用。金属络合物一般均较稳定，水溶性较高，可由肾脏排出体外，故有促进体内金属和类金属排出的作用。用于治疗的络合剂主要有以下两类。

1. 巯基络合剂

① 二巯丙醇（BAL）：2，3- 二巯丙醇含有两个巯基，能与金属离子形成稳定的络合物，可防止砷、汞等毒物与蛋白质中的巯基结合，保护蛋白质的功能或酶的活性，对锑、镉、铋、铬、钴和镍中毒均有一定疗效。用药越早，疗效越好。值得注意的是，使用BAL增加金属排泄的同时，可使肾脏中该金属的含量急剧升高，对于镉、硒、碲等肾脏毒性较大的毒物应禁用或慎用，以防加剧肾脏损害。② 二巯丙磺酸钠：其作用机制与BAL相同，易溶于水、毒性较小、解毒能力更强。对汞、砷中毒有极好的效果，也可用于治疗铬、铋、铅、酒石酸锑钾等中毒。③ 二巯丁二酸钠（NaDMS），作用同二巯基丙醇，对治疗铅、汞、锑、砷中毒有明显的疗效，其中对锑的解毒作用最强。其片剂口服方便，疗效好，副作用小。

2. 氨羧络合剂

① 乙二胺四乙酸二钠钙（$CaNa_2EDTA$，依地酸二钠钙）：是目前应用最广的一

种络合剂，它可与许多二价、三价金属离子形成稳定的络合物。本药对铅中毒疗效最好，对锰、钒、铀、钍、钚等也有一定疗效。对汞中毒无效，因体内与汞结合的功能基团络合汞的能力较依地酸更大。由于 $CaNa_2EDTA$ 可与体内的钙、锌等形成稳定的络合物而排出，从而导致血钙降低及其他金属元素排出过多，长期用药有时会发生“过络合综合征”，患者自觉疲乏无力、食欲缺乏等，故在长疗程应用 $CaNa_2EDTA$ 时，应适当补充铜、锌等必需的微量金属元素。② 二乙烯三胺五乙酸三钠钙（$CaNa_3DTPA$，喷替酸钙钠）：作用机制与依地酸二钠钙相同，但效果更好，对铅、钴、锌、锰、铁都有很好的络合作用。

此外，二乙基二硫代氨基甲酸钠用于羰基镍中毒时驱镍，对氨基水杨酸钠（PSANa）用于驱锰。

3. 其他治疗措施

如锰中毒出现震颤麻痹时可应用左旋多巴治疗，能使症状减轻或消失。

二、常见的金属毒物

（一）铅

1. 理化特性

铅（Pb）为灰白色重金属，质软，熔点为327℃，沸点为1620℃。当加热至400～500℃时，可有大量铅蒸气逸出，在空气中迅速氧化，并凝集成铅烟。铅的氧化物多以粉末状存在，大多不溶于水，易溶解于酸。

2. 接触机会

铅及其化合物的用途非常广泛，常见的职业性铅接触作业有：铅矿的开采及冶炼；制造电缆、铅管、铅丝、铅储罐等铅（合金）制品以及焊锡、铅浴热处理、浇制铅板；颜料如铅丹（Pb_3O_4）、釉料如黄丹（Pb_2O_3）、铅白［$2PbCO_3 \cdot Pb(OH)_2$］等含铅化合物生产；蓄电池、玻璃、搪瓷、油漆、颜料、制药、橡胶（硫化促进剂）与塑料（稳定剂）等工业生产中含铅化合物的被广泛使用。

3. 毒理

在生产过程中，铅及其化合物主要以铅烟、铅尘的形式经呼吸道吸收进入人体。有机铅如四乙基铅易经皮肤和黏膜吸收。铅经呼吸道吸收较为迅速，吸收率取决于其颗粒分散度、溶解度和劳动者的呼吸频率。吸入的氧化铅烟尘约有40%吸收进入血循环，其余由呼吸道排出。进入消化道的铅吸收较少，有5%～10%被吸收经肝静脉进入肝，一部分由胆汁排入肠内，随粪便排出。

吸收进入血液的铅约90%以上与红细胞结合，其余在血浆中。血浆中的铅一部分与血浆蛋白质结合，另一部分为可溶性磷酸氢铅（$PbHPO_4$）和甘油磷酸铅，但其毒理活性较大。铅随血流转运，到达全身各器官，初期分布于肝、肾、脾、肺等器官中，以肝、肾浓度最高；数周后，在机体内环境作用下，约90%的铅转移到骨骼，以不溶性磷酸铅［$Pb_3(PO_4)_2$］的形式沉积下来。骨骼中的铅一般呈稳定状态，是铅的储存形式，但也有潜在危害。当食物中长期缺钙或因感染、酗酒、外伤或服用酸性药物等，破坏了体内酸碱平衡时，可使骨骼中不溶性的磷酸铅转化为可溶性磷酸氢铅，重新返回血液，使血液中的铅浓度在短时间内急剧升高，引起铅中毒症状的急性发作。铅在体内的行踪与钙相似，缺铁、缺钙和高脂饮食可以增加胃肠道内铅的吸收；高钙饮食或静脉注射葡萄糖酸钙，可以促使血铅向骨骼转移，从而缓解铅绞痛症状。

铅主要经肾脏随尿液排出，尿中铅含量可反映铅吸收情况。小部分铅可随粪便、汗液、唾液、乳汁、毛发、指甲、月经等排出。血铅还可透过胎盘屏障进入胎儿体内，影响子代发育。乳汁中的铅可影响婴儿，引起母源性铅中毒。

铅是一种多亲和性毒物，主要累及神经系统、血液及造血系统、消化系统、心血管系统及肾脏等。其中毒机制尚未完全阐明，目前较为清楚的作用有以下五方面。

(1) 卟啉代谢障碍：是铅中毒早期和重要的变化之一。铅可抑制 δ－氨基、γ－酮戊酸脱水酶（ALAD）、粪卟啉原氧化脱羧酶和血红素合成酶的活性。ALAD受抑制后，ALA形成胆色素原的过程受阻，血中ALA增加，由尿排出；粪卟啉原氧化脱羧酶受抑制后，阻碍粪卟啉原Ⅲ氧化形成原卟啉原Ⅸ，结果使血中粪卟啉增多，尿中粪卟啉排出增多；血红素合成酶受抑制后，原卟啉Ⅸ不能与Fe^{2+}结合生成血红素，导致红细胞内游离原卟啉（FEP）增多，同时原卟啉Ⅸ进一步与红细胞线粒体内的锌离子结合，引起血锌卟啉（ZPP）增多。另外，δ 氨基、γ 酮戊酸合成酶（ALAS）受血红素反馈调节，铅中毒时血红素合成减少可促使ALAS的生成，ALA增加明显。因此，测定尿中ALA、粪卟啉及血液中FEP和ZPP的含量可作为铅中毒的诊断指标。

此外，由于血红蛋白合成障碍，导致骨髓内幼红细胞代偿性增生，外周血液中可见点彩红细胞、网织红细胞和嗜多染红细胞增多。

(2) 对红细胞的直接作用：一方面，铅可抑制红细胞膜Na^+、K^+、ATP酶的活性，使红细胞内K^+逸出。另外，铅与红细胞膜结合，使红细胞渗透脆性增加，可致溶血发生，加之铅可使血红素合成障碍，血红蛋白减少，导致低色素正常细胞型贫血。

(3) 对微小血管的作用：铅可抑制肠壁碱性磷酸酶和ATP酶活性，使肠壁和小动脉平滑肌痉挛，引起铅性腹绞痛和高血压。

(4) 对神经系统的影响：铅中毒时，脑内的ALA与 γ－氨基丁酸（GABA）竞争脑内神经突触后膜上的GABA受体，影响其功能，进而导致脑神经系统兴奋抑制平衡紊乱，引起神经行为功能改变；铅还可通过影响脑内儿茶酚胺代谢，导致中毒性脑病的发生；铅也可以对神经细胞产生直接毒作用，引起神经纤维节段性脱髓鞘和轴索变性，导致周围神经病。

（5）对肾脏的作用：严重中毒时铅可以影响肾小球滤过率，抑制肾小管上皮细胞 ATP 酶活性，导致肾小管重吸收功能异常。

4. 临床表现

铅中毒是常见的职业中毒之一。在工业生产中急性中毒已很罕见。职业性铅中毒多为慢性中毒，主要表现为神经系统、消化系统和血液系统的损害。

（1）神经系统：主要表现为中毒性神经衰弱样症状、周围神经病、铅中毒性脑病。中毒早期表现为头晕、头痛、乏力、睡眠障碍、记忆力下降等非特异症状；随着病情的进展，出现周围神经损害，有三种类型：感觉型、运动型或二者兼有的混合型，患者表现为肢端麻木和感觉障碍，呈手套或袜套样分布，伸肌无力，握力下降，严重者可出现桡神经支配的手指和手腕屈肌受累，手呈直角下垂、半前旋，手指弯曲，拇指收向掌面，即所谓“腕下垂”。严重中毒病例可出现中毒性脑病，主要表现为癫痫样发作、精神障碍或脑神经受损的症状。目前在我国，铅中毒引起的“腕下垂”和中毒性脑病极为罕见。

（2）消化系统：表现为口内金属味、食欲缺乏、恶心、腹胀、腹隐痛、腹泻与便秘交替等。长期不注意口腔卫生者在齿龈边缘可见蓝灰色“铅线”，系食物残渣腐败产生的硫与铅化合物反应形成硫化铅沉积所致。中度以上中毒病例可出现铅中毒典型症状——铅性腹绞痛，多在顽固性便秘几天后，突然出现腹部绞割样疼痛，呈持续性，阵发性加剧，部位多在脐周，少数也可在上腹部或下腹部，发作时患者面色苍白、出冷汗、烦躁不安，按压腹部或体位蜷曲时疼痛可减轻，疼痛每次发作可持续数分钟至数小时，一般止痛药难以缓解。检查时腹部柔软平坦，轻度压痛，但无固定压痛点和反跳痛，肠鸣音减弱。此时，常伴有暂时性血压升高和眼底小动脉痉挛的表现。

（3）血液系统：可有轻度贫血，多呈低色素正常细胞型贫血，颇似缺铁性贫血，但血浆中铁正常，铁剂治疗也无效。外周血象中可见点彩红细胞、网织红细胞及碱粒红细胞增多。

（4）其他：部分患者肾脏受损，表现为 Fanconi 综合征，由于近端肾小管功能缺陷，对多种物质重吸收障碍，出现氨基酸尿、葡萄糖尿、磷酸盐尿，少数严重患者可导致肾功能不全，出现蛋白尿，尿中出现红细胞、管型。女性患者可有月经不调、流产、不育及早产等病症。铅还可引起男性精子活动度减低、数目减少及畸形精子增多。

5. 诊断及处理原则

铅中毒诊断必须根据确切的铅职业接触史，以神经、消化、造血系统损害为主的临床表现和有关实验室检查结果为主要依据，结合现场职业卫生调查资料，进行综合分析，排除其他原因引起的类似症状的疾病后，方可诊断。我国颁布的职业性慢性铅中毒诊断分级标准及处理原则见《职业性慢性铅中毒的诊断（GBZ37—2015）》。

若根据职业史和临床表现怀疑是慢性铅中毒，但尿铅测定没有超出参照值，可做络合剂驱排试验以辅助诊断。用依地酸二钠钙 1.0g，分 2 次肌内注射或加入葡萄糖溶液缓慢静脉推注或静脉滴注，收集 24 小时尿液进行铅含量测定，如果 24 小时尿铅≥ 0.8mg/L，即有辅助诊断的价值。

6. 治疗

(1) 驱铅治疗：常用驱铅药物有依地酸二钠钙、二乙烯三胺五乙酸三钠钙、二巯丁二钠（NaDMS）、二巯基丁二酸（DMSA）。依地酸二钠钙驱铅效果好，是铅中毒治疗的首选药物。依地酸二钠钙可与体内的钙、铜、锌等离子形成稳定的络合物而排出，长疗程用药可能导致上述微量元素排出过多，出现“过络合综合征”，患者自觉疲劳、乏力、食欲缺乏等，故有学者主张应同时给患者适当补充铜、锌等微量元素。二巯基丁二酸胶囊是我国批准生产的口服驱铅药，副作用小，应用方便。

(2) 对症治疗：根据病情予以对症治疗，如铅绞痛发作时，可静脉注射 10% 葡萄糖酸钙或皮下注射阿托品或肌内注射山莨菪碱，松弛平滑肌以缓解疼痛症状。

(3) 一般治疗：合理营养、适当休息及补充维生素等。

(二) 汞

1. 理化特性

汞（Hg）为银白色液态金属，其熔点为 -38.7℃，沸点为 356.6℃。常温下即可蒸发，20℃时汞蒸气饱和浓度可达 15mg/m³（汞职业卫生标准：PCTWA 0.02mg/m³，PCSTEL 0.04mg/m³），且温度越高，蒸发量越大。汞蒸气较空气重 6 倍，易沉积在静止空气的下方。金属汞溅落在地面或桌面后，由于其表面张力大，立即分散形成许多小汞珠，四处流散，无孔不入，既不易被清除又可增加其蒸发的表面积。汞蒸气易被周围不光滑的物体如墙壁、泥土、台面、工具、衣服等所吸附，成为工作场所和非工作场所二次汞污染的来源。这些特性使接触人群更易发生汞中毒。此外，汞不溶于水、盐酸、稀硫酸和有机溶剂，易溶于硝酸、王水及浓硫酸，也能溶于类脂质，可与金、银等贵重金属生成汞合金（又称汞齐）。

2. 接触机会

汞矿开采及冶炼；含汞仪器、仪表和电工器材的制造、维修，如水银温度计、血压计、气压表、汞整流器、荧光灯、X 线球管等；化学工业中用汞做阴极电解食盐来生产氯气和烧碱；冶金工业用汞齐提炼金、银等贵重金属，用汞齐镀金、镀银；口腔医学中用银汞合金充填龋洞；原子能工业中汞作为钚反应堆的冷却剂；塑料、染料工业中用汞作为催化剂；军工生产中，雷汞为重要的引爆剂；轻工业中硝酸汞可用于有机合成、毛毡制造、防火材料、防腐材料，氯化汞可用于印染、鞣革等。

3. 毒理

金属汞主要以蒸气形式经呼吸道进入人体，由于汞蒸气具有高度弥散性和脂溶性，易迅速透过肺泡壁被吸收，吸收率可高达 70% 以上。金属汞很难经消化道吸收。汞的无机化合物除以气溶胶形式经呼吸道吸收外，还能经消化道吸收，而经皮肤吸收量不大，但实际上，使用含汞油膏引起的中毒并不少见。有机汞经肠道的吸收率可达 90%，同时易经呼吸道和皮肤吸收。

汞吸收进入血液后，大部分与血浆蛋白（主要为白蛋白）结合形成结合型汞，小部分与含巯基化合物如半胱氨酸等以及与体液中的阴离子结合形成可扩散型汞，随血流均匀地分布于全身各器官中，早期集中于肝，数小时后向肾脏转移，故肾脏含汞量最高，其次是肝、心、脑等。肾脏中汞可与多种蛋白结合，接触初期可与金属硫蛋白（MT）结合形成较稳定的汞硫蛋白，并贮存于肾近曲小管上皮细胞，这可能与汞在体内的解毒和蓄积以及对肾脏起一定的保护作用有关；随着进入机体的汞量增加，肾脏内金属硫蛋白的含量与含汞量均见升高。待这种低分子富含巯基的蛋白与汞结合而耗尽时，汞即直接作用于肾脏近曲小管，对肾脏产生毒性，导致肾小管重吸收功能障碍，尿中某些酶和蛋白如碱性磷酸酶、γ－谷氨酰转移酶、β－N－乙酰氨基葡萄糖苷酶（NAG）及 β_2－微球蛋白（β_2–MG）等增高。此外，汞蒸气具有高度的亲脂性和扩散性，容易透过血脑屏障进入脑内，与组织蛋白结合而难以排出。汞也可以透过胎盘屏障，具有胎儿毒性。

汞主要经肾脏由尿液排出，早期肾功能未受影响时排泄较快，尿汞排出量约占总排出量的 70%，MT 耗尽后，尿汞排泄量也随之降低。汞的生物半减期约为 2 个月，但尿汞排泄也很不规则，且排泄较为缓慢，脱离接触十多年后，尿汞仍可以超出正常参照值。少量汞随唾液、粪便、汗、毛发、乳汁、月经等排出。

吸入机体的汞在血液内被氧化成二价汞离子（Hg^{2+}），由于 Hg^{2+} 具有高度亲电子性，对体内含有硫、氮、氧等电子供体的基团，如巯基、氨基、羧基、羟基等具有很强的结合力，特别是 Hg^{2+} 对蛋白质的巯基具有特殊亲和力，可与之结合生成稳定的汞硫醇盐，扰乱含有这些基团的生理活性物质的功能，抑制体内许多重要酶的活性，如 Hg^{2+} 与 GSH 结合后形成不可逆复合物从而干扰其抗氧化功能；与细胞膜表面酶的巯基结合，可改变其结构和功能。一般认为，Hg^{2+} 与巯基反应是汞产生毒作用的基础。但汞与蛋白质巯基结合并不能完全解释汞的毒性作用特点，汞中毒的确切机制还有待进一步研究。

4. 临床表现

(1) 慢性中毒：较常见，主要是在生产环境中长期吸入汞蒸气所致。其典型临床表现包括易兴奋症、震颤、口腔炎、肾损害和其他。

① 易兴奋症：早期主要表现为中毒性神经衰弱样症状，如头昏、乏力、失眠、多梦、健忘、注意力不集中等，有的病人可出现心悸、多汗、血压不稳等自主神经功能紊乱的表现。继之可出现性格和情绪改变，表现为易激动、烦躁、易发怒、情绪不稳等，也可出现焦虑、抑郁等情绪障碍，表现为焦躁不安、情感脆弱、多疑、孤独沉默等。

② 震颤：汞中毒可引起神经肌肉性震颤，早期出现腱反射增强，继而可见眼睑、手指、舌尖部位出现细小震颤，常在休息时发生。汞毒性震颤为意向性震颤，典型表现为集中注意力做某些精细动作过程中手部不由自主地震颤，在被人注视、精神紧张或欲加以控制时，震颤更加明显，动作结束后震颤停止。随着病情进展，可向前臂、上臂及下肢发展，变成粗大震颤，可伴有头部震颤和运动失调，类似帕金森病，可影响患者写字、穿衣、进食等生活自理能力。部分病人也可出现周围神经病，表现为四肢发麻及感觉异常，呈手套、袜套样分布。重度中毒病人可出现中毒性脑病，以小脑共济失调为主要表现，甚至出现中毒性精神症状。

③ 口腔炎：表现为口腔黏膜糜烂、溃疡，牙龈胀痛、发红、出血、感染溢脓，牙齿酸痛、松动或脱落，流涎，口中有金属味。口腔卫生不良者，齿龈交界处可见到硫化汞暗蓝色色素沉着（汞线）。

④ 肾损害：可表现为肾近曲小管功能障碍，如低分子蛋白尿（β_2-微球蛋白、α_1-微球蛋白、维生素结合蛋白含量增高）、糖尿、氨基酸尿等。严重者可出现蛋白尿、管型尿甚至红细胞尿。

⑤ 其他：汞可透过胎盘屏障，引起流产、早产，还可引起女子月经异常、男子畸形精子增加、性欲减退等。

(2) 急性中毒：短时间内吸入高浓度汞蒸气即可引起急性中毒。临床特点有：起病急骤，开始有头晕、头痛、多梦等神经系统症状和疲乏无力、发热等全身表现；口腔炎明显而突出，如流涎带腥臭、牙龈红肿、酸痛、出血、糜烂等，伴恶心、呕吐、腹痛、腹泻、水样便或大便带血等胃肠道症状；中毒后 2～3 天可发生汞毒性肾炎、急性肾小管坏死，尿汞显著升高，尿中可出现蛋白、红细胞、管型，严重者少尿、无尿，甚至可因急性肾衰致死；部分患者可于发病 1～3 天后出现汞毒性皮炎，表现为四肢及头面部泛发性的红斑、丘疹或斑丘疹，可融合成片或溃烂、化脓；还有少数严重患者可出现咳嗽、胸痛、胸闷、气促、发绀等，两肺可闻及干湿啰音，胸部X线检查可见广泛性不规则点状或片状阴影，呈急性间质性肺炎表现。神经精神症状和震颤在中毒早期多不明显。

口服汞盐中毒主要表现为急性腐蚀性胃肠炎、汞毒性肾炎和急性口腔炎。由于汞盐对胃肠道黏膜有显著的刺激作用，可出现剧烈的恶心、呕吐、腹痛、腹泻及血便等。

5. 诊断及处理原则

按我国颁布的《职业性汞中毒诊断分级标准及处理原则》(GBZ 89—2007) 进行集体诊断。急性中毒根据大剂量金属汞接触史，临床表现以消化系统、泌尿系统损害为主，诊断一般不困难，尿汞明显升高有重要的意义。慢性中毒则主要根据职业史、汞毒性震颤、口腔炎等临床表现和体征、作业现场职业卫生学调查及患者尿汞测定结果，进行综合分析，并排除其他病因所致类似疾病后，方可诊断。

若根据职业史及临床表现，怀疑是慢性汞中毒但尿汞不高者，可进行驱汞试验以协助诊断。一次肌内注射5%二巯基丙磺酸钠5mL，收集24小时尿样进行汞含量测定，若尿汞＞45μg/d，提示有过量汞吸收存在，对诊断有参考意义。

6. 治疗

(1) 现场处理：应将急性中毒患者迅速脱离现场，脱去污染衣服，静卧，保暖；对口服汞盐中毒患者，因易发生急性腐蚀性胃肠炎则不应洗胃，为保护胃黏膜，应尽快灌服鸡蛋清、牛奶或豆浆等，促使汞与蛋白质结合，也可使用0.2%~0.5%的活性炭吸附汞。

(2) 驱汞治疗：采用二巯基丙磺酸钠或二巯丁二钠、二巯基丁二酸。这种巯基络合剂可结合体内的游离汞离子，并竞争性争夺与巯基酶结合的汞离子，使酶恢复活性，巯基络合剂与汞结合后可由肾脏排出。如出现急性肾衰竭，则应在血液透析配合下进行驱汞治疗。同时需注意，当汞中毒肾损害时，尿量在400mL以下者不宜进行驱汞治疗。

(3) 对症治疗：神经系统症状可用镇静安神药物，口腔炎可使用复方氯己定含漱液，震颤可用苯海索，严重皮疹可用糖皮质激素治疗等。

第二节　有机溶剂

一、概述

有机溶剂是指相对分子质量不大、在生产和生活中具有广泛应用的一大类有机化合物。工业上使用的有机溶剂约有30000种，常用的近500种，各自具有不同的理化特性和毒作用特点。

（一）理化特性与毒作用特点

有机溶剂能与多类有机物（如油脂、树脂、石蜡、橡胶、染料等）相互混溶，并且在溶解过程中，溶质与溶剂的性质均无改变，因此，主要用作有机污染清洗剂、去污剂、有机化合物稀释剂及萃取剂；也可以用作原料来生产制造其他化学产品。另外，大多有机溶剂是可燃性的，如汽油、乙醇等可用作燃料，少数有机溶剂如四氯化碳是非可燃物，可被用作灭火剂。因而，上述这些应用都是重要的有机溶剂接触途径。

通常情况下有机溶剂一般呈液态，大多具有较高的挥发性，加之使用操作过程中的喷雾、容器敞口暴露、处理物件表面积大以及加热处理等工艺要求，可使其在作业场所空气中达到较高浓度；安静状态下，吸入机体的挥发性有机溶剂有40%～80%在肺内滞留，体力劳动可使其经肺摄入量增加2～3倍，从而更易引起职业中毒。而挥发性差、脂溶性兼水溶性较好的物质，则容易通过皮肤吸收进入体内。

有机溶剂具有较好的亲脂性，吸收后多分布在神经系统、肝脏和脂肪等富含脂质的组织，造成中枢神经系统的抑制、肝实质性损伤，而蓄积在脂肪组织中的毒物可缓慢释放，参与代谢，或持续发挥毒作用。大多数有机溶剂可通过胎盘进入胎儿体内，也可经母乳排出，从而影响胎儿和婴儿健康。

有机溶剂的基本化学结构为脂肪族、脂环族和芳香族，其功能团包括卤素、醇类、酮类、乙二醇类、酯类、羧酸类、胺类和酰胺类基团等。化学结构同类者毒性相似，不同类者毒性有明显差异，如氯代烃类多具有肝脏毒性，而醛类则具有刺激性等。不同有机溶剂在体内的代谢各异，有些不被代谢，直接以原形形式发挥毒作用，以原形毒物经呼气排出；有些则可充分代谢，其中大部分的代谢过程是解毒过程，代谢产物随尿液排出，而少部分的代谢产物与其毒作用密切相关，例如，正己烷的毒性与其主要代谢物2，5-己二酮有关；还有些有机溶剂可与同时暴露的其他物质产生毒性“协同作用”，如三氯乙烯的代谢与乙醇相似，由于有限的醇和醛脱氢酶的竞争而使毒性增强。一般来说，有机溶剂的生物半衰期较短，仅数分钟至数天不等，因此，没有明显的生物蓄积作用。

（二）健康危害

1. 皮肤黏膜刺激

几乎所有的有机溶剂都具有良好的脂溶性，侵入皮肤后能溶解皮肤脂质，使皮肤脱脂、结构破坏，产生原发性刺激作用，以酮类和酯类为主。有机溶剂引起的职业性皮炎约占皮炎总例数的1/5，急性接触性皮炎患者自觉灼痛或瘙痒，皮肤局部呈现红斑、水肿、丘疹等改变；慢性病患者表现为皮肤干燥、脱屑、裂纹性湿疹。部分工业溶剂还可引起过敏性接触性皮炎，如三氯乙烯能使少数接触工人产生严重的剥脱性皮炎。

2. 神经毒性

有机溶剂多是易挥发的脂溶性碳氢化合物，高浓度吸入会引起非特异性的中枢神经系统抑制与全身麻醉作用，并且化学结构的不同也会影响到有机溶剂麻醉作用的强弱，如碳链长短、有无卤基或乙醇基取代、是否具有不饱和（双）碳键等。

急性有机溶剂中毒的中枢神经系统抑制症状有头痛、眩晕、恶心、呕吐、倦怠、嗜睡、言语不清、步态不稳、易怒、神经过敏、抑郁、定向力障碍、意识错乱或丧失，甚至死于呼吸抑制。这些急性影响还可带来继发性危害，如伤害事故增加等。大多数工业溶剂的生物半减期较短，故24小时内急性中毒症状大都能得到缓解。但接触半减期长、代谢率低的化学毒物时，则易产生对急性作用的耐受性；严重超量接触可出现持续脑功能不全，并伴发昏迷甚至脑水肿。

长期低浓度接触有机溶剂可出现中毒性神经衰弱综合征，部分病人可有手心多汗、情绪不稳、心跳加速或减慢、血压波动、皮肤温度下降或双侧肢体温度不对称等自主神经功能紊乱表现，甚至出现性格或情感改变（抑郁、焦虑），或出现获得性有机溶剂超耐量综合征（有眩晕、恶心和衰弱表现，但前庭试验正常）；个别种类有机溶剂中毒可引起脑神经损害，如三氯乙烯可致三叉神经麻痹，甲醇可引起视神经炎；正己烷、二硫化碳及甲基正丁酮等少数有机溶剂慢性中毒可导致周围神经损害，引起周围神经轴突远端受累，感觉与运动神经对称性混合损害，表现为手套、袜套样分布的肢端末梢神经炎改变，神经反射降低，有时可伴疼痛和肌肉抽搐。

3. 呼吸系统损伤

吸入的有机溶剂通常会对上呼吸道黏膜产生一定的刺激作用。高浓度的醛、醇和酮类可致蛋白质变性而造成呼吸道损伤。接触水溶性高、刺激性强的溶剂如甲醛类，此类损伤尤为明显；而过量接触溶解度低、上呼吸道刺激性较弱的溶剂，常会侵袭呼吸道深部，引起急性肺水肿。此外，长期接触刺激性较强的溶剂可致慢性支气管炎。

4. 心脏毒性

有机溶剂暴露可使心肌对内源性肾上腺素的敏感性增强。曾有病例报告指出，健康工人过量接触工业溶剂后发生了心律失常，特别是心室颤动，常可导致猝死。

5. 肝脏毒性

有机溶剂主要在肝脏代谢，因此，(高浓度、长时间) 大剂量接触可导致肝细胞损伤，其中氯代烃类 (如四氯化碳、氯仿、三氯乙烯、四氯乙烯、三氯丙烷、二氯乙烷等) 肝损伤作用尤为明显，芳香烃 (如苯及其同系物) 肝毒性较弱，丙酮本身虽无直接肝脏毒性，但能加重乙醇对肝脏的损伤作用。有机溶剂引起的中毒性肝炎病理改变主要为脂肪肝和肝细胞坏死，临床上出现食欲缺乏、消瘦、乏力、发热、恶心、呕吐、黄疸、肝区痛、肝脾肿大、肝功能异常等急、慢性肝损伤表现。

6. 肾脏毒性

长期接触有机溶剂的作业工人可出现典型肾病综合征表现：大量蛋白尿、尿酶尿 (溶菌酶、β－葡萄糖苷酸酶、氨基葡萄糖苷酶的排出增高)，无血尿；低蛋白血症、水肿、高脂血症，同时伴有严重的肾小管损害 (近端小管上皮细胞刷状缘脱落、上皮细胞扁平、肾小管反流以及足细胞和壁层上皮细胞病变，肾小球系膜病变轻，小管间质无明显炎症细胞浸润，免疫荧光无免疫球蛋白或补体沉积)，免疫抑制剂治疗无效。四氯化碳急性中毒时，常出现肾小管坏死性急性肾衰竭。

7. 血液毒性

苯可抑制骨髓造血功能，导致白细胞减少、血小板减少甚至全血细胞减少，以致再生障碍性贫血和白血病。某些乙二醇醚类可引起溶血性贫血 (渗透脆性增加) 或骨髓抑制性再生障碍性贫血。

8. 致癌作用

IARC 报告苯是确认的人类致癌物质 (G1)，长期接触可引起急性或慢性白血病；甲醛、环氧乙烷、氯甲基甲醚、双氯甲醚也被归类为 G1。1，2–二氯乙烷、三氯乙烯、二氯甲烷等被列为可疑致癌物 (G2A/G2B)。

9. 生殖发育毒性

大多数有机溶剂容易通过胎盘屏障或进入睾丸组织，从而表现出生殖发育毒性。例如，接触苯系物、汽油、二硫化碳的女工，易出现月经过多综合征；接触三氯乙烯的女工则出现月经量少、周期延长，甚至闭经；接触二硫化碳的男工性功能减退多见，精液检查结果显示精子数量减少、活动能力下降、精子畸变率增加。从妊娠结局来看，接触二硫化碳的女工及男工的妻子自然流产及子代先天性缺陷患病率均显著高于对照组，先天缺陷以腹股沟疝、先天性心脏病及中枢神经系统缺陷为多见。我国规定孕期及哺乳期女工不得从事含二硫化碳、环氧乙烷、己内酰胺、氯丁二烯等化学物的作业。

二、常见有机溶剂

苯及其同系物（甲苯、二甲苯、三甲苯、乙苯等）属单环芳香烃化合物，主要从煤焦油提炼或石油高温裂解而得。苯及其同系物均为液体，具芳香味，溶于有机溶剂，几乎不溶于水。这类化合物引起的职业中毒，以苯、甲苯、二甲苯中毒最为常见。

（一）苯

1. 理化特性

苯（C_6H_6）在常温下是带有特殊芳香味的无色液体，沸点为80.1℃，极易挥发，蒸气比重为2.77。易燃，爆炸极限为1.4%～8%。微溶于水，易与乙醇、氯仿、乙醚、汽油、丙酮和二硫化碳等有机溶剂互溶。

2. 接触机会

苯在工业生产上具有广泛用途。苯可作为稀释剂、黏合剂、溶剂和萃取剂，用于（清漆、硝基纤维素漆）调制油漆或脱漆，皮革、箱包、鞋帮等黏合，作为制药、油墨、油漆、树脂、橡胶、有机合成的溶剂以及用于生药的浸渍、提取、重结晶；苯是一种重要的石油化工基本原料，可用于进一步合成含苯环结构的化学物质，如制造苯酚、苯乙烯、硝基苯、药物农药、合成塑料（聚苯乙烯）、合成纤维（锦纶、耐纶）、合成橡胶（丁苯橡胶）、合成染料（苯胺）、洗涤剂、炸药和香料等。苯可由焦炉气和煤焦油的分馏提炼或石油裂解重整而获得。苯还可用作燃料，如工业汽油中苯的含量可达10%以上。

3. 毒理

生产环境中苯主要以蒸气形式由呼吸道进入人体，皮肤仅能吸收很少量，虽然消化道吸收很完全，但实际意义不大。

进入体内的苯，主要分布于类脂质含量丰富的器官与组织。一次大量吸入高浓度的苯蒸气，脑、肾上腺及血液含量最高，而长期中等或低浓度吸入时，主要分布在骨髓、腹腔脂肪及脑组织，尤以骨髓中含量最多，约为血液浓度的20倍。

吸入体内的苯，约有50%以原形由呼吸道呼出，故测定呼出气中苯含量可反映苯的接触程度。约10%的苯以原形蓄积在体内各组织中，缓慢释放参与体内代谢。还有40%左右的苯主要在肝微粒体细胞色素氧化酶系作用下发生代谢，骨髓也能参与苯的代谢。肝微粒体细胞色素P450（CYP）中2E1和2B2是参与苯代谢的重要酶。在CYP作用下，苯先被氧化成环氧化苯，环氧化苯与其重排产物氧杂环庚三烯存在平衡，是苯代谢产生的有毒中间体。经非酶性重排，环氧化苯可以转化为苯酚，进一步羟化形成氢醌（HQ）或邻苯二酚（CAT）；环氧化苯在环氧化物水解酶（MEH）作用下也可生成CAT。HQ与CAT进一步羟化生成1，2，4–三羟基苯（1，2，4–BT）。或者，在谷胱甘肽S转移酶的催化下，少部分环氧化苯直接与谷胱甘肽（GSH）结合形成苯巯基尿酸（SPMA）经尿排出，或通过羟化作用形成的二氢二醇苯，进一步转化成反－反式黏糠酸（t，t-MA），最后分解为CO_2被呼出。上述形成的酚类代谢物可与硫酸根及葡萄糖醛酸结合随尿排出，故苯接触工人尿酚含量增加。当环境空气中苯浓度为0.1～10mg/L时，苯接触者尿中的苯代谢产物70%～85%为苯酚，HQ、t，t-MA、CAT分别占5%～10%，SPMA含量最低，不超过1%。尿中苯的代谢产物与空气中苯浓度存在相关性，因此，尿酚、HQ、CAT、t，t-MA及SPMA均可作为苯的接触指标，其中SPMA在体内的本底值很低，并且具有较好的特异性和适合监测的半衰期，被认为是低浓度苯接触时的最佳生物标志物。但必须注意吸烟对测定值有一定影响。另外，由于尿酚排出量多在停止接触3小时内迅速下降，故应在工作时或下班后立即收集尿样。

苯的急性毒作用主要表现为对中枢神经系统的麻醉作用及对眼睛、皮肤和呼吸道黏膜的刺激作用。苯的慢性毒作用主要表现为对骨髓造血功能的抑制和致白血病作用。迄今为止，苯的慢性毒作用机制尚未完全阐明，目前多认为主要是由苯的代谢产物所引起的。主要与以下几方面机制有关：

（1）干扰细胞因子对骨髓造血干细胞生长和分化的调节作用，使造血正向调控因子白介素IL1和IL2水平降低；通过活化骨髓成熟白细胞，使造血负向调控因子肿瘤坏死因子TNFα水平上升。

（2）氢醌可与纺锤体纤维蛋白共价结合，直接抑制造血细胞分裂增殖，特别是对骨髓中核分裂最活跃的原始细胞具有显著毒作用，形态上可见到细胞中出现核浓缩，胞浆中出现空泡和毒性颗粒。

（3）氢醌和邻苯二酚等活性代谢产物与DNA共价结合形成加合物，或通过氧化作用产生的活性氧引起DNA氧化损伤，继而诱发基因突变或染色体损伤，导致再生障碍性贫血或急性髓性白血病。

（4）苯致白血病可能与癌基因ras、cfos、cmyc等的激活有关。

此外，接触苯所致慢性危害还与个体遗传易感性如毒物代谢酶基因多态、DNA修复基因多态等有关。

4. 临床表现

（1）急性中毒：短时间内吸入大量苯蒸气所致。主要表现为中枢神经系统麻醉症状。轻者出现眼睛及呼吸道黏膜刺激症状、兴奋、欣快感、皮肤潮红、眩晕等酒醉状，随后有恶心、呕吐、步态不稳、轻度意识模糊等表现。严重者可出现嗜睡、昏迷、抽搐、谵妄、血压下降，最终因呼吸和循环衰竭而死亡。实验室检查可见呼出气苯、血苯、尿酚升高，血清丙氨酸氨基转移酶升高，白细胞先轻度增加后降低等表现。

（2）慢性中毒：主要发生于以苯作为溶剂或稀释剂及以苯作为生产原料的职业和工种。早期可有不同程度的中毒性神经衰弱样症状，主要表现为头晕、头痛、记忆力减退、乏力、失眠、食欲缺乏等。少数患者可出现自主神经功能紊乱表现，如心动过缓或过速。慢性苯中毒的典型表现是骨髓造血系统的损害，约有 5% 的轻度中毒患者可无自觉症状，通过外周血常规检查出现异常而被发现；最早和最常见的表现是持续性白细胞计数减少，主要是中性粒细胞数减少，淋巴细胞相对数增加（绝对数减少）。血液涂片还可见到中性粒细胞有较多的毒性颗粒、空泡、破碎细胞等，有退行性变化。随后可发生血小板数量减少及形态异常，患者出现皮肤紫癜、齿龈出血，眼底检查可见视网膜出血，女性可见月经增多、产后出血等。在苯中毒早期，由于红细胞代偿作用及其寿命较长，数量不见显著减少。在中毒晚期可出现全血细胞减少，甚至发生再生障碍性贫血、骨髓增生异常综合征（MDS）以及白血病。

慢性轻度苯中毒的骨髓象大多正常，少数可呈现为局灶性病态增生象。慢性苯中毒典型的骨髓象为再生不良型，骨髓涂片中可见有核细胞计数明显减少，轻者限于粒细胞系列，较重者涉及巨核细胞系列，严重者三个系列细胞计数都降低。骨髓涂片还可见到细胞形态异常，粒细胞中出现毒性颗粒、核质疏松、空泡、核浆发育不平衡，中性粒细胞分叶过多、破碎细胞较多等，红细胞出现嗜碱性颗粒、核质疏松、核浆发育不平衡等，巨核细胞减少或消失，血小板减少。此外，骨髓分叶中性粒细胞由正常的 10% 增加到 20% ~ 30%，显示骨的释放功能障碍。

苯可致多种类型的白血病，以急性型为多见，慢性型很少见。急性型中又以急性粒细胞型（急性髓性白血病）较多见，其次为红白血病，急性淋巴细胞型及单核细胞型较少见。苯已被 IARC 确认为人类致癌物。苯导致的白血病为我国法定的职业性肿瘤。

皮肤经常接触苯可因脱脂而变得干燥、脱屑以致皲裂，敏感者可出现过敏性湿疹。接触苯的女工可出现月经血量增多、经期延长、自然流产和胎儿畸形率增加；苯还可使接触工人血液中 IgG、IgA 显著降低，IgM 增高，以及染色体畸变率明显增高。

5. 诊断及处理原则

根据短期内吸入大量苯蒸气职业史，以意识障碍为主的临床表现，结合现场职业卫生学调查，参考实验室检测指标，进行综合分析，并排除其他疾病引起的中枢神经系统损害，即可诊断为急性苯中毒。慢性苯中毒则应根据较长时期密切接触苯的职业史，以造血系统损害为主的临床表现，结合现场职业卫生学调查，参考实验室检测指标，进行综合分析，并排除其他原因引起的血象、骨髓象改变，方可诊断。职业性苯中毒诊断分级标准及处理原则见 GBZ 68—2013《职业性苯中毒的诊断》。

6. 治疗原则

(1) 急性苯中毒：迅速让患者脱离中毒现场并转移至空气新鲜、流通的地方，立即脱去被苯污染的衣服，用肥皂水彻底清洗被污染的皮肤，绝对卧床休息，注意保温及保持呼吸道畅通。轻度中毒者经上述处理后，多可恢复。中毒较重者予以氧气吸入，并可静脉注射葡萄糖醛酸和维生素 C。因心肌对内源性肾上腺素敏感性增强，容易导致室颤甚至猝死，因此，忌用肾上腺素。

(2) 慢性苯中毒：无特效解毒药。治疗重点是恢复造血功能，可给予肾上腺皮质激素、丙酸睾酮、核苷酸类药物、维生素等，具体治疗原则与普通血液内科治疗造血抑制疾病相同。一经确诊，即应调离接触苯和其他有毒有害物质的工种，并接受规范治疗。

第三节　苯的氨基与硝基化合物

一、概述

苯的氨基与硝基化合物是苯或其同系物（如甲苯、二甲苯、酚等）的苯环上的氢原子被 1 个或几个氨基（$—NH_2$）或硝基（$—NO_2$）取代后形成的一大类芳香族氨基或硝基化合物的总称，并且氨基或硝基还可以同时与卤素、烷基（甲基、乙基等）或羟基共存于苯环上，从而形成种类繁多的衍生物，但最常见的化合物是苯胺和硝基苯。

（一）理化特性和接触机会

常温下，该类化合物多数属于高沸点、低挥发性的液体或固体，难溶或不溶于水，易溶于脂肪及醇类、醚类、氯仿等有机溶剂。

苯的氨基与硝基化合物是一种重要的化工原料或中间体，广泛应用于制药、油漆、油墨、染料、农药、炸药、橡胶、塑料、合成树脂、合成纤维等工业。

（二）毒理与毒作用共同点

在生产条件下，这类化合物主要以粉尘或蒸气形态存在于作业场所空气中，因此它们可经呼吸道或完整的皮肤吸收进入人体。对液态化合物，污染皮肤而被吸收更为重要，生产性操作中因物料喷洒溅落到身上，或在搬运及装卸过程中，溢出的液体浸湿衣服、鞋袜，经皮肤吸收引起中毒。气温升高及皮肤出汗、充血均能促进人体对毒物的吸收。因此，在生产过程中直接或间接污染皮肤是引起职业中毒的主要原因。

此类化合物吸收进入体内后，因所含的基团不同，发生的生化反应也不同，氨基发生氧化作用，硝基发生还原作用，因此，苯胺和硝基苯均被转化为水溶性代谢产物对氨基酚，从肾脏随尿排出。仅有少量以原形毒物经尿排出。

该类化合物因化学结构及取代基团不同，其毒性也不尽相同，如苯胺转化快，形成高铁血红蛋白迅速，而硝基苯对神经系统作用明显。三硝基甲苯对肝和眼睛晶状体损害突出，联苯胺和 β 萘胺可致膀胱癌等。一般而言，取代的氨基或硝基的数量越多，毒性越大。这类化合物毒作用的共同点如下。

1. 血液系统损害

（1）形成高铁血红蛋白（MetHb）：这是该类化合物的主要毒作用之一，以苯胺和硝基苯最为典型。在生理条件下，红细胞内血红蛋白（Hb）中的铁离子为 Fe^{2+}，而体内也存在少量 MetHb，占血红蛋白总量的 0.5%～2%，这些少量 MetHb 经还原型辅酶Ⅰ（NADH）及还原型谷胱甘肽（GSH）和维生素 C 等还原成正常血红蛋白，因此两者通过体内氧化还原反应保持动态平衡。该类化合物或其代谢产物能将血红蛋白的 Fe^{2+} 氧化成 Fe^{3+}，生成高铁血红蛋白，不仅自身失去携带氧气的能力，还妨碍血红蛋白分子中其他亚基的氧合血红蛋白释放氧，导致组织缺氧。血红蛋白分子内只要有 1 分子 Fe^{3+}，就增强其他 Fe^{2+} 对氧的亲和力，使氧不易从血红蛋白释放到组织中。

当机体过量接触苯的氨基与硝基化合物，导致体内大量生成 MetHb，超过机体生理还原能力，即发生高铁血红蛋白血症，导致缺氧、化学性发绀等症状。当 MetHb 浓度在 15% 以上时，组织轻度缺氧，但不出现症状；随着病情的加重，逐渐出现缺氧表现，早期突出的体征为发绀，此时其他症状不明显，此特点有助于该类化合物中毒的早期临床诊断，即 MetHb 浓度是中毒早期的诊断指标；当 MetHb 浓度达到 30%～40% 时，可因组织缺氧严重而出现各种症状。

根据形成机制差异，可将该类化合物分为直接、间接以及非 MetHb 形成剂三种。苯的氨基和硝基化合物大多为间接 MetHb 形成剂，需在体内代谢转化，所生成的中间产物苯胺（苯基羟胺）和苯醌亚胺等具有强氧化性，具有很强的形成 MetHb 的能力。该类化合物中的对氯硝基苯、对氨基酚、苯肼等则是直接 MetHb 形成剂。此外，也有少数苯的氨基和硝基化合物如二硝基酚、联苯胺、2 甲基 4 硝基苯胺等不能形成 MetHb。体内形成的 MetHb 在毒物的氧化还原作用停止后，因红细胞中 MetHb 还原酶系统的作用，能使 MetHb 还原，故停止接触或经积极治疗后患者症状可逐渐减轻。并且这类化合物形成 MetHb 的能力差异很大，研究报道的部分化合物形成 MetHb 能力的强弱次序为：对硝基苯＞间位二硝基苯＞苯胺＞邻位二硝基苯＞

硝基苯。

(2) 形成变性珠蛋白小体：又称赫恩小体。苯的氨基和硝基化合物强氧化性代谢产物可直接作用于红细胞内珠蛋白分子中的巯基（—SH），发生氧化损伤，使珠蛋白变性和沉淀。反应初期，仅两个巯基被结合，变性是可逆的；反应后期，四个巯基全部被毒物结合，形成不可逆变性和沉淀，在红细胞内形成包涵体，即赫恩小体。显微镜下，赫恩小体呈圆形或椭圆形，直径为 0.3 ~ 2μm，具有折光性，耐尔蓝或煌焦油蓝染液可着色，常位于红细胞边缘或附着于红细胞膜上，多为 1 ~ 2 个。含有赫恩小体的红细胞膜脆性增加，正常膜功能丧失，很容易发生破裂溶血。故赫恩小体的大量出现可能是溶血的先兆。

(3) 溶血作用：苯的氨基和硝基化合物的强氧化性代谢产物除氧化生成 MetHb 外，还能够氧化红细胞膜上 GSH 及 NADPH 等而使膜的还原性保护作用被破坏，加之变性珠蛋白小体的形成，这些都会导致红细胞破裂，产生溶血。先天性葡萄糖 6 磷酸脱氢酶（G6PD）缺陷者由于 NADPH 生成障碍，溶血更严重。

MetHb、溶血、赫恩小体三者间关系密切，但程度上相互不平行，如硝基苯、邻硝基氯苯、对硝基氯苯、邻硝基甲苯等，形成 MetHb 的作用强于形成赫恩小体的作用，更易发生缺氧；间二硝基苯、间硝基苯胺、对硝基苯胺形成赫恩小体的作用强于形成 MetHb 的作用，更易发生溶血。故中毒病人除测定 MetHb 外，还应检查红细胞赫恩小体。另外，中毒时三者也并不一定同时出现改变，许多 MetHb 形成剂能同时产生赫恩小体和 MetHb，也有的仅能形成其中的一种。MetHb 与赫恩小体的形成和消失也不相平行。

(4) 形成硫血红蛋白（SHb）：SHb 是血液中可溶性硫化物在氧化剂作用下与血红蛋白不可逆性结合而形成。一般认为是血红素辅基铁卟啉中 1 个吡咯环的 β 碳双键被打开，加进了 1 个硫原子，导致二价铁原子与硫结合后失去了携带和释放氧功能。正常人 SHb 占全部血红蛋白的 0% ~ 2%，暴露于过量苯的氨基和硝基化合物后可致血中 SHb 升高，超过 0.5g/dl 便可出现缺氧、化学性发绀。值得注意的是，SHb 一经形成既不能逆转为正常血红蛋白，也缺乏特效治疗方法，只有当这种含 SHb 的红细胞衰老破坏，SHb 才会降解消失，故因其引起的发绀症状可持续数月。

(5) 贫血：长期较高浓度接触 2，4，6– 三硝基甲苯可致贫血，可出现血红蛋白减少、红细胞计数降低、点彩红细胞和网织红细胞计数增加等，最终骨髓造血功能抑制，严重者可发展成为再生障碍性贫血。近年来由于生产环境与技术的改善，再生障碍性贫血病例报道较少。

2. 肝脏毒性

有些苯的氨基和硝基化合物可直接损害肝脏，引起化学性中毒性肝病，以苯的硝基化合物较常见，如硝基苯、二硝基苯、三硝基甲苯等。肝脏病理改变主要为肝实质改变、肝脂肪变性，严重者发生肝萎缩，或发展为肝硬化。另外，由于大量溶血，红细胞被破坏，血红蛋白及其分解产物沉积于肝脏，可引起继发性肝损害，此种损害在纠正溶血后恢复较快。

3. 泌尿系统损害

某些苯的氨基和硝基化合物及其代谢产物可直接作用于肾脏，引起肾实质性损害，使肾小球及肾小管上皮细胞变性、坏死，出现血尿等临床表现，部分患者早期可出现化学性膀胱炎，如邻甲苯胺或对甲苯胺可引起一过性血尿，5- 氯邻甲苯胺可引起出血性膀胱炎，表现为尿急、尿频、尿痛、肉眼或镜下血尿。肾脏损害也可继发于大量溶血而引起。

4. 神经系统损害

该类化合物具有较高的脂溶性，被吸收入人体后可蓄积在神经系统，产生中毒症状，严重病例可出现视神经炎、视神经周围炎等。

5. 皮肤黏膜刺激和致敏作用

有些苯的氨基和硝基化合物对皮肤黏膜有强烈的刺激作用，如二硝基氯苯、对苯二胺、对亚硝基二甲基苯胺可引起接触性皮炎和过敏性皮炎，二氨基甲苯对皮肤和眼结膜有强烈的刺激作用。一般在接触后数日至数周后发病，脱离接触并适当治疗后皮损可痊愈。此外，个别过敏体质者接触对苯二胺、二硝基氯苯后，可出现支气管哮喘。

6. 晶状体损害

三硝基甲苯、二硝基酚、二硝基邻甲酚等可使晶状体浑浊，引起中毒性白内障。中毒性白内障多发生于慢性职业接触者，一旦发生，即使脱离暴露，多数患者的白内障症状仍继续进展。

7. 致癌作用

长期接触联苯胺、4- 氨基联苯和 β- 萘胺，可引起接触人群中职业性膀胱癌发病率增加。

8. 其他

对生殖系统损害作用也有报道。

（三）治疗

1. 急性中毒现场处理

迅速脱离现场，去除患者污染的衣服、鞋袜。皮肤污染者可先用 5% 醋酸溶液清洗皮肤，再用大量清水或肥皂水反复清洗，阻止毒物继续吸收。若眼部受污染，可用大量生理盐水冲洗。立即吸氧，必要时辅以人工呼吸，给予强心升压药物，严密观察病情。

2. MetHb 还原剂（亚甲蓝）

亚甲蓝作为 MetHb 血症的特殊解毒剂，接受来自葡萄糖脱氢过程中 NADPH 的氢原子，变成白色亚甲蓝，再将氢传递给 MetHb，使之还原成血红蛋白，达到解毒的目的，而白色亚甲蓝又被氧化成亚甲蓝。

应用时，亚甲蓝的剂量和速度均应适当控制。小剂量（1～2mg/kg）亚甲蓝及其还原产物构成一个可逆的氧化还原系统，可治疗 MetHb 血症。若大剂量（10mg/kg）亚甲蓝快速进入体内，亚甲蓝被还原的速度超过体内 NADPH 的生成速度，此时过量的亚甲蓝则成为氧化剂，使血红蛋白氧化为 MetHb，反而加重中毒症状，易出现恶心、呕吐、腹痛，甚至抽搐和惊厥等。一般 MetHb 在 30% 以上时，用 1% 亚甲蓝 5～10mL，加入 10%～25% 的葡萄糖溶液 20mL，于 10～15 分钟内缓慢静脉注射，必要时在 1～2 小时后重复给药，一般使用 1～2 次，发绀基本消退，或 MetHb 至 15% 以下。大剂量维生素 C、辅酶 A、细胞色素 C 等与亚甲蓝有协同治疗作用。血液中 MetHb 浓度在 30% 以下者，可不必使用亚甲蓝，用大量维生素 C 及含糖饮料即可。亚甲蓝对 SHb 无效。

3. 对症治疗

中毒性神经衰弱样症状、溶血性贫血、化学性膀胱炎及中毒性肝肾损害等的治疗参见 GBZ 59、GBZ 71、GBZ 75、GBZ 79 及其他内科治疗措施，包括碱化尿液、适量肾上腺糖皮质激素应用及必要时换血治疗等。

二、常见苯的氨基、硝基化合物

（一）苯胺

1. 理化性质

苯胺又称阿尼林或氨基苯，纯品为无色的油状液体，有特殊臭味，久置空气或日光下颜色可变为棕褐色。熔点为 −6.2℃，沸点为 184.4℃，易挥发，蒸气密度为 3.22g/L。稍溶于水，易溶于乙醚、乙醇、苯、氯仿等有机溶剂中。呈碱性，能与盐酸、硫酸化合生成相应的盐类。能起卤化、乙酰化、重氮化等作用。遇明火、高热可燃。目前苯胺被 IARC 列入“可能对人类致癌（Group2A）”。

2. 接触机会

苯胺是以硝基苯为原料制成的。主要用于染料、有机颜料、印染、照相显影剂、橡胶硫化剂和促进剂、药物合成、香水、塑料、离子交换树脂及农药、聚氨酯等生产过程中。

3. 毒理

苯胺可经呼吸道、皮肤和消化道吸收进入体内，生产过程中经皮肤吸收是引起职业中毒的主要原因。液态及蒸气态都可经皮肤吸收，而且吸收率随着气温、高气湿的升高而增加。吸收后的苯胺有15%～60%氧化形成毒性更大的中间代谢产物苯胺，之后再进一步氧化为对氨基酚，后者与葡萄糖醛酸和硫酸根结合后经尿排出。苯胺吸收量增加，其代谢产物对氨基酚也相应地增加，同时血中MetHb也增加，故在接触苯胺的作业工人中，尿中对氨基酚量常与血中MetHb的量呈平行关系，尿中对氨基酚可作为接触苯胺工人的生物监测指标。少量的苯胺以原形从尿和呼出气中排出。

苯胺属于中等毒性化合物，其毒作用的特征是经中间代谢产物而导致的MetHb血症和赫恩小体，因而缺氧和溶血是其急性中毒的突出表现。

4. 临床表现

（1）急性中毒：短时间内吸收大量苯胺所引起，以夏季为多见。早期表现为MetHb血症引起的缺氧症状，发绀最先见于口唇、指端、耳垂等部位，与一般缺氧所见的暗紫色不同，呈蓝灰色，称为化学性发绀。当血中MetHb占血红蛋白总量的15%时，即可出现明显发绀，但此时可无自觉症状。当MetHb增高至30%以上时，出现头昏、头痛、恶心、手指麻木及视力模糊等。MetHb升高至50%以上时，有心悸、胸闷、呼吸困难、精神恍惚、抽搐等，极严重者可发生心律失常、休克，以致昏迷、瞳孔散大、反应消失。

重度中毒患者可出现溶血性贫血。赫恩小体的出现为溶血的先兆，中毒后3～5天赫恩小体达高峰，患者出现发热(低热)、头痛、酱油色尿、黄疸、贫血；血红蛋白和红细胞下降，网织红细胞增高，血清间接胆红素增高，尿胆原阳性，尿隐血阳性。继而出现黄疸、中毒性肝病和膀胱刺激症状等。严重者可发生急性肾衰竭。

(2) 慢性中毒：主要表现为头昏、头痛、失眠、乏力、多梦等中毒性神经衰弱样症状，轻度发绀、贫血和肝脾肿大，红细胞出现赫恩小体，皮肤出现湿疹、皮炎等。

5. 诊断

有接触苯胺的职业史，出现以MetHb血症产生的缺氧和发绀为主的临床表现，结合现场职业卫生学调查和实验室检查结果，排除其他因素引起的类似疾病，即可确诊。急性中毒根据国家《职业性急性苯的氨基、硝基化合物中毒的诊断标准》(GBZ 30—2015) 进行分级诊断及分级治疗。

(二) 三硝基甲苯

1. 理化性质

三硝基甲苯（TNT）有六种同分异构体，通常所指的是2，4，6–三硝基甲苯。本品呈灰黄色晶体，无臭，有吸湿性。熔点为81.8℃，沸点为280℃。极难溶于水，微溶于乙醇，易溶于苯、甲苯、乙醚、丙酮等溶剂，突然受热容易引起爆炸。

2. 接触机会

制造TNT炸药过程中，过筛、配料及装药等均可接触大量TNT粉尘或蒸气。TNT作为炸药，广泛用于采矿、开凿隧道、国防工业中，使用时可接触到TNT粉尘。

3. 毒理

生产环境中的TNT主要以粉尘、蒸气形式经皮肤、呼吸道进入人体。TNT具有较强的亲脂性，黏附于皮肤表面很容易被吸收，尤其在夏季，气温高、湿度大，工人暴露的皮肤面积大，经皮肤吸收的可能性更大。在生产硝酸铵炸药时，由于硝酸铵具有吸湿性，一旦污染皮肤，就能使皮肤保持湿润，更易加速皮肤的吸收。因此，经皮肤吸收是TNT慢性中毒的主要原因。

进入体内的TNT除一部分以原形经尿液排出体外，主要在肝微粒体和线粒体酶的作用下，通过氧化、还原、结合等方式进行代谢，其多种代谢产物与葡萄糖醛酸结合后，经尿液排出。尿中的主要代谢产物为4–氨基–2，6–二硝基甲苯（4A），故尿中4A和TNT原形毒物含量可作为职业接触的生物监测指标。

有关TNT毒作用机制，目前还未完全阐明。一般认为，TNT可在体内多种组织和器官内接受还原型辅酶Ⅱ（NADPH）的一个电子，被还原活化为TNT硝基阴离子自由基，在组织内产生大量的活性氧（超氧阴离子自由基、单线态氧、过氧化氢、羟基自由基等）。TNT硝基阴离子自由基、活性氧可诱发脂质过氧化，降低体内还原性物质如谷胱甘肽、NADPH等含量以及与生物大分子共价结合引起细胞内钙稳态紊乱，导致细胞膜结构和功能破坏，细胞内代谢紊乱，进而对机体产生损伤作用。

4. 临床表现

（1）急性中毒：短期内接触大量TNT可发生急性中毒。在生产条件下，急性TNT中毒很少见。主要表现为MetHb血症引起的头晕、头痛、恶心、呕吐、食欲缺乏、上腹部及右季肋部疼痛等，口唇、鼻尖、指（趾）端、耳郭等部位化学性发绀，胸闷、呼吸困难等症状。严重者尚可出现意识不清、呼吸浅快、大小便失禁、瞳孔散大、对光反应消失、角膜及腱反射消失，可因呼吸麻痹死亡。

(2) 慢性中毒：长期低浓度接触TNT，主要损害肝脏、眼睛晶状体、血液、神经及生殖等器官和组织。

① 中毒性肝损害：是慢性 TNT 中毒的突出表现之一。患者出现乏力、食欲减退、恶心、呕吐、厌油等症状，体格检查可发现肝脾肿大，肝区压痛、叩痛，肝功能试验异常，严重者可进展至肝硬化。常用肝脏生化试验指标主要包括血清丙氨酸氨基转移酶（ALT）、天冬氨酸氨基转移酶（AST）、γ－谷氨酰转移酶（GGT）、胆红素（BIL）、白蛋白（Alb）和凝血酶原时间（PT）等检测项目。肝损害与晶状体改变不完全平行，研究发现，TNT 引起的肝损害早于晶状体损害。

② 中毒性白内障：是慢性 TNT 中毒患者常见且具有特征性的改变。TNT 引起的中毒性白内障的发病特点：A. 低浓度即可发病，甚至空气浓度低于最高容许浓度时仍可发病。B. 发病具时相性，起初出现晶状体周边点状、楔形或环状浑浊，楔形多数尖向内、底向外，此时中央部透明，不影响视力；随着病情进展，晶状体浑浊逐渐向中央部发展、融合，出现盘状浑浊，此时视力则明显下降。C. 一般接触 0.5 ~ 3 年即可发病，工龄越长，发病率越高，且病情亦越加严重。D. 晶状体损害一旦形成，即使脱离接触，病变仍可进展或加重，有些病例在脱离接触当时检查未发现白内障，但数年后仍可发现晶状体浑浊改变。E. 白内障与 TNT 中毒性肝病发病不平行，可伴发或单独存在。

③ 血液系统改变：TNT 可引起血红蛋白、血小板和中性粒细胞减少，有贫血表现，有些病例可见赫恩小体，严重者可发展为再生障碍性贫血。但在目前生产条件下，血液系统的改变很少发生。

④ 生殖功能影响：接触 TNT 的男工性功能低下，如性欲降低、早泄、阳痿，精液量减少，精子活动度降低及精子形态异常等检出率增加，血清睾酮含量显著降低。女工则表现为月经周期异常、月经过多或过少、痛经等。

⑤ 其他：接触 TNT 工人可有皮肤改变，出现所谓“TNT 面容”，表现为面色苍白，口唇、耳郭呈青紫色；身体裸露部位皮肤产生过敏性皮炎、黄染。部分工人可出现心肌及肾损害，尿蛋白含量明显增高。

5. 诊断及处理原则

急性 TNT 中毒根据明确的大量毒物接触史，临床表现特别是口唇、耳郭及指端发绀，血中 MetHb 增高，查出赫恩小体，诊断不难确立。慢性中毒应根据长期 TNT 职业接触史，出现肝脏、眼睛晶状体、血液及神经等器官或者系统功能损害的临床表现，结合职业卫生学调查资料和实验室检查结果综合分析，排除其他病因所致的类似疾病，方可确立诊断。

根据 TNT 的危害特点，我国分别颁布了《职业性慢性三硝基甲苯中毒诊断标准》(GBZ 69—2011) 和《职业性三硝基甲苯白内障诊断标准》(GBZ 45—2010)。

第四节　高分子化合物生产相关毒物

一、概述

高分子化合物是指分子量高达几千至几百万，化学组成简单，由一种或几种单体经聚合或缩聚而成的化合物，故又称聚合物。聚合是指在一定条件下许多单体分子连接形成高分子化合物的过程，此过程中不析出任何副产品，如许多单体乙烯分子聚合形成聚乙烯；缩聚是指单体分子间先缩合析出一分子的水、氨、氯化氢或醇，然后聚合形成高分子化合物的过程，如苯酚与甲醛缩聚形成酚醛树脂。高分子化合物主要包括塑料、合成纤维、合成橡胶三大类合成产品以及黏合剂、离子交换树脂。

(一) 基本性质与用途

高分子化合物具有许多优异性能，如高强度、耐腐蚀、绝缘性能好、质量轻、隔热、隔音、透光、成品无毒或毒性很小等，因此，广泛应用于工业、农业、化工、建筑、通信、国防、日常生活用品等方面。在医学领域，高分子化合物应用广泛，如一次性注射器、输液器、各种纤维导管、血浆增容剂、人工肾、人工心脏瓣膜等。近年来在功能高分子材料方面的研究和开发广受关注，如光导纤维、感光高分子材料、高分子分离膜、高分子液晶、超电导高分子材料、仿生高分子材料和医用高分子材料等方面发展迅速。

(二) 生产原料、生产助剂与生产过程

1. 高分子化合物的基本生产原料

石油裂解气、煤焦油、天然气以及少数农副产品等。以石油裂解气应用最多，主要有不饱和烯烃和芳香烃类化合物，如乙烯、丙烯、丁二烯、苯、甲苯、二甲苯等。生产中应用的单体多为不饱和烯烃、芳香烃及其卤代化合物、氰类、二醇和二胺类化合物，这些化合物多数对人体健康可能产生不良影响。

2. 生产助剂

在单体生产和聚合过程中，需要添加不同助剂，包括催化剂、引发剂（促使聚合反应开始）、调聚剂（调节聚合物的分子量达一定数值）、凝聚剂（使聚合形成的微小胶粒凝聚成粗粒或小块）等。为改善聚合物的外观和性能，在聚合物加工成型过程中，也要加入多种助剂，如稳定剂（增加产品对光、热、紫外线的稳定性）、增塑剂（改善聚合物的流动性和延展性）、固化剂（使聚合物变为固体）、润滑剂、着色剂、发泡剂、填充剂等。

3. 高分子化合物的基本生产过程

① 生产基本的化工原料；② 合成单体；③ 单体聚合或缩聚；④ 聚合物的加工塑制和制品的应用。例如，腈纶的生产过程，先由石油裂解气丙烯与氨作用生成丙烯腈单体，然后聚合成聚丙烯腈，再经纺丝制成腈纶纤维，最后织成各种织物；又如，聚四氟乙烯塑料的生产过程，先以二氟一氯甲烷为原料经高温裂解制备四氟乙烯单体，再聚合成聚四氟乙烯粉，最后加工成各类聚四氟乙烯塑料用品。

（三）生产过程相关毒物对健康的影响

高分子化合物本身无毒或毒性很小，但生产过程的每一个环节，作业工人均有机会接触到相关的化学毒物。高分子化合物生产对健康的影响主要来自以下三个方面。

1. 制造的生产原料、合成的单体对健康的影响

职业接触生产原料苯、甲苯、二甲苯等以及单体氯乙烯、丙烯腈等可引起相应的急性、慢性中毒，甚至引起职业性肿瘤，如氯乙烯单体是IARC公布的致癌物，可引起肝血管肉瘤。

2. 生产过程中的助剂对健康的影响

助剂种类繁多，生产助剂时接触量较大，危害也较严重，但在高分子化合物生产应用中一般接触量较少，危害相对较轻。不同的助剂，其毒作用特点也不一样，如氯化汞、无机铅盐、二月桂酸二丁基锡、偶氮二异丁腈、磷酸二甲苯酯等毒性较高，而碳酸酯、邻苯二甲酸酯、硬脂酸盐类等毒性较低；有的助剂如顺丁烯二酸酐、六次甲基四胺、有机铝、有机硅等对皮肤黏膜有强烈的刺激作用。另外，由于助剂与聚合物分子大多数只是机械性结合，因此很容易从聚合物内部逐渐移行至表面，进而与人体接触或污染食物和水，影响人体健康。如含铅助剂的聚氯乙烯塑料在使用中可析出铅，因而不能用于食品存储或包装。

3. 高分子化合物在加工成型时产生的有害物质对健康的影响

高分子化合物在受热加工时产生的裂解气、残液等含有多种有毒化学物，其中危害较大的有一氧化碳、氯化氢、氰化氢、光气、氯气以及氟化氢、八氟异丁烯等有机氟化物，吸入后可致急性肺水肿和化学性肺炎。高分子化合物与空气中的氧接触，在紫外线和机械作用下，可被氧化，或遇火燃烧热分解时产生的有毒气体，吸入后可引起急性中毒。另外，酚醛树脂、环氧树脂等对皮肤有原发性刺激或致敏作用；聚氯乙烯粉尘对肺组织有轻度致纤维化作用。

二、常见的高分子化合物生产相关毒物

(一) 氯乙烯

1. 理化特性

氯乙烯（VC）又称乙烯基氯。常温常压下为无色、略带芳香味的气体，相对密度为2.15g/L，加压冷凝易液化成液体。沸点为13.4℃，蒸汽压为346.53kPa（25℃）。易燃、易爆，与空气混合时的爆炸极限为3.6%~26.4%（容积百分比）。微溶于水，溶于醇和醚、四氯化碳、丙酮等多种有机溶剂。热解时有光气、氯化氢、一氧化碳等释出。

2. 接触机会

氯乙烯可由乙烯或乙炔制得，主要用于生产聚氯乙烯的单体，也能与丙烯腈、丁二烯、醋酸乙烯酯、丙烯酸酯、偏二氯乙烯等共聚制得各种树脂，还可用于合成三氯乙烷及二氯乙烯等，或在物品冷藏时用作冷冻剂等。氯乙烯合成过程中，在转化器、分馏塔、贮槽、压缩机及聚合反应的聚合釜、离心机处都可能接触到氯乙烯气体，特别是进入聚合釜内清洗或抢修和意外事故时，接触浓度最高。

3. 毒理

氯乙烯蒸气主要通过呼吸道吸收进入人体，液体氯乙烯污染皮肤时也可经皮肤吸收。吸收的氯乙烯主要分布于肝、肾上腺，其次为皮肤、血浆，脂肪最少。其代谢物大部分随尿排出。人吸入氯乙烯气体的麻醉阈浓度为182g/m³。

氯乙烯代谢与浓度有关。低浓度（＜100ppm）吸入后，主要经醇脱氢酶途径代谢，先水解为二氯乙醇，再形成氯乙醛和氯乙酸；高浓度吸入时，当醇脱氢酶代谢途径达到饱和后，主要经肝微粒体细胞色素P450酶催化发生环氧化反应，生成高活性的中间代谢物——氧化氯乙烯，后者不稳定，可自发重排（或经氧化）形成氯乙醛，这些中间活性产物在谷胱甘肽S转移酶催化下，与谷胱甘肽（GSH）结合形成S-甲酰甲基谷胱甘肽，随后进一步经水解或氧化生成S-甲基甲酰半胱氨酸和N-乙酰S-（2-羟乙基）半胱氨酸由尿排出。氯乙醛则在醛脱氢酶作用下生成氯乙酸经尿排出。

4. 临床表现

（1）急性中毒：主要是对中枢神经系统的麻醉作用，未按生产规程进行设备检修或意外事故时大量吸入氯乙烯所致，多见于聚合釜清釜过程和泄漏事故。轻度中毒者出现眩晕、头痛、乏力、恶心、胸闷、嗜睡、步态蹒跚等症状。及时脱离接触，吸入新鲜空气，症状可减轻或消失。重度中毒出现意识障碍，可有急性肺损伤

（ALI）甚至脑水肿的表现，严重患者可持续昏迷、抽搐甚至死亡。皮肤接触氯乙烯液体可引起局部损害伤，表现为麻木、红斑、水肿以及组织坏死等。

(2) 慢性中毒：长期接触氯乙烯可引起氯乙烯病，如神经衰弱综合征、雷诺综合征、周围神经病、肢端溶骨症、肝脏肿大、肝功能异常、血小板减少以及肝血管肉瘤等。

① 神经系统：以中毒性神经衰弱综合征和自主神经功能紊乱为主，其中以睡眠障碍、多梦、手掌多汗为常见。目前有学者认为神经精神症状是慢性氯乙烯中毒的早期症状，精神方面表现为抑郁。清釜工可见皮肤瘙痒、烧灼感、手足发冷、发热等多发性神经炎表现，有时还可见手指、舌或眼球震颤。神经传导和肌电图可见异常。

② 消化系统：出现食欲减退、恶心、腹胀、便秘或腹泻等症状。可有肝、脾肿大，也可有单纯肝功能异常。一般肝功能指标改变不敏感，而静脉色氨酸耐量试验（ITTT）、γ－谷氨酰转肽酶（γ–GT）、肝胆酸（CG）、前白蛋白（PA）相对较为敏感，对诊断慢性氯乙烯中毒极有意义。后期肝脏明显肿大、肝功能异常，并有黄疸、腹水等。

③ 肢端溶骨症（AOL）：早期表现为雷诺综合征，即手指麻木、疼痛、肿胀、变白或发绀等。随后逐渐出现末节指骨骨质溶解性损害，X 线片常见一指或多指末节指骨粗隆边缘呈半月状缺损，伴骨皮质硬化，最后发展至指骨变粗变短，形似鼓槌状（杵状指）。手指动脉造影可见管腔狭窄，部分阻塞或全部阻塞。手及前臂皮肤局限性增厚、僵硬，呈硬皮病样改变，活动受限。多见于工龄较长的清釜工，发病工龄最短者仅一年。肢端溶骨症的发生常伴有肝脾肿大，对诊断有辅助意义。

④ 血液系统：有溶血和贫血倾向，嗜酸性细胞增多，部分患者可有轻度血小板减少，凝血障碍等。这与患者肝硬化和脾功能亢进有关。

⑤ 皮肤改变：经常接触氯乙烯可致皮肤干燥、皲裂、丘疹、粉刺或手掌皮肤角化、指甲变薄等症状，有的可发生湿疹样皮炎或过敏性皮炎，可能与增塑剂和稳定剂有关。少数接触者可有脱发症状。

⑥ 肿瘤：肝血管肉瘤是一种罕见的恶性程度很高的肿瘤，普通人群发病率约为0.014/10 万，占原发性肝肿瘤的 2%，常见于婴儿，多为先天性，偶见于老年患者。职业流行病学调查显示，接触氯乙烯的作业工人肝血管肉瘤发病率增加，原发性肝癌和肝硬化的发病危险性也增高，其他如造血系统、胃、呼吸系统、脑、淋巴组织等部位的肿瘤发病率也有所增加。目前，IARC 将氯乙烯定为确认的人类致癌物。

⑦ 生殖系统：氯乙烯作业女工及男工配偶的流产率增高，胎儿中枢神经系统畸形发生率增高，作业女工妊娠并发症的发病率也明显高于对照组，提示氯乙烯具有

一定的生殖毒性。

⑧ 其他：对呼吸系统主要可引起上呼吸道刺激症状；对内分泌系统的作用表现为暂时性性功能障碍；部分患者可致甲状腺功能受损。

5. 诊断

根据短期内吸入高浓度氯乙烯气体的职业史，出现以中枢神经系统损害为主的临床表现，可伴有肝脏及其他器官系统损害，结合实验室检查结果及工作场所职业卫生学调查，综合分析，并排除其他病因所致类似疾病后，方可诊断为急性氯乙烯中毒。依据长期接触氯乙烯的职业史，出现肝脏和（或）脾脏损害、雷诺氏现象及肢端溶骨症等临床表现，结合实验室检查结果及工作场所职业卫生学调查，综合分析，排除其他原因所致类似疾病，方可诊断为慢性氯乙烯中毒。

6. 治疗

（1）急性中毒：应迅速将中毒患者转移至空气清新处，立即脱去被污染的衣服，用清水清洗被污染的皮肤，注意保暖，卧床休息。无特效解毒剂，急救措施，对症治疗原则与内科相同。

（2）慢性中毒：可给予保肝及对症治疗。符合外科手术指征者，可行脾脏切除术。肢端溶骨症患者应尽早脱离接触。

第五节　刺激性气体

一、概述

刺激性气体是指机体接触后可对眼睛、呼吸道黏膜和皮肤产生刺激作用，引起接触局部急性炎症甚至肺水肿改变的气态化合物。包括常温下呈气态的物质，也包括液态物质蒸发 / 挥发或固体物质升华产生的蒸气或气体。此类物质在工业生产中时常遇见，多具有腐蚀性，常因违规操作，或因容器或管道等生产设备被腐蚀后经孔隙等处的跑、冒、滴、漏而逸散于作业场所空气中，或因受热、强烈撞击而使容器、管道内的压力骤升，发生爆炸而大量泄漏，导致现场生产人员受到不同程度的暴露。

（一）种类

刺激性气体种类很多，根据其化学结构和理化特性，可分为以下几类。

1. 无机酸和有机酸

无机酸如盐酸、硫酸、硝酸、磷酸、氢氟酸、铬酸等；有机酸如甲酸、乙酸、丙酸、乙二酸、丙烯酸等。

2. 成酸氧化物

二氧化硫、三氧化硫、五氧化二氮、五氧化二磷、铬酸酐等。

3. 成酸氢化物

氟化氢、氯化氢、溴化氢、硫化氢等。

4. 成碱氢化物

氨。

5. 强氧化剂

臭氧。

6. 卤族元素

氟、氯、溴、碘。

7. 无机氯化物

二氯亚砜、二氧化氯、三氯化磷、三氯氧磷、三氯氢硅、三氯化砷、三氯化锑、三氯化硼、四氯化硅、四氯化钛、五氯化磷、光气等。

8. 有机氟化物

二氟－氯甲烷、四氟乙烯、三氟化氮、二氟化氧、四氟化硫、八氟异丁烯、氟光气、六氟丙烯、氟聚合物的裂解残液气和热解气等。

9. 卤烃

溴甲烷、碘甲烷、氯化苦等。

10. 醛类

甲醛、乙醛、丙烯醛、三氯乙醛等。

11. 酯类

硫酸二甲酯、甲苯二异氰酸酯、甲酸甲酯、丙烯酸甲酯、氯甲酸甲酯等。

12. 酮类

乙烯酮、甲基丙烯酮。

13. 脂肪胺

一甲胺、二甲胺、乙二胺、环己胺。

14. 金属化合物

氧化镉、硒化氢、羰基镍、三氧化二锰、五氧化二钒等。

15. 军用毒气

氮芥气、亚当氏气、路易气等。

16. 其他

二硼氢、氯甲甲醚、环氧氯丙烷等。

刺激性气体虽然种类繁多，但较为常见的有氯、氨、氮氧化物、光气、氟化氢、二氧化硫等。

(二) 毒理

刺激性气体毒作用的特点：① 主要产生刺激作用。从化学特性分析，刺激性气体多属于关联酸性、碱性、氧化性的物质，如成酸氧化物、卤素、卤化物、酯类化合物在遇水后可形成酸或分解为酸。酸可以吸收组织中的水分，使蛋白质凝固，细胞坏死。氨 / 胺类物质遇水形成碱，既可吸收组织中的水分，同时可使脂肪皂化，导致细胞发生溶解性坏死。氧化剂如臭氧、二氧化氮，则可直接通过自由基氧化作用，引起细胞膜氧化损伤。② 刺激性气体通常以接触局部的损害表现为主，但在刺激作用过强时可引起严重的全身中毒反应。③ 损伤的严重程度主要与毒物的浓度和接触时间有关，接触浓度越高、暴露时间越长，则损伤越严重。④ 病变部位和临床表现与毒物的水溶性有关，水溶性大的刺激性气体，如氨、氯化氢、氯、二氧化硫、氟化氢等，接触到湿润的眼球结膜及上呼吸道黏膜时，会迅速大量溶解，立即产生强烈的化学性刺激性局部炎症反应，易使接触者警觉，迅速脱离现场，因而很少发生严重的急性中毒。但在发生意外事故时，高浓度吸入侵犯上、下呼吸道，可引起支气管炎、化学性肺炎及肺水肿，也可发生喉及支气管痉挛，或反射性呼吸中枢抑制，出现昏迷、休克，甚至死亡。水溶性小的刺激性气体，如氮氧化物、光气等，在接触上呼吸道黏膜时，难以溶解，对上呼吸道刺激性小，吸入后往往不易察觉，在进入呼吸道深部后可对肺组织产生刺激和腐蚀作用，导致化学性肺炎和肺水肿。⑤ 呼吸道炎性损伤。刺激性气体可引发呼吸道细胞损伤，使其释放多种细胞因子，进而招引大量炎性细胞在损伤部位聚集并激活，产生炎症介质和氧自由基，通过级联放大的炎性风暴，进一步加重炎症损伤。⑥ 自由基氧化应激损伤。多种氧化性刺激性气体与组织体液直接作用可产生自由基，或通过损伤肺泡上皮细胞和血管内皮细胞，激活炎症细胞，促发大量活性氧自由基释放，引起细胞膜脂质过氧化反应，细胞结构遭到严重破坏，导致严重的气体交换障碍。

化学性肺水肿的发病主要与刺激性气体的理化特性（尤其是溶解度）、呼吸系统毒性、浓度、作用时间以及机体应激能力有关。其病理形成过程是肺微血管通透性增加与肺内水运转失衡的结果，主要涉及以下几个方面。

1. 肺泡壁通透性增加

高暴露刺激性气体可直接损伤肺泡上皮细胞，导致肺泡壁通透性增加，形成肺泡型肺水肿。刺激性气体使 Ⅰ 型细胞肿胀、变性、坏死、脱落，细胞间连接破坏、开放；Ⅱ 型细胞受损，肺泡表面活性物质合成减少，活性降低，使肺泡气液面表面张力增加，肺泡塌陷，液体渗出增多，进入肺泡腔。同时刺激性气体也可引发炎症反应，肺泡巨噬细胞和多形核细胞在肺内大量积聚并释放大量细胞因子和炎性介质，促发激烈的炎症风暴，激活的中性粒细胞还可产生大量氧自由基引起呼吸爆发，造成严重的肺泡氧化损伤，通透功能障碍。

2. 肺毛细血管壁通透性增加

高暴露刺激性气体可直接损伤毛细血管内皮细胞，导致肺间隔毛细血管通透性增加，形成间质性肺水肿。刺激性气体使内皮细胞质凸起回缩、裂隙增宽，液体渗出增多。中毒时也可使肺内大量释放血管活性物质，如5–羟色胺、缓激肽、组织胺和前列腺素等，进一步使毛细血管的通透性增加，液体渗出增多。

3. 缺氧加重肺水肿

刺激性气体使呼吸道上皮细胞变性、坏死，大量黏液、炎性细胞、坏死组织堵塞气道，导致通气功能障碍；气管、支气管痉挛，造成通气不足，又因肺组织液体渗出增加，气体弥散功能障碍；机体缺氧、能量代谢障碍、酸中毒又通过神经体液反射，使部分毛细血管痉挛，未痉挛的毛细血管流体静压增高，超过胶体渗透压时，促使液体渗出，进一步加重肺水肿。

4. 淋巴循环障碍

毛细血管渗出液的回流与淋巴循环有关。刺激性气体使交感神经兴奋，引起右淋巴导管痉挛，肺淋巴循环受阻，肺内液体潴留，从而加重或诱发肺水肿。

刺激性气体导致化学性肺水肿发病的分子机制错综复杂，涉及炎症反应失控、凝血与纤溶系统失衡、氧化应激失调、细胞凋亡、水通道蛋白表达改变导致的肺泡液体清除异常以及个体易感性等多个层面，且这些层面相互交叉关联，形成复杂的细胞因子与信号通路调控网络，相关内容可追踪阅读呼吸系统疾病研究进展文献。深入研究其发病机制将为临床预测病情进展、管控病理进程和制定积极有效治疗措施提供更充实的理论依据和新的作用靶点。

（三）临床表现

1. 急性中毒

刺激性气体毒作用的表现主要是局部急性刺激作用和急性呼吸系统损伤表现。因吸入刺激性气体所引起的以呼吸系统损伤为主要表现的中毒性疾病，称为刺激性气体中毒，主要包括呼吸道刺激作用、喉痉挛或水肿、中毒性肺水肿以及急性呼吸窘迫综合征（Acute Respiratory Distress Syndrome，ARDS）等。

（1）局部急性刺激作用：眼睛暴露于刺激性气体后主要表现为眼结膜充血、流泪、畏光、红肿、疼痛等症状体征。上呼吸道的刺激症状主要有流涕、咽痛、呛咳、咽部充血、声音嘶哑、胸闷等。皮肤接触可有不同程度的灼伤表现。

(2) 喉痉挛或水肿：高浓度吸入可发生喉痉挛，出现严重的呼吸困难症状，呼吸急促，憋闷，喉鸣。由于缺氧、窒息，可出现发绀甚至猝死。喉头水肿发生缓慢，但持续时间较长。

(3) 化学性气管炎、支气管炎及肺炎：可表现为剧烈咳嗽、胸闷、气促、胸痛。听诊肺呼吸音粗，可有散在干、湿啰音。伴有发热时，血白细胞及中性粒细胞均可增高。支气管黏膜损伤严重时，恢复期可发生黏膜坏死脱落而咯出坏死组织，甚至突然出现呼吸道阻塞、窒息表现。

(4) 中毒性肺水肿：化学性肺水肿是刺激性气体急性中毒最常见的严重表现，其发展过程一般有以下四个时期。

① 刺激期：吸入刺激性气体后出现呛咳、胸闷、气促、流涕、咽痛、头晕、呕吐等症状。在水溶性小的刺激性气体中毒时这些症状并不明显。

② 潜伏期：此期上述刺激症状减轻或消失，但潜在的肺部病理变化仍在进展，也称"假象期"，在经过一段时间后可能出现肺水肿。潜伏期一般为2～6小时，也有短至0.5小时和长达72小时的，这主要取决于毒物的溶解度和浓度，水溶性大、浓度高的刺激性气体潜伏期短；反之，水溶性小的刺激性气体潜伏期长。本期患者虽症状、体征不显著，X线胸片可有肺纹理增多、模糊不清等早期渗出性改变，但在预判病情、阻断病情进展、防治肺水肿方面具有积极重要的意义，应充分抓住时机，积极防止或减轻肺水肿的发生。

③ 肺水肿期：潜伏期过后，患者症状突然加重，可有剧烈咳嗽、咳大量粉红色泡沫痰、气促加剧、呼吸困难、烦躁不安等表现。查体可有明显发绀、两肺闻及广泛湿啰音、血压下降，血常规检查可有白细胞和中性粒细胞增多，重度中毒者血气分析显示低氧血症，胸部X线胸片可见两肺广泛分布的云絮状阴影，边缘不清。

④ 恢复期：若经过及时有效治疗，肺水肿可在2～3天内得到控制，症状、体征逐渐消失。X线片变化约在1周内消退。多无后遗症。

(5) 呼吸窘迫综合征：化学性中毒性肺水肿若延误治疗或临床控制不力，可进一步发展为ARDS。ARDS是继发于严重创伤、中毒、休克、烧伤、感染等非心源性因素导致的多种重症疾病而出现的急性、进展性呼吸衰竭为主要表现的临床综合征。它的主要病理特征是肺泡毛细血管通透性增高，渗出富含蛋白质的液体，出现肺水肿，形成透明膜，也可有肺间质纤维化。有以肺容积减少、肺顺应性降低、通气血流比例严重失调为主的病理生理改变。临床特征是进行性呼吸窘迫，虽呼吸频率超过28次/min，并渐进加快，却呈现顽固型低氧血症，氧合指数（PaO_2/FiO_2）降低（≤200mmHg)，且进行性下降，两肺布满湿啰音、水泡音，X线胸片出现大块边缘模糊、密度均匀渗出阴影。一般氧疗难以缓解，预后较差。

（6）其他：部分急性氯气中毒患者可遗留慢性喘息性支气管炎。有些刺激性气体，如甲苯二异氰酸酯具有致敏作用。

2. 慢性影响

长期接触低浓度刺激性气体，可有慢性支气管炎、鼻炎、眼结膜炎、牙齿酸蚀症等。对于刺激性气体慢性效应，由于缺乏特异性临床表现，诊断较为困难，有待进一步积累临床和流行病学资料。

（四）诊断

根据短期内接触大量刺激性气体的职业史和急性呼吸系统损伤的临床表现，结合胸部 X 线影像学检查、血气分析和其他检查结果，参考作业现场职业卫生学调查资料和监测数据，综合分析，排除其他病因所致类似疾病后，方可诊断。

目前我国颁布的职业性刺激性气体急性中毒的具体诊断标准有：《职业性急性化学物中毒性呼吸系统疾病诊断标准》（GBZ 73—2009）、《职业性急性氯气中毒诊断标准》（GBZ 65—2002）、《职业性急性氮氧化物中毒诊断标准》（GBZ 15—2002）、《职业性急性氨中毒诊断标准》（GBZ 14—2015）、《职业性急性光气中毒诊断标准》（GBZ 29—2011）、《职业性化学性眼灼伤诊断标准》（GBZ 54—2017）、《职业性化学性皮肤灼伤诊断标准》（GBZ 51—2009）、《职业性急性化学物中毒后遗症诊断标准》（GBZ/T228—2010）。

（五）治疗与处理

刺激性气体急性中毒的主要危害是肺水肿和 ARDS 以及窒息等严重并发症，积极预防、治疗肺水肿和 ARDS，控制并发症是抢救的关键。

1. 现场处置与急诊处理

一旦发生急性刺激性气体中毒事件，发现者应立即呼叫报告所在单位部门应急救援指挥机构负责人；该负责人应根据紧急事态等级立即激活日常构建待用的职业卫生应急处置与应急救援体系，组建应急救援指挥机构，启动相应等级应急处置与应急救援预案，下令派出各专业小组人员按照相应化学物质应急处置专案分头有序协调行动；生产技术组为应急救援指挥机构判断确定危险源及其位置 / 点数 / 现场相关定量数据和特性资料、事故引发条件、潜在隐患、分层关键控制技术、制定有效处置方案等决策决定提供可靠的技术支撑；现场第一时间组织由未发生中毒的平时演训有素的作业工人等担任最初施救转运人员，在采取有效防护措施下迅速将患者转移离开中毒环境至空气清新流通的安全场所；同时疏导组人员迅速引导事故点及其周围其他相关人员在有效防护下按照日常演练的疏散路线快速有序撤离至安全地带；根据事故现场情况，设备工程抢险救援人员和现场未中毒的操作工人佩戴严密的防护装备，携带抢险疏通工具、通信联络器材及相关抢险物资和救援器材等就近进入现场，迅速切断危险源，阻断事故引发条件，消除事故扩大的现场隐患，确认事故抽排风系统有效工作，巡视现场其他人员全部撤离情况；洗消组人员做好泄漏物质洗消处置、火灾扑灭及后续次生灾害预防消除工作；物资组应保障（便携式防爆）应急照明、联络通信、紧急检测、应急防护具、事故扑灭的水、电、阻遏物/稀释物等抢险救灾救援物资器材的紧急调度和一线供应工作；安保人员在事发点外围设置警戒线，禁止无关人员进入；外宣联络组按指示及时做好事故报告、外部抢险救援请求联络、事态新闻发布及相关处置说明等工作，尽量使事故造成的经济损失和生命健康损失与环境危害降到最低。

患者被移离中毒现场后，救护人员应脱去其被污染的衣服，迅速而彻底地清洗污染部位。某些物质如无机氯化物遇水可产生氯化氢和大量热，有加重灼伤风险，应先用干净布类轻轻拭吸液体，再用大量清水彻底冲洗至少 15 分钟以上。根据刺激性气体不同理化性质，可使用中和剂处理，如酸性气体吸入时可用 2%～3% 碳酸氢钠溶液，碱性气体吸入时可用 2%～4% 硼酸或 5% 醋酸溶液雾化吸入。皮肤灼伤时可采用中和剂处理。发生化学性眼烧伤时，应立即用大量清水或生理盐水彻底冲洗，绝不可不予冲洗即送医院，以免加重眼部灼伤导致不可逆的严重病变。可用 1% 丁卡因滴眼止痛，0.5% 可的松眼药水减少局部渗出，使用抗生素眼药水预防感染，每天使用玻璃棒钝性分离结膜囊，以防睑球粘连。现场紧急处理后还需要到医院请专科医师进一步处理。

敌腐特灵是一种水溶性制剂，内含一种酸碱两性螯合剂，能与所暴露的碱酸性化学物质结合，使其变为中性物质（将酸结合在碱位上，将碱结合在酸位上），并将其排出体外。它具有阻止腐蚀性、刺激性化学物质进一步侵入人体的特性，且无毒、无刺激性、无腐蚀性，能显著提高治疗效果。六氟灵是液体制剂，可以快速地同时作用于氢离子（H^+）和氟离子（F^-），可消除或减轻酸的腐蚀性和氟的毒性，阻止其在组织中的渗透，对这些离子的螯合能力是氢氟酸传统处理药物葡萄糖酸钙的 100 倍，且具有高渗透性，可以阻止氟化物离子的渗透进程，确保对暴露物质的彻底洗消，是氢氟酸及其酸性衍生物喷溅事故现场处理的最佳措施。在工作场所应配备上述药物，便于现场紧急处置即时使用，效果明显优于使用传统喷淋洗眼器。

2. 病情观察与监护

刺激性气体中毒患者或高暴露救援人员应留院观察，严密监控病情变化，进行呼吸、心电、血压、动脉血氧分压等生命体征监护，开展血气、电解质/酸碱平衡、细胞因子、凝血 / 纤溶等监测，尽早完善各项常规检查、胸部影像学检查，早期预警判断病情走势，提前采取预见性措施干预病理进程。观察期不应短于 24 小时，若判断有可能发生肺水肿的，应延长观察期。患者静卧休息，减少活动，必须进行的检查（如胸片摄片、心电图检查等）应尽量安排在床旁完成。视病情必要时给予保暖、镇静等对症处理。给予心理辅导，有利于稳定情绪。在群体性中毒事件中，除了做好重症病人的救治外，还应重视轻症病人管理，对凡有明确吸入刺激性气体者，无论病情轻重均应立即进行医学监护，给予预见性治疗，防止轻症患者因协助救护他人而诱发病情加重甚至发生死亡的事件。

3. 积极防治肺水肿

（1）雾化吸入中和剂：吸入酸性化合物者可雾化吸入 5% 的碳酸氢钠溶液，吸入碱性化合物者可雾化吸入 3% ~ 5% 的硼酸溶液，减轻深部呼吸道刺激损伤。

（2）保持呼吸道通畅：有痰液的，鼓励咳出痰液；痰液黏稠难以咳出的，使用化痰药（如半夏等）；患者虚弱难以咳出的，可物理协助排痰；对大量泡沫痰者，可应用去泡沫剂（如 1% 二甲硅油，俗称消泡净）雾化吸入，使黏泡破裂形成液体利于排出，同时改善氧气弥散功能，可重复使用，效果较好。出现支气管痉挛表现的，可应用支气管解痉剂［如沙丁胺醇（舒喘灵）气雾剂、抗胆碱类药物异丙托溴铵、山莨菪碱（6542）］和平喘药［氨茶碱、喘定（二羟丙茶碱）］及选择性白三烯受体拮抗剂安可来。痰多黏稠不能咳出，或发生喉痉挛，或大片气道黏膜坏死脱落的，可行气管插管或气管切开清理。

（3）合理氧疗：吸氧是改善缺氧、治疗肺水肿的重要治疗措施，应尽早使用。由于 HbO_2 解离曲线呈"S"形，血氧分压 $PaO_2 < 8kPa$ 时，曲线坡度陡直，而 $PaO_2 \geq 8kPa$ 时坡度逐渐平坦，此时的血氧饱和度 SaO_2 可达 90% 以上，保证了在较低吸氧浓度条件下，组织得到较充足的氧供应，纠正缺氧症状。以血气分析结果作为监护指标，轻症多采用鼻导管或面罩给氧，使 PaO_2 在 8kPa（60mmHg）以上，SaO_2 在 90% 以上。但应避免高纯氧或长时间高流量吸氧，以免过氧化损伤，加重肺水肿；重症采用呼吸机加压给氧，采取持续正压（Continuous Positive Airway Pressure ，CPAP）或呼气末正压（Positive End-Expiratory Pressure ，PEEP）通气配合给氧，压力应适宜，否则可并发气胸和纵隔气肿，加重缺氧。因回心血量减少，气道压力升高不利于痰液清除，故对低血容量及大量泡沫痰患者应慎用。有报道在病程早期采用高频通气疗法治疗中毒性肺水肿收到较好疗效。

（4）糖皮质激素应用：糖皮质激素可增加机体的应激能力，减少肺泡渗出和肺泡毛细血管的通透性，稳定细胞膜及溶酶体，有效干预、延缓肺水肿发展，减少后遗症是关键性措施。应用原则是，早期、足量并逐步减量至停药、短程使用。因此，吸入刺激性气体出现接触反应时，或脱离毒性气体接触现场时，或在潜伏期内，即可预见性用药。凡患者有呼吸道刺激症状、肺部闻及干/湿啰音，都是早期使用糖皮质激素的适应证。所谓“足量”是指其初次使用剂量足以达到防治肺水肿的剂量水平，需根据患者症状、肺部呼吸音情况、胸部X线片征象、动脉血气分析结果来确定，不能毫无依据地大剂量使用。疗效也应据此观察评判。临床实践证明小剂量多次用药的疗效远不如少次足量的疗效显著。临床常规采用的传统剂量（以地塞米松为例）：接触反应＜10mg，轻度中毒10～20mg，中度中毒30～60mg，重度中毒＞60mg。所谓“短程”则是根据“足量”应用维持后病情稳定好转情况而定，不突出强调短程而匆忙减量甚至停药，以便所有病员均能安全度过危险期。

（5）液体管理：在急性中毒初期及中毒性肺水肿早期应适当限制补液量，以避免肺水肿发生和加重。此时补液量及液体性质应根据病情确定，以最低有效血管内容量来维持有效循环功能，肺处于相对“干”状态，使肺动脉楔压（Pulmonary Artery Wedge Pressure，PAWP）维持在1.37～1.57kPa（14～16cm H_2O），必要时可使用利尿剂。判断循环血容量充足最简便的指标是血红蛋白100～120g/L或血细胞比容0.33～0.35，血红蛋白低于100g/L或血细胞比容低于0.33为血容量不足。在保证血容量、稳定血压的前提下，液体出入量应保持轻度负平衡（–500～–1000mL）。为严格掌握液体输入限量，可应用Swan Ganz导管监测肺毛细血管楔压（Pulmonary Capillary Wedge Pressure，PCWP），对指导抗休克补液有实际意义。心排血量减少时如PCWP不增高，提示血容量不足，应输液治疗；如果此时不宜输液的，应给予多巴胺增加心排血量，并避免使用扩血管药。

（6）其他治疗：加强对病程中各系统间相互影响的整体性认识，严密观察伴发或继发病征，如感染、水电解质紊乱、酸碱失调、应激性消化道出血、治疗副作用等，从中毒初期开始的救治全过程中都应做好继发性呼吸道感染防治。

除青光眼禁忌外，有报道联合使用山莨菪碱（6542）可减少气道分泌，解除血管痉挛及支气管痉挛，改善氧合作用。高压氧治疗中毒性肺水肿尚存争议，有待积累资料。

4. ARDS的治疗

目前尚无有效的方法能终止ARDS的炎症性肺损伤，临床上也无修复肺损伤的药物应用。临床经验表明，ARDS防治的关键是早期预见性判断和及早地干预。一旦发生ARDS，其治疗原则除了积极治疗原发疾病，加强前述措施防止病情进展外，还应注意纠正酸碱平衡失调和水、电解质紊乱，积极治疗各种并发症，密切监控病情，预防呼吸机相关肺损伤，维持重要器官功能，预防发生多脏器功能障碍综合征（Multiple Organ Dysfunction Syndrome，MODS），保障营养支持等。气管切开者应做好呼吸道管理，严格消毒隔离，严防感染。

应结合研究新理论、新进展，早期尝试应用新方法、新技术，积累经验，改善综合治疗效果。① 调控全身炎症反应：如应用布洛芬及其他新型非固醇类抗炎药，N– 乙酰半胱氨酸等抗氧化剂，超氧化物歧化酶（SOD）、过氧化氢酶（CAT）等氧自由基清除剂以及针对炎症细胞、介质分子的免疫调控疗法等。② 抗凝溶栓治疗：应用低分子肝素、丹参制剂等积极抗凝溶栓治疗，有望改善肺微循环，阻碍 ARDS 发生。③ 有条件的医疗单位对重症患者可采用体外膜肺氧合（Extracorporeal Membrane Oxygenation，ECMO）疗法。

二、氯气

(一) 理化特性与卫生学特征

常温下氯气为黄绿色的具有强烈刺激性的剧毒气体，比空气重（相对蒸气密度为 2.48），易积聚在稳定静止空间的底层；易溶于水和碱液，也可溶于四氯化碳、二硫化碳等有机溶剂；遇水发生反应首先生成次氯酸和盐酸，次氯酸又可进一步分解为氯化氢和具有强氧化性的新生态氧，在高热环境下，氯和一氧化碳作用则生成毒性更大的光气。化学活性高，下端延伸产品多，工业应用广泛，接触机会众多。在我国，氯气被列入《高毒物品目录》进行管理。

(二) 职业接触

从生产来说，工业上主要是应用电解食盐方法制备氯气，因此，在其生产、储存、运输等环节都存在接触可能。从不同层面应用来说，氯气是一种极其重要和被广泛使用的原料，可作为消毒剂应用于城市自来水、泳池水、医院污水等消毒，也可作为漂白剂用在皮革加工、造纸、印染等行业，还可用于生产盐酸、次氯酸钠、氯仿、氯乙烯、氯苯、光气等各种含氯基础化工原料，以及进一步广泛应用在化工、制药、塑料、合成纤维、农药等行业生产。因此，存在众多的接触机会。

氯气接触主要是在生产、贮存和使用过程中，因容器、管道失修等所致的跑、冒、滴、漏，或因生产系统过程控制失灵、员工违规操作等而导致容器爆炸、管道破裂，造成事故性大量泄漏。后者的危害不仅限于工厂内部、车间工人，还会造成周围环境严重污染，引起突发性群体中毒事件。

(三) 毒理

氯气被列入《高毒物品目录》，其急性毒性为 LC_{50}850mg/m³（大鼠吸入 1 小时）。人的嗅阈为 0.06mg/m³，90mg/m³ 可致剧咳，120 ~ 180mg/m³ 吸入 30 ~ 60 分钟可引起中毒性肺炎和肺水肿，短促吸入 300mg/m³ 可造成致命性损害，吸入浓度超过 3000mg/m³ 时即刻可危及生命，超过 30000mg/m³ 时，一般滤过性防毒面具也无保护作用。

氯气被吸入后，在呼吸道黏膜表面与水发生反应，生成盐酸和次氯酸，在体内次氯酸很少再进一步分解生成氯化氢和新生态氧。生成的盐酸和次氯酸属强酸，对局部黏膜有刺激和腐蚀作用，可迅速透过细胞膜，破坏其完整性、通透性以及肺泡壁的气血、气液屏障结构，使大量浆液渗出，呼吸道黏膜充血、水肿、坏死，气体弥散障碍，出现剧烈咳嗽、呼吸困难、肺水肿表现；氯气还可损伤Ⅱ型肺泡上皮细胞，破坏表面活性物质，也可引发肺水肿；氯气的强氧化性使呼吸道上皮细胞发生脂质过氧化损伤；次氯酸可抑制多种含巯基酶的活性；另外，氯气对心肌细胞有直接毒性作用，以及通过兴奋迷走神经引起心搏骤停，导致"电击样死亡"。氯气对眼睛也有刺激、腐蚀作用。液氯或高浓度氯气可致皮肤暴露部位急性皮炎或灼伤。

（四）临床表现

临床表现主要为呼吸系统损害。接触较高浓度氯气可引起眼睛刺激表现，如畏光、流泪、结膜充血、疼痛等。呼吸系统刺激表现有呛咳、咽痛等，严重者可出现急性化学性气管支气管炎、支气管痉挛表现，如胸闷、剧烈咳嗽、咳痰、气促、胸骨后灼痛等。吸入高浓度氯气后，损伤可累及下呼吸道和肺泡，出现支气管肺炎、肺水肿表现，患者剧烈咳嗽、咳粉红色泡沫痰、进行性呼吸频数、呼吸困难、发绀，两肺闻及干、湿啰音，血气分析显示顽固性低氧血症。吸入极高浓度氯气时，可因呼吸道末梢感受器被刺激而导致局部支气管平滑肌反射性挛缩，甚至因喉痉挛而窒息死亡，或因迷走神经兴奋引起心搏骤停而发生"电击样死亡"。

慢性影响：生产中经常接触低浓度氯气者可出现眼睛和上呼吸道刺激症状和慢性炎症表现，也有部分病人出现牙齿酸蚀症。

（五）实验室检查

胸部 X 线摄片或肺 CT 检查是急性氯气中毒诊断及分级的重要依据，病情严重者可进行床旁摄片。X 线片征象符合急性气管支气管炎、肺炎、肺水肿等表现。当临床症状、体征与 X 线片征象不平行时，应以 X 线片表现为主进行综合诊断。

动脉血气分析 $PaCO_2$ 和 PaO_2 能反映肺泡通气和换气功能，是急性氯气中毒诊断及病情严重程度的重要参考指标，应进行动态监测。

其他实验室检查项目：血、尿等常规检查，肝肾功能和血清电解质检查，心电图检查，心肌酶谱检查等。

（六）诊断及鉴别诊断

根据短期内吸入较大量氯气后迅速发病，结合临床症状、体征、胸部X线片表现，参考现场劳动卫生学调查结果，综合分析，排除其他原因引起的呼吸系统疾病，方可诊断。我国已经颁布《职业性急性氯气中毒诊断标准》（GBZ 65—2002）。其诊断分级标准见表4–1。

表4–1　职业性急性氯气中毒诊断分级标准

诊断分级	分级标准
轻度中毒	临床表现符合急性气管支气管炎或支气管周围炎。如出现呛咳、咳少量痰、胸闷，两肺有散在性干、湿啰音或哮鸣音，胸部X线片表现无异常或可见下肺野有肺纹理增多、增粗、延伸、边缘模糊
中度中毒	凡临床表现符合下列诊断之一者： ① 急性化学性支气管肺炎。如有呛咳、咳痰、气急、胸闷等，可伴有轻度发绀；两肺有干、湿性啰音；胸部X线片表现常见两肺下部内带沿肺纹理分布呈不规则点状或小斑片状边界模糊、部分密集或相互融合的致密阴影。 ② 局限性肺泡性肺水肿。除上述症状、体征外，胸部X线片显示单个或多个局限性轮廓清楚、密度较高的片状阴影。 ③ 间质性肺水肿。如胸闷、气急较明显；肺部呼吸音略减低外，可无明显啰音；胸部X线片表现肺纹理增多模糊，肺门阴影增宽境界不清，两肺散在点状阴影和网状阴影，肺野透亮度减低，常可见水平裂增厚，有时可见支气管袖口征及克氏B线。 ④ 哮喘样发作。症状以哮喘为主，呼气尤为困难，有发绀、胸闷；两肺弥漫性哮鸣音；胸部X线片无异常发现
重度中毒	符合下列表现之一者：① 弥漫性肺泡性肺水肿或中央性肺水肿；② 急性呼吸窘迫综合征；③ 严重窒息；④ 出现气胸、纵隔气肿等严重并发症。

注意：在该标准中，接触氯气的刺激反应为出现一过性眼和上呼吸道黏膜刺激症状，肺部无阳性体征或偶有散在性干啰音，胸部X线片无异常表现，未被纳入我国法定职业病范畴。应注意与其他刺激性气体急性中毒相鉴别。

（七）治疗

1. 急性中毒

（1）现场处理：立即将患者脱离中毒现场，转移至空气新鲜流通处，保持安静，卧床休息，注意保暖。有刺激反应者，应严密观察不少于12小时，早期给予5%碳酸氢钠溶液20mL，可加入地塞米松5mg、糜蛋白酶4000U，雾化吸入，并积极予以其他对症处理。

（2）保持呼吸道通畅：可给予沙丁胺醇、丙酸倍氯米松或特布他林气雾剂雾化吸入，解除支气管痉挛。尽力排出呼吸道分泌物，去泡沫剂可用二甲硅油（消泡净）。

必要时及时行气管插管或气管切开术。

（3）合理氧疗：根据病情选择适当方法给氧，吸入氧浓度不超过60%，使 PaO_2 维持在8～10kPa，SaO_2 在90%以上。发生严重肺水肿或ARDS时，可采用鼻面罩CPAP法或气管切开PEEP法给氧。高频喷射通气给氧在早期应用有一定作用，但在 CO_2 大量滞留时不宜使用。有严重肺水肿或不宜气管插管者，也可尝试肺外给氧，如应用光量子自血辐射疗法提供红细胞氧饱和度，或注射内给氧剂碳酸酰胺过氧化氢，其在体内分解出的过氧化氢又在过氧化氢酶作用下分解出氧分子，或有条件者采用ECMO治疗，改善机体缺氧。

（4）应用糖皮质激素：既可预防又能治疗急性肺水肿，应早期（吸入后即用）、足量（地塞米松10～80mg/d）、短程使用，一般3～5天，不超过7天，用药时间长短主要根据临床症状改善及胸部X线片表现而定。

（5）其他：包括控制液体输入量，改善微循环，清除氧自由基，积极防治肺内感染，预防真菌感染，纠正水电解质紊乱和酸碱平衡失调，维持血压稳定以及良好的护理和合理的营养支持等。

2. 眼睛和皮肤灼伤

按照急性化学性眼灼伤、皮肤酸灼伤临床处理常规进行治疗。立即用清水或生理盐水彻底冲洗被污染的眼睛和皮肤，眼灼伤应用可的松眼药水及抗生素眼药水，皮肤酸灼伤用2%～3%的碳酸氢钠溶液湿敷。有条件的也可早期应用敌腐特灵处理。

第五章　职业性粉尘接触

第一节　概述

一、职业性粉尘的来源与分类

（一）职业性粉尘的来源

职业性粉尘来源非常广泛，如矿山开采、隧道开凿中的凿岩、爆破、破碎作业；煤炭井下开采；机械制造工业中原材料准备、粉碎、筛分、配料、喷砂、清砂；玻璃、水泥、陶瓷及耐火材料生产中的原料加工；农业生产中的粮食收获与加工，化学工业中的有机固体原料的加工、包装；宝石首饰加工等，如果防尘防护措施不够完善，均可产生大量粉尘。

（二）职业性粉尘的性质及其分类

在各种不同的生产环境中，接触到的粉尘性质往往不同。如在采矿、凿岩、建筑施工、机械铸造、耐火材料及陶瓷等行业，主要接触石英及含石英的粉尘；在石棉矿的开采、选矿，石棉制品加工制造时，主要接触石棉或含石棉的混合粉尘；焊接、金属加工、冶炼时，主要接触金属性粉尘；农业、农副产品加工、制糖工业、动物管理及纺织工业等，主要接触有机粉尘为主。

粉尘的分类方法很多，按其性质可分为以下三类。

1. 无机粉尘

无机粉尘包括：金属性粉尘，如铅、锰、铁、铝、锡等金属及其氧化物粉尘；非金属性粉尘，如石英、石棉、云母、炭黑等；人工无机粉尘，如玻璃纤维、金刚砂、水泥尘等。

2. 有机粉尘

有机粉尘包括：动物性粉尘，如动物的皮毛、羽毛、角质、骨质等粉尘；植物性粉尘，如棉、麻、亚麻、枯草、茶、甘蔗、烟草等粉尘；人工有机粉尘，如有机农药、TNT 炸药、合成染料、合成橡胶、合成纤维等粉尘。

3. 混合性粉尘

在职业环境中，无机性粉尘和有机粉尘同时混合存在最为常见，如煤矿工人接触的煤矽尘、金属制品加工研磨时的金属和磨料粉尘等混合性粉尘。

二、职业性粉尘的理化特性及其卫生学意义

(一) 粉尘的化学成分、浓度和接触时间

作业场所空气中粉尘的化学成分和浓度直接决定其对人体危害的性质和严重程度。不同化学成分的粉尘可导致肺纤维化、中毒、致敏和刺激作用等。如含游离型二氧化硅高的粉尘可引起肺纤维化，某些金属（如铅及其化合物）粉尘可引起铅中毒，另一些金属（如铝、铍等）粉尘可导致过敏性哮喘或肺炎。同一种粉尘，作业环境空气中浓度越高，人体暴露的时间越长，危害越严重。

(二) 粉尘的分散度

分散度是指物质被粉碎的程度，以粉尘粒径大小（μm）的数量或质量组成百分比来表示，前者称为粒子分散度，后者称为质量分散度。粒径或质量小的颗粒所占比例越大，则表示粉尘粒子分散度越大，粉尘粒子分散度越高，其在空气中悬浮的时间越长，沉降速度越慢，被人体吸入的机会越大；粒子分散度越高，表面积也越大，越易参与体内理化反应，对人体危害就越严重。粒子分散度还影响粉尘在呼吸道的潴留部位和潴留率。

不同种类的粉尘由于粉尘的密度和形状不同，同一粒径的粉尘在空气中的沉降速度不同，为了相互比较，引入空气动力学直径（Aerodynamic Equivalent Diameter, AED），是指某一种类的粉尘粒子，无论其形状、密度和大小如何，如果它在空气中的沉降速度与一种密度为 1 的球形粒子的沉降速度相同时，则这种球形粒子的直径即为该种粉尘粒子的空气动力学直径。一般认为，AED 等于或大于 15μm 的尘粒称为非吸入性粉尘，AED 小于 15μm 的尘粒可进入呼吸道，称为可吸入性粉尘，其中 10～15μm 的尘粒主要被阻留在上呼吸道，5μm 以下的尘粒可达呼吸道深部和肺泡，称为呼吸性粉尘。在尘肺发病过程中，尽管粒子大小很重要，但进入肺内粉尘的绝对质量起着更为重要的作用。在粒子分散度相同的情况下，吸入粉尘的质量越大，则肺内纤维化病变越重。这一点表明了质量分散度的重要性。

(三) 粉尘的硬度、形状和比重

粒径较大、外形不规则坚硬的尘粒易引起呼吸道黏膜机械性损伤。比重越大、

越接近球形，沉降速度越快，粉尘进入人体的机会越小，危害性也相对减小。

(四) 粉尘的溶解度

铅、砷等有毒粉尘可在呼吸道溶解吸收，随溶解度增加，对人体的危害增强。相反，无毒或毒性低的粉尘如面粉、糖等的溶解度高，易吸收，并被机体代谢后排出，对人体危害减弱。难溶性粉尘（如石英）在体内可持续产生纤维化作用。

(五) 粉尘的荷电性

粉尘在产生过程中由于相互摩擦或吸附空气中的离子而带电。温度升高、干燥环境可使粉尘的荷电性增加。同性电荷的粉尘相斥，增强了其在空气中的稳定程度；异性电荷的粉尘相吸，尘粒在撞击中易凝集在一起而沉降。一般来说，电荷尘粒易被阻留在肺内，易被巨噬细胞吞噬。

(六) 粉尘的爆炸性

可氧化的、分散度高的粉尘，如煤、糖、面粉、硫黄等，在一定浓度下（如煤尘达 $35g/m^3$，糖 $10.3g/m^3$，面粉、硫黄 $7g/m^3$），一旦遇到明火、电火花或放电时，即会发生爆炸。

三、职业性粉尘在体内的转归

(一) 粉尘在呼吸道的沉积

粉尘粒子随气流进入呼吸道后，主要通过撞击沉降、截留沉积、重力沉积、静电沉积以及布朗运动而发生沉降。粒径较大的尘粒在大气道分岔处发生撞击沉降；纤维状的粉尘主要以截留作用沉积。直径大于 1μm 的粒子大部分通过撞击和重力沉降而沉积；对于直径小于 0.5μm 的粒子，主要通过布朗运动沉积于小气道和肺泡壁。

(二) 人体对粉尘的防御和清除

人体对吸入的粉尘具有防御和清除能力，一般认为有以下三道防线。

1. 鼻腔、喉、气管和支气管树的阻留作用

大量粉尘粒子随气流吸入时通过撞击、截留、重力沉积以及布朗运动会阻留在呼吸道表面，机体启动咳嗽和喷嚏反应，排出粉尘。

2. 呼吸道上皮“黏液纤毛系统”的排出作用

阻留在气道内的粉尘，被气道表面的黏液层吸附，呼吸道的纤毛向咽喉方向

有规律地摆动，将黏液层中的粉尘逐渐移出。如果长期大量吸入粉尘，黏液纤毛系统的功能和结构会遭到严重损害，其清除粉尘的能力大大降低，导致粉尘在呼吸道滞留。

3. 肺泡巨噬细胞的吞噬作用

进入肺泡的粉尘，可以被肺泡巨噬细胞吞噬形成尘细胞，大部分尘细胞通过阿米巴运动及肺泡的舒张转移至纤毛上皮表面，通过纤毛运动而被清除。小部分的尘细胞由于粉尘作用受损、坏死、崩解，尘细胞坏死后，被吞噬的尘粒，再次释放到肺泡浆中，被巨噬细胞吞噬，如此循环往复。

此外，部分尘粒和尘细胞可进入肺淋巴系统，沉积于肺门和支气管淋巴结。

人体通过各种清除功能，可排出进入呼吸道的97%～99%的粉尘，有1%～3%的尘粒沉积在体内。若长期吸入粉尘可削弱上述各项清除功能，导致粉尘过量沉积，造成肺组织病变。

四、职业性粉尘对人体健康的主要危害

职业性粉尘的理化性质和作用部位不同，可引起不同的病理损害，主要包括以下几方面。

（一）引起呼吸系统疾患

1. 尘肺病

在职业活动中长期吸入生产性矿物性粉尘并在肺内潴留而引起的以肺组织弥漫性纤维化为主的疾病。尘肺病是我国最主要的职业病，是影响面最广、危害最严重的一类疾病。尘肺病病例约占我国职业病总数的80%。按病因可分为以下五类：

(1) 矽肺：长期吸入游离二氧化硅含量较高的粉尘所引起的尘肺。

(2) 硅酸盐肺：长期吸入结合状态的二氧化硅粉尘所引起的尘肺，如石棉肺、滑石尘肺、水泥尘肺、云母尘肺等。

(3) 炭尘肺：长期吸入煤炭、石墨、炭黑、活性炭等粉尘所引起的尘肺，如煤肺、石墨尘肺、炭黑尘肺、活性炭尘肺等。

(4) 混合性尘肺：长期吸入含游离二氧化硅和其他粉尘引起的尘肺，如煤矽肺、陶工尘肺等。

(5) 金属尘肺：长期吸入某些金属粉尘引起的尘肺，如铝尘肺等。

我国2013年公布实施的《职业病分类和目录》对尘肺病进行了更详细的划分，包括矽肺、煤工尘肺、石墨尘肺、炭黑尘肺、石棉肺、滑石尘肺、水泥尘肺、云母尘肺、陶工尘肺、铝尘肺、电焊工尘肺、铸工尘肺12种。根据《职业性尘肺病的诊

断》（GBZ 70—2015）和《职业性尘肺病的病理诊断》（GBZ 25—2014）可诊断的其他尘肺，共计13种。其中以煤工尘肺和矽肺最多，占我国尘肺总例数的近80%。

2. 金属及其化合物粉尘肺沉着病和硬金属肺

某些金属如铁、锡、钡及其化合物粉尘吸入后，主要沉积于肺组织中，呈现异物反应，称为金属及其化合物粉尘肺沉着病；在职业活动过程中长期吸入钨、钴、钛等硬质金属合金粉尘而引起的间质性肺疾病，称为硬金属肺病。粉尘肺沉着病和硬金属肺病都是我国2013年年底新版《职业病分类和目录》中新增加的职业病。

3. 有机粉尘引起的肺部病变

如吸入棉、大麻、亚麻等粉尘可引起棉尘肺；吸入带有霉菌孢子的植物性粉尘如粮谷尘、蔗渣尘等或者吸入被细菌或血清蛋白污染的有机粉尘可引起过敏性肺炎。

4. 其他呼吸系统疾患

在粉尘进入的部位积聚大量的巨噬细胞，导致炎性反应，引起粉尘性气管炎、支气管炎、肺炎，当粉尘中含有刺激或致敏性物质时，可引起支气管哮喘的发作。长期的粉尘接触还常引起机体抵抗功能下降，容易发生肺部非特异性感染。

（二）局部刺激损伤作用

粉尘可引起皮肤、眼的疾病，如堵塞性皮脂炎、粉刺、毛囊炎、脓皮病；金属磨料粉尘引起角膜外伤，导致角膜感觉迟钝等。粉尘作用于呼吸道黏膜先引起黏膜细胞功能亢进，表现为充血、毛细血管扩张、分泌液增加，久而久之可引起肥大性病变，之后，由于黏膜上皮细胞营养不足，可出现萎缩性改变。沥青粉尘还可引起光感性皮炎。

（三）全身中毒作用

吸入铅、锰、砷等毒物粉尘可在呼吸道黏膜很快溶解吸收，导致中毒，呈现出相应毒物的中毒症状。

（四）致癌作用

如放射性矿物或金属（如镍、铬、砷等）、石棉等粉尘可致肺部肿瘤或呼吸系统其他肿瘤。此外，放射性粉尘也可引起呼吸系统肿瘤。

第二节　矽肺

矽肺是由于在职业活动中长期吸入游离二氧化硅（SiO_2）含量较高的粉尘而引起

的以肺组织弥漫性纤维化为主的全身性疾病，是尘肺中危害最严重、进展最快的一种，矽肺病例约占尘肺总病例的40%，位居第二。矽肺因其高患病率和疾病的不可逆性成为全球职业卫生重要问题之一，已引起国际社会关注。1995年4月国际劳工组织（International Labour Organization，ILO）和WHO职业卫生联合委员会提出了一项"ILO/WHO全球消除矽肺的国际计划"，号召世界各国行动起来，在2005年前明显降低矽肺发病率，在2015年消除矽肺这一职业卫生问题。但从我国目前的发病现状来看，形势不容乐观，防治任务依然十分艰巨。

一、主要接触矽尘作业

含游离SiO_2的粉尘，俗称矽尘，指岩石或矿物中没有同金属或金属氧化物结合的SiO_2。游离SiO_2在自然界中分布很广，是地壳的主要成分，约95%的矿石中含有数量不等的游离SiO_2。如石英中游离SiO_2高达99%，常以石英尘作为矽尘的代表。游离SiO_2按晶体结构分为结晶型、隐晶型和无定型三种。结晶型游离SiO_2的硅氧四面体排列规则，如石英、鳞石英、方石英，存在于石英石、花岗岩或夹杂于其他矿物内的硅石；隐晶型游离SiO_2的硅氧四面体排列不规则，主要有火石、玛瑙和石英玻璃；无定型游离SiO_2主要存在于硅藻土、硅胶和蛋白石中。游离二氧化硅在不同温度和压力下，硅氧四面体形成多种同素异构体，随着稳定温度的升高，硅氧四面体依次为石英、鳞石英、方石英、柯石英、超石英和人工合成的凯石英。

一般将接触含有10%以上游离二氧化硅的粉尘作业，称为矽尘作业。常见矽尘作业有：金属、非金属、煤炭等各种矿山采掘中的凿岩、掘进、爆破、运输、选矿等；开山筑路、修建水利工程及开凿隧道等；在工厂，如冶炼厂、玻璃厂、石英粉厂、耐火材料厂等生产过程中的矿石原料破碎、碾磨、筛选、配料等工序；机械制造业铸造车间的原料粉碎、配料、铸型、清砂、喷砂等作业；珠宝加工、石器加工等均能产生大量含游离SiO_2的粉尘。

二、影响矽肺发病的主要因素

矽肺的发病与粉尘中游离SiO_2的含量和类型、现场粉尘浓度和分散度、接尘工龄、防护措施和接尘者个体因素等有关。粉尘中游离SiO_2含量越高，发病时间越短，病情越严重；晶体结构不同，致纤维化能力各异，依次为结晶型＞隐晶型＞无定型；各种不同石英变体致肺纤维化的能力依次为鳞石英＞方石英＞石英＞柯石英＞超石英。

矽肺的发生与发展还与肺内的粉尘蓄积量有关。肺内的粉尘蓄积量主要取决于粉尘浓度、分散度、接尘时间和防护措施等。空气中粉尘浓度越高，分散度越大，接尘工龄越长，防护措施不落实，吸入并蓄积在肺内的粉尘量就越大，越易发生矽肺，病情越严重。

矽肺的发病较缓慢，一般在持续性吸入矽尘5～10年后发病，接触较低浓度矽尘多在15～20年后发病。一旦发生矽肺，即使脱离矽尘作业，病变仍会继续发展。持续吸入高浓度、高游离 SiO_2 含量的粉尘，经1～2年即可发病，称为“速发型矽肺”。有些接尘者，虽接触较高浓度矽尘，但时间较短，脱离粉尘作业当时X线胸片未显示矽肺的改变，在脱离接尘作业若干年后被诊断为矽肺，称为“晚发型矽肺”。

接尘者个体因素如年龄、遗传、个体易感性、个人卫生习惯、营养和呼吸系统疾患对矽肺的发生也起一定作用，既往患有肺结核，特别是接尘期间患有活动性肺结核或其他慢性呼吸系统疾病者易罹患矽肺。

三、发病机制

世界各国学者针对石英如何引起肺纤维化提出了机械刺激学说、聚合硅酸学说、免疫学说等，但都不能圆满解释矽肺发病全过程。随着生物科学技术的不断发展，矽肺发病机制的研究正在逐步深入。近年，在探讨石英粉尘致肺内巨噬细胞崩解死亡直至最终肺组织纤维化和矽结节形成的过程中，取得了一些新的进展，概括如下。

(一) 尘细胞的损伤与死亡

进入肺内的石英粉尘首先被巨噬细胞吞噬，吞噬了粉尘的巨噬细胞称为尘细胞，石英粉尘可以使巨噬细胞崩解死亡，其可能机制为：① 石英尘粒表面的羟基活性基团，即硅烷醇基团与肺泡巨噬细胞膜、多核白细胞膜等构成氢键，产生氢的交换和电子传递，使细胞膜通透性增高、流动性降低、功能改变，最终导致细胞破裂；② 石英颗粒直接损伤巨噬细胞膜，破坏细胞膜的完整性或增加细胞的通透性，促使细胞外钙离子大量进入细胞内，当进入胞内钙离子超过 Ca^{2+}、Mg^{2+}、ATP 酶及其他途径排钙能力时，细胞内钙离子浓度升高，导致巨噬细胞损伤甚至死亡；③ 尘细胞可释放活性氧（ROS），激活白细胞产生活性氧自由基，参与生物膜脂质过氧化反应，引起细胞膜的损伤。

(二) 胶原纤维增生和矽结节形成

一般来说，这是一个非常缓慢的形成过程，其发病机制可归纳为：① 石英可损伤Ⅰ型上皮细胞，使之变性肿胀、崩解脱落，当肺泡Ⅱ型上皮细胞不能及时修补时，基底膜受损，肺间质裸露，激活成纤维细胞增生，产生大量胶原纤维，胶原纤维的产生为矽结节形成提供了物质基础；② 巨噬细胞损伤或凋亡释放脂蛋白等，可成为自身抗原，刺激产生抗体，抗原抗体复合物沉积于胶原纤维上形成玻璃样变。

矽肺纤维化发病的分子机制研究有了一定的进展。矽尘进入肺内损伤或激活淋巴细胞、巨噬细胞、成纤维化细胞等效应细胞，分泌多种活性分子，包括细胞因子、趋化因子、细胞外基质等。细胞因子按其作用不同分为 Th–1 型与 Th–2 型细胞因子。Th–1 型细胞因子 IFN–γ、IL–2 和 TNF–α 等在肺损伤早期激活淋巴细胞，主要参与组织炎症反应过程。Th–2 型细胞因子 IL–4、IL–6 和 IL–10 等促进成纤维细胞增生、活化，启动纤维化进程。矽尘促进调节性 T 淋巴细胞调控 Th–1 型向 Th–2 型反应极化，Th–2 型细胞因子反应占优势时，诱导 TGF–β–1 等分泌增加，TGF–β–1 促进成纤维细胞增生，通过其信号传导途径合成胶原蛋白，形成肺纤维化。

肌成纤维细胞在矽肺发病中起着重要作用，其来源于肺内的成纤维细胞直接分化、上皮细胞转化与循环及骨髓源性细胞的分化。这些来源不同的肌成纤维细胞最终导致过多的细胞外基质沉积，主要包括Ⅰ型和Ⅲ型胶蛋白、纤维黏蛋白、弹性蛋白、黏多糖等。

矽尘颗粒、效应细胞、活性分子等之间相互作用，构成复杂的细胞分子网络，通过多种信号传导途径，激活胞内转录因子，调控胶原蛋白等的合成，最终形成肺纤维化。

矽肺发病机制十分复杂，尚未完全阐明，归纳如图 5–1 所示。

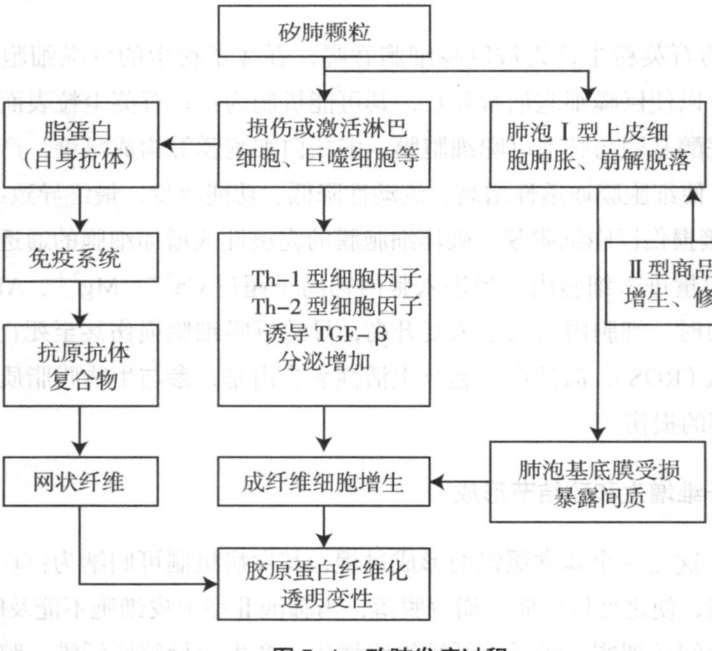

图 5–1　矽肺发病过程

四、病理改变

矽肺病例尸体解剖可见肺体积增大，晚期肺体积缩小。肺呈黑灰或灰白，晚期病例的肺脏可呈花岗岩状；肺重量增加，入水下沉；肺表面可触及散在、孤立的砂粒状结节，融合团块处质硬似橡皮，肺组织弹性丧失；有广泛胸膜增厚和粘连。在肺门和支气管分叉处可见黑灰色肿大淋巴结，背景夹杂玉白色斑点或条纹。

矽肺的基本病理改变为矽结节形成和弥漫性间质纤维化，矽结节是矽肺特征性病理改变。矽肺病理改变分为结节型、弥漫性间质纤维化型、矽性蛋白沉积和团块型。

（一）结节型矽肺

长期吸入游离 SiO_2 含量较高的粉尘而引起的肺组织纤维化，典型病变为矽结节。肉眼观，矽结节稍隆起于肺表面呈半球状，在肺切面多见于胸膜下和肺组织内，直径为 1 ~ 5mm 散在的结节。镜下可见不同发展阶段和类型的矽结节。早期矽结节胶原纤维细，而且排列疏松，间有大量的尘细胞和成纤维细胞。结节越成熟，细胞成分越少，胶原纤维越粗大密集，终至胶原纤维发生透明性变，中心管腔受压，成为典型矽结节。典型矽结节是由多层同心圆排列的胶原纤维构成，其中心或偏侧为一闭塞的小血管或小支气管，横断面似葱头状。进一步发展，矽结节增多、增大，密度增高，进而融合形成团块状。

（二）弥漫性间质纤维化型矽肺

长期接触游离二氧化硅含量较低的粉尘，或虽吸入游离二氧化硅含量较高的粉尘，但吸入量较少时，矽肺进展缓慢，其病变多呈弥漫性间质纤维化型。病理特点为肺泡间隔、肺小叶间隔及呼吸性支气管和小血管周围纤维组织呈弥漫性增生，相互连接呈放射状、星芒状。这就是 X 线胸片下所见的“毛玻璃状”改变的病理基础。有时形成大块纤维化，其间夹杂粉尘粒子和尘细胞。

（三）矽性蛋白沉积型矽肺

矽性蛋白沉积型矽肺又称急性矽肺，多见于短期内接触高浓度、高分散度的游离 SiO_2 粉尘的青年工人。其病理特征为肺泡内有大量蛋白分泌物（矽性蛋白），继而发生纤维化病变。

（四）团块型矽肺

上述类型矽肺进一步发展，病灶融合扩展而形成团块状病变。该型多见于两肺上叶后段和下叶背段。肉眼观，团块为黑色或灰黑色，条索状、圆锥形或不规则形，界限清楚，质地坚硬；切面可见原结节的轮廓、薄壁空洞、索条状纤维束等病变。镜下除可见到结节型、弥漫性间质纤维化型病变以及胶原纤维增生和玻璃样变外，还可观察到被挤压的血管、神经及所造成的营养不良性坏死、薄壁空洞及钙化灶。萎缩的肺泡腔内充满尘细胞和粉尘，团块周围的肺泡组织出现代偿性肺气肿，贴近胸壁处可形成肺大泡，胸膜增厚，广泛粘连；有时合并结核感染，可形成矽肺结核病灶。

五、临床表现

（一）症状和体征

矽肺患者早期无明显症状，随病情进展，或有并发症时，可出现胸闷、气短、咳嗽、咳痰、心悸、胸痛等症状和体征，并逐渐加重和增多。当活动或病情加重时，呼吸困难可加重。患者并发慢性阻塞性支气管炎时可听到哮鸣音，合并感染可听到湿啰音，若有肺气肿，呈桶状胸，呼吸音降低。严重时，右心衰竭，呼吸困难，不能平卧。因肺脏具有很强的代偿功能，所以症状的多少和轻重与 X 线胸片改变并不一定呈平行关系。

（二）X 射线胸片表现

矽肺 X 射线胸片影像是肺组织矽肺病理形态在 X 射线胸片的反映，是“形”和“影”的关系，与肺组织纤维化的病变程度、肺内粉尘蓄积有一定相关，并非完全一致。X 射线胸片表现改变为 X 射线穿过病变组织和正常组织对 X 射线吸收率的变化，呈现发“白”的圆形或不规则形小阴影，是矽肺诊断的重要依据。肺门改变、肺气肿、肺纹理和胸膜变化，对矽肺的诊断也有重要参考价值。

1. 小阴影

在 X 射线胸片上，肺野内直径或宽度不超过 10mm 的阴影。小阴影按其形态分为圆形和不规则形两类，以圆形小阴影为主。

（1）圆形小阴影是矽肺最常见、最重要的一种 X 线影像，其病理基础以结节型矽肺为主，呈圆形或近似圆形，边缘整齐或不整齐，密度较高，中心浓实，直径小于 10mm。按直径大小分成 p（< 1.5mm）、q（1.5 ~ 3.0mm）和 r（3.0 ~ 10mm）三种类型。圆形小阴影早期多分布于两肺中、下肺区，随病变的进展，数量增多，直径增大，密集度增高，可波及两肺上区。

（2）不规则形小阴影多为接触游离 SiO_2 含量较低的粉尘所致，其病理基础是肺间质纤维化。由粗细、长短、形态不一的致密线条状阴影组成，可互不相连或杂乱无章地交织在一起，呈网状或蜂窝状。按其宽度可分为 s（< 1.5mm）、t（1.5 ~ 3.0mm）和 u（3.0 ~ 10mm）三种类型。早期多见于双肺中、下肺区，交织在肺纹理之间，当网影密集时，肺野呈“毛玻璃状”浑浊，可随着病变发展而逐渐波及两肺上区。

2. 大阴影

在 X 射线胸片上，肺野内直径或宽度大于 10mm 的阴影，为晚期矽肺的重要 X 线片表现，其病理基础是团块状纤维化。形状为长条形、不规则形、椭圆形或圆形，可由圆形小阴影或不规则形小阴影增多、增粗、靠拢、重叠而成；多在双肺中上区，逐渐融合成边缘较清楚、密度均匀一致的大阴影，形态多样，两肺对称呈“八”字形等，也可先在一侧出现。大阴影周围一般有肺气肿带的 X 线表现。小阴影和大阴影是矽肺 X 线片诊断的主要依据。

3. 肺纹理和肺门改变

肺纹理改变出现较早，表现为肺纹理增多、增粗，甚至扭曲变形、紊乱断裂。早期肺门阴影扩大，密度增高，有时可见明显增大的淋巴结阴影，淋巴结包膜下因钙质沉着而呈蛋壳样钙化。晚期矽肺可因纤维组织的牵拉，使肺门上举或外移，X 线胸片肺纹理呈垂柳状。由于肺气肿加重，肺纹理相对减少，肺门可呈现残根状改变。

4. 胸膜改变

胸膜粘连增厚，先在肺底部出现，以肋膈角变钝或消失最常见。晚期由于肺部纤维组织收缩和膈胸膜粘连，横膈可呈现天幕状影像。

5. 肺气肿

多数为弥漫性肺气肿，部分为局限性、灶周性肺气肿和泡性肺气肿，严重者可见肺大泡。

（三）肺功能改变

早期矽肺患者由于病变轻微，肺功能变化不明显。随着病变进展，肺组织纤维化进一步加重，肺弹性下降，肺活量和肺总量有一定程度减低。病变进一步发展至弥漫性结节性纤维化和并发肺气肿时，肺活量明显降低，最大通气量减少。当肺泡大量损害、毛细血管壁增厚时，可出现肺弥散功能障碍。

（四）并发症

矽肺常见并发症有肺结核、肺及支气管感染、自发性气胸及肺源性心脏病等。其中最常见、危害最大的是肺结核，且随矽肺病程的进展，并发率增加。矽肺一旦合并结核，可促使矽肺加速恶化，且结核难以控制，矽肺合并肺结核是患者死亡的最常见原因。

六、诊断

(一) 诊断原则和方法

矽肺的诊断与鉴定工作应当按照《中华人民共和国职业病防治法》(2018 年 12 月 29 日第四次修正)、《职业病诊断与鉴定管理办法》(2013 年卫生部令第 91 号) 和《职业性尘肺病的诊断》(GBZ 70—2015) 进行，遵循科学、公正、及时、便民的原则。根据可靠的生产性矿物性粉尘接触史，以技术质量合格的 X 射线高千伏或数字化摄影（DR）后前位胸片表现为主要依据，结合工作场所职业卫生学、尘肺流行病学调查资料和职业健康监护资料，参考临床表现和实验室检查，排除其他类似肺部疾病后，对照尘肺病诊断标准片，方可诊断。

劳动者临床表现和实验室检查符合尘肺病的特征，没有证据否定其与接触粉尘之间必然联系的，应当诊断为尘肺病。

在诊断时应与肺癌、特发性肺间质纤维化、变态反应性肺泡炎、肺含铁血黄素沉着症、浸润型肺结核、急性或亚急性血行播散型肺结核等疾病进行鉴别诊断。

对于少数生前有较长时间接尘职业史，但未被诊断为尘肺者，依据本人遗愿或死后家属提出申请，进行尸体解剖。根据详细可靠的职业史，由具有尘肺病理诊断权的病理专业人员按照《职业性尘肺病的病理诊断》(GBZ 25—2014) 提出尘肺病的病理诊断报告，参考受检者历次 X 线胸片、病历摘要、死亡日志，并排除其他原因可能导致的相似病理改变，方可做出尘肺病的病理诊断。该诊断可作为享受职业病待遇的依据。

(二) 尘肺病诊断标准

2015 年，我国颁布了新修订的《职业性尘肺病的诊断》(GBZ 70—2015)，从 2016 年 5 月 1 日起开始实施，诊断分期如下。

1. 尘肺一期

有下列表现之一者：

(1) 有总体密集度 1 级的小阴影，分布范围至少达 2 个肺区。

(2) 接触石棉粉尘，有总体密集度 1 级的小阴影，分布范围只有 1 个肺区，同时出现胸膜斑。

(3) 接触石棉粉尘，小阴影总体密集度为 0，但至少有 2 个肺区小阴影密集度为 0/1，同时出现胸膜斑。

2. 尘肺二期

有下列表现之一者：

（1）有总体密集度2级的小阴影，分布范围超过4个肺区。

（2）有总体密集度3级的小阴影，分布范围达到4个肺区。

（3）接触石棉粉尘，有总体密集度1级的小阴影，分布范围超过4个肺区，同时出现胸膜斑并已累及部分心缘或膈面。

（4）接触石棉粉尘，有总体密集度2级的小阴影，分布范围达到4个肺区，同时出现胸膜斑并已累及部分心缘或膈面。

3. 尘肺三期

有下列表现之一者：

（1）有大阴影出现，其长径≥20mm，短径＞10mm。

（2）有总体密集度为3级的小阴影，分布范围超过4个肺区并有小阴影聚集。

（3）有总体密集度为3级的小阴影，分布范围超过4个肺区并有大阴影。

（4）接触石棉粉尘，有总体密集度3级的小阴影，分布范围超过4个肺区，同时单个或两侧多个胸膜斑长度之和超过单侧胸壁长度的二分之一或累及心缘使其部分显示蓬乱。

本标准适用于国家现行《职业病分类和目录》中所列的各种尘肺病的诊断，主要根据接触粉尘的性质及粉尘中游离 SiO_2 含量来判断为哪种类型的尘肺病。如表5–1所示。

表5–1　职业性尘肺病诊断分期

分期	阴影	总体密集度	小阴影分布范围	胸膜斑
一期	小阴影	1级	至少达到2个肺区	
一期	小阴影	1级	1个肺区	同时出现胸膜斑
（石棉）	小阴影	0级	0/1 至少2个肺区	同时出现胸膜斑
二期	小阴影	2级	超过4个肺区	
	小阴影	3级	达到4个肺区	
二期	小阴影	1级	超过4个肺区	同时出现胸膜斑并已累及部分心
（石棉）	小阴影	2级	达到4个肺区	缘或膈面
	大阴影		长径≥20mm，短径＞10mm	
三期	小阴影	3级	超过4个肺区并有小阴影聚集	
	小阴影	3级	超过4个肺区并有大阴影	
三期（石棉）	小阴影	3级	超过4个肺区	胸膜斑长度之和超过单侧胸壁长度1/2或累及心缘使其部分显示蓬乱

七、治疗与处理

(一) 治疗

迄今为止，矽肺尚无根治方法，应采取综合治疗措施，治疗原则：尘肺病人应及时脱离粉尘作业，根据病情需要进行综合治疗。积极预防和治疗肺结核及其他并发症，减轻临床症状，延缓病情进展，延长病人寿命，提高生活质量。

1. 药物治疗

我国学者多年来研究了数种治疗矽肺的药物，在动物模型上具有一定的抑制胶原纤维增生等作用，临床试用中有某种程度上的减轻症状、延缓病情进展的疗效，目前临床上试用的药物有汉防己甲素、克矽平（P_{204}）、柠檬酸铝、吡非尼酮（PFD）等，但这些药物有待进一步观察和评估。

2. 大容量肺灌洗

大容量肺灌洗是目前治疗尘肺病的一种探索性方法，可以排出一定数量的沉积于肺泡内的粉尘、尘细胞、致纤维化因子以及呼吸道分泌物等，从一定程度上缓解病人的临床症状，改善其肺功能，延缓尘肺病的进展。但大容量肺灌洗具有创伤性，术中及术后可发生并发症，远期疗效有待继续观察研究。因此，应该严格掌握大容量肺灌洗的适应证和禁忌证，权衡利弊。

3. 保健康复治疗

及时脱离接尘作业，定期复查、随访，积极预防肺结核、呼吸道感染等并发症的发生；加强营养，进行呼吸肌功能锻炼，提高机体抵抗力。养成良好的生活习惯，饮食、起居规律，提高家庭护理质量。

4. 对症治疗

通畅呼吸道，解痉、平喘；清除积痰（侧卧叩背、吸痰、湿化呼吸道、应用祛痰药）；氧疗，根据实际情况可采用间断或持续低流量吸氧以纠正缺氧状态，改善肺通气功能。积极控制呼吸系统感染，防止并发症等。

5. 肺移植

近年来，免疫抑制剂的研究进展为肺移植创造了条件，鉴于肺移植后生存收益的有限性，尘肺病是一种慢性病，在没有严重并发症的情况下，对生存寿命影响不大，故对尘肺病患者重点是做好健康管理和综合治疗。除个别特殊病例需认真评价手术适应证外，不建议推荐肺移植作为治疗尘肺病的选择。

(二) 职业病致残程度鉴定

尘肺患者确诊后，应依据其 X 射线诊断尘肺期别、肺功能损伤程度和低氧血症分级，进行职业病致残程度鉴定。按《劳动能力鉴定职工工伤与职业病致残等级》(GB/T16180—2014)，尘肺致残程度由重到轻依次为：

1. 一级

尘肺三期伴肺功能重度损伤及(或)重度低氧血症[$PO_2 < 5.3kPa$ (40mmHg)]。

2. 二级

具备下列情况之一者：① 尘肺三期伴肺功能中度损伤及(或)中度低氧血症；② 尘肺二期伴肺功能重度损伤及(或)重度低氧血症[$PO_2 < 5.3kPa$ (40mmHg)]；③ 尘肺三期伴活动性肺结核；④ 职业性肺癌或胸膜间皮瘤。

3. 三级

具备下列情况之一者：① 尘肺三期；② 尘肺二期伴肺功能中度损伤及(或)中度低氧血症；③ 尘肺二期合并活动性肺结核。

4. 四级

具备下列情况之一者：① 尘肺二期；② 尘肺一期伴肺功能中度损伤及(或)中度低氧血症；③ 尘肺一期伴活动性肺结核。

5. 六级

尘肺一期伴肺功能轻度损伤及(或)轻度低氧血症。

6. 七级

尘肺一期，肺功能正常。

(三) 患者安置原则

(1) 尘肺一经确诊，无论其期别，应立即脱离接尘作业。

(2) 伤残程度轻者(六级、七级)在调离接尘后，可安排在非接尘作业区从事劳动强度不大的工作。

(3) 伤残程度中等者(四级)，可安排在非接尘作业区做些力所能及的工作，或在医务人员指导下进行康复期活动。

(4) 伤残程度严重者(一级、二级、三级)，不承担任何工作，在医务人员指导下进行康复活动。

第三节　石棉肺

石棉属于硅酸盐，硅酸盐是由二氧化硅、金属氧化物和结晶水组成的矿物，按其来源分为天然硅酸盐和人造硅酸盐两种。天然硅酸盐广泛存在于自然界中，如石棉、云母、滑石等。人造硅酸盐多由石英、钙、镁、铝和其他碱类焙烧而成，如玻璃纤维和水泥等。硅酸盐有纤维状（如石棉）和非纤维状（如水泥、云母等）两类。纤维状是指纵横径之比＞3∶1的尘粒。直径＜3μm、长度≥5μm的纤维称可吸入性纤维，直径≥3μm、长度≥5μm的纤维称不可吸入性纤维。在生产环境中因长期吸入硅酸盐粉尘所致的尘肺，统称硅酸盐尘肺。我国现行《职业病分类和目录》中列有石棉肺、滑石尘肺、云母尘肺和水泥尘肺。

石棉肺是在生产过程中长期吸入石棉粉尘所引起的以肺组织纤维化为主的疾病。其特点是两肺间质弥漫性纤维化，不出现或极少出现结节性损害，是硅酸盐尘肺中最常见、危害最严重的一种。

一、石棉的种类、主要接触作业及影响发病因素

石棉是一种具有纤维状结构的蛇纹石类和闪石类硅酸盐矿物的总称。此类矿物含有镁、铁、铝、钙、钠等氧化物和二氧化硅。蛇纹石类主要为温石棉，为银白色片状结构，呈中空的管状纤维丝，柔软可弯曲，适于纺织，使用量占全世界石棉产量的95%以上，主要产于加拿大、俄罗斯和中国；闪石类石棉纤维为链状结构，多粗糙且坚硬，包括青石棉、铁石棉、直闪石、透闪石和阳起石，以青石棉和铁石棉开采和使用量大，主要产于南非、芬兰和澳大利亚等地。

石棉具有抗拉力性强，不易断裂、耐酸碱、隔热和绝缘等良好性能，工业用途达三千余种。石棉纤维粗细随品种而异，其直径大小依次为直闪石＞铁石棉＞温石棉＞青石棉。青石棉直径最小，易沉积于肺组织中，且穿透力强，因而致纤维化作用也最强，且出现病变早，形成石棉小体多。石棉不但可致肺组织纤维化引起石棉肺，而且是人类的确认致癌物，可引起肺癌及胸膜和腹膜间皮瘤。

接触石棉主要作业是采矿、加工和使用，如石棉的开采、选矿和运输；石棉加工厂的开包、扎棉、梳棉和纺织；建筑、造船等的保温材料、耐火材料制造；石棉制品的粉碎、切割、磨光及钻孔等生产过程均可产生大量的石棉粉尘。

石棉肺的发病工龄一般为5～15年，不足5年发病者较少见。影响石棉肺发病的主要因素包括石棉种类、纤维直径和长度、石棉尘浓度、接尘时间（工龄）、接触者个体差异等。柔软而易弯曲的温石棉纤维易被阻留于细支气管上部气道并清除，

直而硬的闪石类纤维，如青石棉和铁石棉可穿透肺组织到达胸膜，导致胸膜疾病。粉尘中石棉纤维含量越高，接触时间越长，吸入肺内纤维越多，越易引起肺纤维化。少数工人脱离接触石棉粉尘后仍可发生石棉肺。此外，接触者个人习惯如吸烟等也与石棉肺发病有关。

二、发病机制

石棉肺的发病机制远较矽肺复杂，至今尚不清楚，据近年来的研究报道，将石棉肺的发病机制归纳为以下几个方面。

(一) 纤维机械刺激学说

该学说认为石棉纤维具有纤维性、多丝结构和坚韧性等物理特性，不仅可机械损伤和穿透呼吸性细支气管和肺泡壁，侵入肺间质引起纤维化病变，而且可穿透脏层胸膜，进入胸腔引起胸膜病变，即胸膜斑、胸膜渗出及胸膜间皮瘤，如直而硬的青石棉、铁石棉纤维的致病性较强。

(二) 细胞毒性作用

研究发现温石棉细胞毒性强于闪石类。当温石棉纤维与细胞膜接触后，其表面的镁离子及其正电荷与巨噬细胞膜性结构相互作用，致膜上的糖蛋白尤其是唾液酸基团丧失活性，形成离子通道，钾钠泵功能失调，细胞膜通透性增高及溶酶体酶释放，导致巨噬细胞肿胀、崩解。

(三) 自由基介导损伤

石棉纤维可诱导刺激肺泡巨噬细胞产生活性氧自由基（ROS），包括 H_2O_2、O_2 等，过量 ROS 引起生物膜氧化损伤，导致生物膜大分子不饱和脂肪酸过氧化，释放氧化物、细胞因素和生长因子等，继而促进成纤维细胞增殖和胶原蛋白沉积，最终导致肺组织纤维化。

三、病理改变

石棉肺的病理特点是肺间质弥漫性纤维化，可见石棉小体及胸膜肥厚和形成胸膜斑。

(一) 肺间质弥漫性纤维化

肺间质弥漫性纤维化是石棉肺的主要病理改变。石棉肺的纤维化病变自上而下逐渐加重，双肺下叶尤甚，在血管和支气管周围更为明显。随病变进展，两肺切面出现粗细不等的灰白色弥漫性纤维化条索和网架，为石棉肺的典型特征。晚期，肺间质纤维化更广泛而明显，肺组织陷于弥漫性纤维化。两肺明显缩小、变硬，切面呈现典型的弥漫性纤维化并出现蜂窝状改变。

(二) 石棉小体

石棉纤维被巨噬细胞吞噬后，由一层含铁蛋白颗粒和酸性黏多糖包裹沉积于石棉纤维之上所形成。肺组织切片中可见长 10 ~ 300 μm、粗 1 ~ 5 μm 的石棉小体，呈黄色或黄褐色，形似哑铃、鼓槌或串珠状，普鲁氏蓝染色时常呈阳性铁反应故又称含铁小体。石棉小体仅仅是吸入石棉的标志，其数量的多少与肺纤维化程度不一定平行。

(三) 胸膜改变

胸膜改变包括胸膜斑、胸膜渗出和胸膜增厚，是石棉肺的另一病理特征。胸膜斑是指厚度＞5mm 的局限性胸膜增厚，是由玻璃样变的粗大胶原纤维束在胸膜脏层和 (或) 壁层局部形成纤维瘢痕斑块，以壁层多见。呈灰白色或浅黄色，表面光滑，境界清楚，凸出于胸膜，状似胼胝体或软骨，可伴钙化。胸膜斑多见于两肺下后外侧和脊柱旁及膈肌的中心腱上。

四、临床表现

(一) 症状和体征

自觉症状出现较矽肺早，主要是咳嗽和呼吸困难。咳嗽多为干咳或咳出少许黏液性痰，伴支气管炎或支气管扩张时，咳痰量增多，痰中可查到石棉小体。呼吸困难起初出现于体力活动时，随病情加重而明显，晚期患者在静息时可出现气急。患者可有一时性局限性胸痛，若有持续性胸痛，首先要考虑的是肺癌或恶性胸膜间皮瘤。

石棉肺特征性的体征是双下肺区可闻及捻发音，随病情进展，捻发音可扩展至中、上肺区，由细小声变为粗糙声。晚期患者可出现杵状指 (趾)，并随着病变加重而明显，伴肺源性心脏病者，可有心肺功能不全症状和体征。

(二) 肺功能改变

石棉肺患者肺功能改变出现较早，往往在 X 线胸片尚未显示石棉肺影像之前，肺活量即开始降低。随着病情进展，肺活量（VC）、用力肺活量（FVC）和肺总量（TLC）下降，残气量（RV）正常或略增加，而第一秒用力呼气容积 / 用力肺活量（FEV1/FVC）变化不明显，此特征为石棉肺典型肺功能改变。一氧化碳弥散量（DLCO）下降也是早期石棉肺肺功能损害的表现之一。

（三）X 线胸片表现

X 线胸片主要表现为不规则小阴影和胸膜改变。不规则小阴影是石棉肺 X 线胸片表现的特征，也是石棉肺诊断分期的主要依据。早期多在两侧肺下区出现密集度较低的不规则小阴影，随病情进展，小阴影逐渐增粗、增多，呈网状并逐渐扩展到两中、上肺区。

胸膜改变主要包括胸膜斑、胸膜增厚和胸膜钙化。胸膜斑是指肺野内除肺尖部和肋膈角区以外出现的厚度大于 5mm 的局限性胸膜增厚，或局限性钙化胸膜斑块，是我国石棉肺诊断分期的指标之一。多见于双下肺侧胸壁第 6 ~ 10 肋间，也可发生于膈胸膜和心包膜。弥漫性胸膜增厚的 X 线影像呈不规则形阴影，以中、下肺区明显，有时可见点片或条状钙化影。晚期石棉肺可因纵隔胸膜增厚并与心包膜及肺组织纤维化交错重叠，致使心缘轮廓不清，甚至形成“蓬发状心影”，此影像是“三期”石棉肺的主要诊断依据之一。

（四）并发症

晚期石棉肺患者并发呼吸道及肺部感染较矽肺多见，但合并肺结核较矽肺少，因反复感染，往往可致心力衰竭。肺癌和恶性间皮瘤是石棉肺的严重并发症。

五、诊断

石棉肺按照《职业性尘肺病的诊断》（GBZ 70—2015）进行诊断和分期。根据 X 线胸片小阴影的总体密集度及小阴影分布范围、胸膜斑等，将石棉肺病诊断分为一期、二期和三期。

六、治疗与处理

处理原则与矽肺相同。目前尚无治疗石棉肺的有效方法，主要采用对症治疗，增强机体抵抗力，积极防治并发症。

七、预防

预防石棉肺及有关疾病的关键在于从源头上消除石棉粉尘的危害，近年来一些发达国家已禁止使用石棉，组织研制石棉代用品，发展中国家尽可能安全生产和使用温石棉。坚决贯彻执行国家有关石棉纤维粉尘危害的规定，对石棉作业工人要加强宣传教育，说服他们戒烟。

第四节　煤工尘肺

煤是主要能源和化工原料之一，可分为褐煤、烟煤和无烟煤。我国煤炭储藏量大，产量高，采煤工人的数量居全国各类粉尘作业工人之首。据调查，煤工尘肺占我国尘肺病总数的 50% 以上，是煤炭企业发病最严重、患病人数最多的职业病。

一、煤工尘肺的概念和分类

煤工尘肺（Coal Workers' Pneumoconiosis，CWP）是指煤矿工人长期吸入生产性粉尘所引起的尘肺的总称。在煤矿开采过程中由于工种不同，工人可接触矽尘、煤尘和煤矽尘，从而引起肺组织弥漫性纤维化，统称煤工尘肺。煤工尘肺有三种类型：在岩石掘进工作面的凿岩工、装岩工、放炮工等，接触游离二氧化硅含量较高的岩石粉尘（游离二氧化硅含量在 10% 以上，多在 30%～50%），所患尘肺为矽肺，发病工龄为 10～15 年，病变进展快，危害严重，占煤工尘肺病人总数的 20%～30%。采煤工作面的采煤工、选煤工、装卸工等主要接触单纯性煤尘（游离二氧化硅含量在 5% 以下），所患尘肺为煤肺，发病工龄多在 20～30 年以上，病情进展缓慢，危害较轻。由于煤矿工人工种不固定，既接触矽尘又接触煤尘，所患尘肺兼有矽肺和煤肺的特征，称为煤矽肺，是我国煤工尘肺中最常见的类型。发病工龄多在 15～20 年，病情进展较快，危害较重。

煤工尘肺的发病情况因开采方式不同有很大差异。露天煤矿工人的尘肺患病率很低，井下开采工作面的粉尘浓度和分散度均高于露天煤矿，尘肺患病率和发病率均较高。我国地域广大，地层结构复杂，各地煤工尘肺患病率差异较大，在 0.92%～24.1%，其中矽肺占 11.4%，煤矽肺占 87.6%，煤肺占 1.0%。不同煤种的致病能力不同，由弱到强依次为无烟煤、烟煤、褐煤。

二、煤矿粉尘接触机会

煤田勘探、煤矿建设和生产中的各工种，煤炭运输、加工和使用过程中均接触煤矿粉尘。煤田地质勘探过程中的钻孔、坑探、物探、采样分析等岗位，地下开采过程中的凿岩、爆破、装载、出矸推车、喷浆砌碹、掘进、采煤、运输、支柱、井下通风等岗位，露天开采的钻孔、爆破、挖掘、采装、运输等岗位以及洗煤厂的煤炭装卸、破碎、筛选、水洗、浮选、设备维护等岗位可接触不同类型的煤矿粉尘。煤球制造工、车站和码头煤炭装卸工也可接触煤尘。

三、发病机制

煤工尘肺的发病机制尚不清楚，现有研究提示其发病主要涉及三方面的病理生理过程：① 粉尘在下呼吸道和肺泡聚集及激活免疫炎性细胞；② 成纤维细胞增生；③ 胶原和细胞外基质合成增加。进入肺泡和肺间质的煤尘颗粒首先与巨噬细胞、肺泡液和肺泡上皮细胞发生直接作用，形成或通过刺激细胞产生反应性活性氧物质及释放某些免疫炎性细胞因子，细胞因子能直接作用于细胞或通过介导其他细胞因子的质和量变化传递一些信息。细胞因子间相互刺激或抑制，形成细胞因子作用网，导致淋巴细胞、中性粒细胞、嗜酸性粒细胞等在肺泡内和肺间质聚集，引起持续性炎性反应，导致形成纤维细胞增生，胶原合成增加和肺组织纤维化。

煤矿粉尘导致肺组织纤维化的病变过程较复杂，涉及多种细胞及生物活性物质，表现有炎性反应、细胞与组织结构的损伤与修复、免疫反应、胶原增生与纤维化的形成，是多种因素相互作用与相互制约的结果。煤工尘肺的发病机制受到各国学者重视，寻找尘肺早期轻微损伤的敏感生物标志物，探索与尘肺易感性相关的基因多态性等，以进一步了解尘肺发病的本质，更有效地预防、诊断和治疗尘肺。

四、病理改变

煤工尘肺的病理改变随吸入的煤尘与矽尘的比例不同而有差异，除了凿岩工所患矽肺外，多属混合型，兼有间质性弥漫纤维化和结节型两者特征，主要有以下几种。

(一) 煤斑

煤斑又称煤尘灶，是煤工尘肺最常见的原发性特征性病变，肉眼观察呈灶状，质软、色黑，直径为2～5mm，境界不清，多在肺小叶间隔和胸膜交角处，表现为网状或条索状。镜下观察煤斑是由很多的煤尘细胞灶和煤尘纤维灶组成。前者是由数量不等的煤尘及煤尘细胞聚集在肺泡、肺泡壁、细小支气管和血管周围形成，特别是在Ⅱ级呼吸性支气管的管壁及其周围肺泡最为常见。后者由煤尘细胞灶纤维化而形成，随着病灶的发展出现纤维化，早期以网状纤维为主，后期有少量的胶原纤维交织其中，形成煤尘纤维灶。

(二) 灶周肺气肿

灶周肺气肿是煤工尘肺病理的又一特征。常见的有两种：一种是局限性肺气肿，见于煤尘纤维灶周围，散在分布于煤斑旁的扩大气腔，与煤斑共存；另一种是小叶中心性肺气肿，在煤斑的中心或煤尘灶的周边，有扩张的气腔，居小叶中心，称小叶中心性肺气肿。主因煤尘和尘细胞在Ⅱ级呼吸性支气管周围堆积，使管壁平滑肌等结构受损，导致灶周肺气肿。如果病变进一步发展，向肺泡道、肺泡管及肺泡扩展，即波及全小叶形成全小叶肺气肿。

(三) 煤矽结节

肉眼观察呈圆形或不规则形，直径为 2 ~ 5mm 或稍大，质坚实、色黑。镜下可见两种煤矽结节：典型煤矽结节其中心部由旋涡样排列的胶原纤维构成，其间有明显煤尘沉着，周边有大量煤尘细胞、成纤维细胞、网状纤维和少量的胶原纤维，向四周延伸呈放射状；非典型煤矽结节无胶原纤维核心，胶原纤维束排列不规则，尘细胞分散于纤维束之间。

(四) 弥漫性纤维化

在肺泡间隔、小叶间隔、细支气管周围、小血管和胸膜下，出现程度不同的纤维增生和间质细胞，并有尘细胞和煤尘沉着，间质增宽变厚，晚期形成粗细不等的条索和弥漫性纤维网架，肺间质纤维增生。

(五) 大块纤维化

大块纤维化又称进行性块状纤维化（Progressive Massive Fibrosis，PMF），是煤工尘肺晚期的一种表现，为致密的黑色块状病变，多分布在两肺上部和后部，右肺多于左肺。病灶呈长梭形、不规则形，少数似圆形或类圆形，边界清楚。镜下观察分两种类型：一种为弥漫性纤维化，在大块纤维病灶中及病灶周围有很多煤尘和煤尘细胞，见不到结节改变。另一种为大块纤维病灶中可见到结节。有时在团块病灶中见到空洞形成，洞内积聚墨汁样物质，周围可见明显代偿性肺气肿。

另外，胸膜呈轻度到中度增厚，肺门和支气管旁淋巴结多肿大，色黑质硬，在镜下可见煤尘、煤尘细胞灶和煤矽结节。

五、临床表现

(一) 症状、体征和肺功能改变

煤工尘肺早期一般无症状，当合并支气管或肺部感染及肺气肿时，出现气短、胸痛、胸闷、咳嗽、咳痰等症状及相应体征。秋冬季节及劳动强度较大时症状加重。

煤工尘肺患者由于广泛的肺纤维化，呼吸道狭窄，尤其因肺气肿导致肺泡大量破坏，肺功能测试显示通气功能、弥散功能和毛细血管气体交换功能都有减退或障碍。

（二）X 线胸片表现

煤工尘肺 X 线胸片上主要表现为圆形小阴影、不规则形小阴影和大阴影，还可见到肺纹理和肺门阴影的改变。

1. 圆形小阴影

煤工尘肺 X 线胸片表现以圆形小阴影为主者多见，多为 p 型或 q 型阴影，其病理基础是矽结节、煤矽结节和煤尘纤维灶。圆形小阴影的形态、数量和大小往往与患者接触粉尘的性质和浓度有关。纯掘进工患者为典型矽肺表现；以掘进作业为主，接触含游离二氧化硅较多的混合性粉尘工人，以典型的小阴影居多；以采煤作业为主的工人，主要接触煤尘，并混有少量矽尘所患尘肺，胸片圆形小阴影多不太典型，边缘不整齐，呈星芒状，密集度低。圆形小阴影最早出现在右中肺区，其次为右下、左中肺区，两上及左下肺区出现得较晚。随着病变的进展，小阴影逐渐增多、增大、密集度增高，分布范围扩展，可布满全肺。

2. 不规则形小阴影

多呈网状或密集成蜂窝状，较圆形小阴影少见。煤尘灶、弥漫性肺间质纤维化、细支气管扩张、肺小叶中心性肺气肿是构成不规则形小阴影的病理基础。

3. 大阴影

大阴影是晚期矽肺和煤矽肺的重要 X 线胸片表现，呈椭圆形、长梭形或不规则形，边缘清晰，周边肺气肿明显。胸片动态观察可见大阴影多是由小阴影增大、密集、融合而形成；也可由少量斑片、条索状阴影逐渐发展而成，周边肺气肿比较明显，多在两肺上、中肺区出现，左右对称。煤肺患者罕见大阴影。

煤工尘肺的肺气肿多为局限性、弥漫性和泡性肺气肿。泡性肺气肿表现为成堆小泡状阴影，直径为 1 ~ 5mm，即所谓“白圈黑点”。晚期可见肺大泡。

此外，煤工尘肺可见到肺纹理增多、增粗、扭曲变形，肺门阴影增大、密度增高，还可见到淋巴结蛋壳样钙化或桑葚样钙化阴影，常可见到肋膈角闭锁及粘连。

六、诊断与治疗

煤工尘肺按《职业性尘肺病的诊断》（GBZ 70—2015）进行诊断和分期。治疗方法同矽肺。

第五节　尘肺病防治措施

尘肺病是我国最主要的职业病，不仅患者数量多，而且危害大，是严重致劳动能力降低、致残和影响寿命的疾病，也是国家和企业赔偿的主要职业病。尘肺的发病是一个渐进和积累的过程，目前尚无有效的治疗手段，控制尘肺的关键在于预防。中华人民共和国成立七十多年来，我国在防止粉尘危害和预防尘肺发生方面做了大量工作，结合国情总结出了行之有效的“革、水、密、风、护、管、查、教”八字方针。具体地说：① 革，即改革生产工艺和革新生产设备，这是消除粉尘危害的根本途径;② 水，即湿式作业，可防止粉尘飞扬，降低环境粉尘浓度;③ 密，将尘源密闭;④ 风，加强通风及抽风除尘；⑤ 护，即个人防护；⑥ 管，经常性地维护和管理工作;⑦ 教，加强宣传教育;⑧ 查，定期检测环境空气中粉尘浓度和接触者在岗期间健康检查。在实际工作中，防治尘肺病的综合性控制措施可以用四句话概括，即“法律措施是保障，技术措施是根本和关键，个体防护是最后一道防线，健康监护是常规策略”，其主要内容就是我国的“八字方针”。

一、法律措施

法律措施包括制定、颁布、实施控制粉尘危害的各项卫生标准和相关法律法规。

(一) 严格立法

中华人民共和国成立以来为防止粉尘危害、保护工人健康，国家颁布了一系列政策、法令和条例，为控制粉尘危害和防治尘肺病提供了明确的法律依据。

1956 年国务院颁布了《关于防止厂、矿企业中的矽尘危害的决定》；1958 年卫生部（前）和劳动部等联合颁布了《工厂防止矽尘危害技术措施办法》《矿山防止矽尘危害技术措施暂行办法》；1987 年颁布了《中华人民共和国尘肺病防治条例》和修订过的《粉尘作业工人医疗预防措施实施办法》；1995 年实施了《中华人民共和国劳动法》；2002 年 5 月 1 日开始实施《中华人民共和国职业病防治法》及其修正版；2019 年国家卫健委等 10 部门联合制定了《尘肺病防治攻坚行动方案》等，为控制粉尘危害和防治尘肺病提供了明确的法律依据。

(二) 制定作业场所粉尘职业接触限值

如 2019 年新修订的《工作场所有害因素职业接触限值第 1 部分：化学有害因素》（GBZ 2.1—2019）规定了 49 种生产性粉尘时间加权平均容许浓度（PCTWA），其中

14 种制定了呼吸性粉尘的 PCTWA。

(三) 严格执法

加大执法力度及加强接尘作业的监督管理，是尘肺防治有关法律与法规得到落实的根本保证。各级人民政府、企业法人等都必须严格执行国家已制定的一系列法律法规，各级企业主管部门、疾病控制中心和职业病监督防治机构要加大执法力度，按期对企业和厂矿的生产环境进行经常性的卫生监测和监督，对粉尘浓度超标的厂矿企业应严格处理，促其限期整改，以确保厂矿企业作业场所内的粉尘浓度在容许浓度范围内，从根本上杜绝尘肺的发生。

二、技术措施

工程技术措施是消除或降低粉尘危害的最根本措施。各行各业需根据其粉尘产生的特点，通过技术措施控制粉尘浓度。

(一) 改革生产工艺和革新生产设备

改革生产工艺和革新生产设备是消除或减少粉尘危害的主要途径，如在铸造工艺中用石灰石代替石英砂，寻找石棉的替代品；用远距离操作、隔离室监控、计算机控制等措施避免劳动者接触粉尘等；风力运输、负压吸砂减少粉尘外逸。使生产过程实现机械化、连续化、自动化以减少尘源。

(二) 湿式作业

湿式作业是一种经济易行的有效防尘措施，如石英磨粉或耐火材料碾磨，玻璃、搪瓷行业的配料过程均可采用湿式作业；井下爆破后冲洗岩帮；高压注水采煤；等等。

(三) 密闭尘源和抽风除尘

对不能采取湿式作业的场所，在密闭尘源的基础上，用局部抽风方法使密闭系统内保持一定负压，避免粉尘外逸，抽出的含尘空气经过除尘装置净化后排入大气。

三、个人防护

个人防护是防止粉尘进入呼吸系统的最后一道防线，也是技术防尘措施的补救。

合理使用防尘口罩、送风式防尘头盔、防尘服等个体防护用品可有效防止粉尘的危害。

需要强调两点：第一，个体防护不是首选，是不得已而为之的补救手段，通过技术措施降低工作场所粉尘浓度才是首选。第二，棉纱、纱布口罩不得代替防尘口罩使用。主要是因为这类的口罩对粉尘的滤过效率很低，达不到保护劳动者的效果。

四、健康监护

法律依据为《职业健康监护技术规范》(GBZ 188—2014)，主要包括职业健康检查、离岗后健康检查、应急健康检查和职业健康监护档案管理四个方面内容，职业健康检查包括上岗前、在岗期间、离岗时健康检查等。

上岗前健康检查为强制性，主要目的是发现粉尘作业职业禁忌证，如患有活动性肺结核、慢性阻塞性肺病、慢性间质性肺病、伴肺功能损害者均不得从事粉尘作业。

在岗期间健康检查主要目的是尽早发现尘肺患者，使其尽快脱离粉尘作业和得到及时的观察治疗。

另外，还要加强宣传教育，使企业的法人代表和劳动者都能正确认识粉尘的危害及防尘措施的有效性，以提高防尘的自觉性和主观能动性，自觉或相互监督对方做好防尘设备系统的维修管理和防尘管理制度的贯彻执行。

第六章　职业性致癌因素与职业性肿瘤

第一节　职业性致癌因素

职业性致癌因素是指与职业有关的，在一定条件下能引起肿瘤的致病因素。职业性肿瘤的病因必须是经过识别和确定的职业性致癌因素。根据2016年6月IARC公布的人类致癌物名单，认定了与工农业生产有关的人类化学致癌物或生产过程有40多种，包括化学因素（如煤焦油、苯、石棉、砷等）、物理因素（如X射线、氡、紫外线等）和生物因素（如幽门螺杆菌），其中最常见的是化学因素。目前，根据流行病学研究和动物试验结果，职业性致癌物又可分为以下三类。

（1）确认致癌物：生产过程、流行病学调查及动物实验都有明确证据者，表明对人有致癌性的理化物质和生产过程，属于Ⅰ类致癌物。

（2）可疑致癌物：有两种情况，一种是动物实验证据充分，但人群流行病学调查结果有限。另一种是动物致癌试验阳性，特别是与人类血缘相近的灵长类动物中致癌试验阳性，但缺少对人类致癌的流行病学证据，分别属于Ⅱ–A、Ⅱ–B类致癌物。

（3）潜在致癌物：动物试验已经获得阳性结果，而人群中尚无流行病学调查资料表明对人有致癌性，如铅、锌等，属于Ⅲ类致癌物。

第二节　职业性肿瘤

一、职业性肿瘤的特征

（一）潜伏期长

从开始接触致癌因素到出现职业性肿瘤的间隔期，称为潜伏期。研究表明，肿瘤的发生发展受自身遗传因素和外界环境因素的双重作用。不同的致癌因素有不同的潜伏期，对于人类而言，潜伏期最短4～6年，如X放射线致白血病，但也不乏少数潜伏期非常短的，如苯所致的白血病，最短仅需4个月。潜伏期最长可达40年以上，如石棉诱发间皮瘤。大多数职业肿瘤的潜伏期较长，为12～25年。由于职业性接触程度一般都较强，所以职业性肿瘤发病潜伏期比非职业性同类肿瘤短，如芳香胺引起的泌尿系统肿瘤，发病年龄以 40～50 岁多见，较非职业性的早 10～15 年。

(二) 具有剂量反应关系

大多数毒物的毒性作用存在阈值或阈剂量，即超过这个剂量时才可引起健康损害，并以此作为制定安全接触剂量的依据。但是对职业性致癌因素来说，是否存在阈值尚有争论。目前主张有阈值者获较多支持，一些国家已据此规定了"尽可能低"的职业致癌物接触的"技术参考值"。但阈值问题并没有解决。

虽然职业致癌物阈值问题有争论，但大量研究证明，大多数致癌物都明显存在剂量反应关系，即在暴露于致癌物的人群中，接触大剂量的要比接触小剂量的肿瘤发病率和死亡率都高，与接触总剂量有关（包括非职业接触）。动物实验和流行病学调查研究都支持这一研究结果。例如，接触二甲氨基偶氮苯（奶油黄）30mg/d，34 天诱发肝癌，接触总量为 1020mg；若 1mg/d，700 天诱发肝癌，接触总量为 700mg。说明职业肿瘤发生存在剂量反应关系，但也有例外，如石棉仅有小剂量的接触史就可致癌。

(三) 大多有固定的靶部位

职业性肿瘤大多有固定的好发部位或范围，多在致癌因素作用最强烈、经常接触的部位发生。由于皮肤和肺是职业致癌物进入人体的主要途径和直接接触器官，故职业性肿瘤多见于呼吸系统和皮肤。有时也可能累及同一系统的邻近器官，如致肺癌的职业致癌物，可引发气管、咽喉、鼻腔或鼻窦的肿瘤；亦可发生在远隔部位，如皮肤接触芳香胺，芳香胺经肝转化生成活性代谢物可在尿中浓缩，并长时间与膀胱黏膜接触，导致膀胱癌；同一致癌物也可引起不同部位的肿瘤，如砷可诱发肺癌和皮肤癌。此外，还有少数致癌物引起广泛范围的肿瘤，如电离辐射可引起白血病、肺癌、皮肤癌、骨肉瘤等。

(四) 常有特殊的病理类型

不同致癌因素引起的职业性肿瘤各有其一定的病理类型，例如：铀和二氯甲醚引起的肺癌大部分为未分化小细胞癌；六价铬化合物多致鳞癌；家具木工和皮革制革工的鼻窦癌大部分为腺癌。一般认为，接触强致癌物及高浓度致癌物所致肿瘤多为未分化小细胞癌，反之则多为腺癌。但上述特点不是绝对的，如苯所致白血病的类型不一，且无一定规律，所以仅供与非职业性肿瘤做鉴别时参考。

（五）病因明确

一般肿瘤的外来病因大多不清，而职业性肿瘤病都有明确的致癌因素和接触史。如前文所述的苯所致白血病；石棉、氯甲醚、双氯甲醚、砷及其化合物、六价铬化合物、焦炉逸散物、毛沸石所致肺癌；石棉、毛沸石所致间皮瘤；联苯胺、β－萘胺所致膀胱癌；氯乙烯所致肝血管肉瘤。若消除或控制这些职业性致癌因素后，相应的肿瘤发病率就会明显下降或不发生。

职业性肿瘤要在一定条件下才能发病。如不溶性的铬盐及镍盐，只有经肺吸入方能引起肿瘤，而将它们涂抹在皮肤或从口进入都没有致癌作用。此外，还与个人习惯有关，如接触石棉的吸烟者，肺癌发病率可以增加 40～90 倍。

二、我国法定职业性肿瘤及其诊断原则

随着经济发展，我国职业危害所致肿瘤呈严重态势。国家卫生计生委（前）、人力资源和社会保障部、安全监管总局、全国总工会联合于 2013 年 12 月发布了新版《职业病分类和目录》，沿用至今。目录中规定的职业性肿瘤包括：① 联苯胺所致膀胱癌；② 石棉所致肺癌、间皮瘤；③ 苯所致白血病；④ 氯甲醚、双氯甲醚所致肺癌；⑤ 砷及其化合物所致肺癌、皮肤癌；⑥ 氯乙烯所致肝血管肉瘤；⑦ 焦炉逸散物所致肺癌；⑧ 六价铬化合物所致肺癌；⑨ 毛沸石所致肺癌、胸膜间皮瘤；⑩ 煤焦油、煤焦油沥青、石油沥青所致皮肤癌；⑪ β－萘胺所致膀胱癌。此外，还包括职业性放射性疾病中的放射性肿瘤（含矿工高氡暴露所致肺癌）。2014 年我国共报告职业性肿瘤 119 例。其中苯所致白血病 53 例，焦炉逸散物所致肺癌 28 例，石棉所致肺癌、间皮瘤 27 例，六价铬化合物所致肺癌 5 例，联苯胺所致膀胱癌 3 例，氯甲醚和双氯甲醚所致肺癌、β－萘胺所致膀胱癌、砷及其化合物所致肺癌和皮肤癌各 1 例。

我国 2017 年颁布的《职业性肿瘤诊断标准》（GBZ 94—2017）规定了职业性肿瘤的诊断原则以及各特定肿瘤的诊断为依据。诊断原则：有明确的致癌物长期职业接触史，出现原发性肿瘤病变，结合实验室检测指标和现场职业卫生学调查，经综合分析，原发性肿瘤的发生符合工作场所致癌物的累计接触年限要求，肿瘤的发生部位与所接触致癌物的特定靶器官一致，并符合职业性肿瘤发生、发展的潜隐期要求，方可诊断。我国法定职业性肿瘤的致癌物质、高危职业和诊断依据如表 6–1 所示。

表6-1　常见职业性肿瘤的致癌物质、存在行业和诊断依据

肿瘤类型	致癌物质	存在形式	存在行业	诊断依据
肺癌	石棉	石棉粉尘	石棉矿开采、防火织物、造船、造纸、建筑、地砖等	1. 石棉肺合并肺癌者，应诊断为石棉所致肺癌； 2. 不合并石棉肺的肺癌患者，在诊断时应同时满足以下三个条件：① 原发性肺癌诊断明确；② 有明确的石棉粉尘职业接触史，累计接触年限1年以上（含1年）；③ 潜隐期15年以上（含15年）
	氯甲醚、双氯甲醚	氯甲醚、双氯甲醚蒸气	纺织、造纸、塑料、橡胶、实验室等甲醛、盐酸及水蒸气共存的工作场所	在诊断时应同时满足以下三个条件：① 原发性肺癌诊断明确；② 有明确的氯甲醚或双氯甲醚职业接触史，累计接触年限1年以上（含1年）；③ 潜隐期4年以上（含4年）
	砷及其化合物	砷尘	矿物开采和熔炼、农药、羊毛纤维生产	在诊断时应同时满足以下三个条件：① 原发性肺癌诊断明确；② 有明确的砷及其化合物职业接触史，累计接触年限3年以上（含3年）；③ 潜隐期6年以上（含6年）
	焦炉逸散物	焦炉逸散物气体、蒸气、粉尘	炼焦、炼钢、铸造溶化等	在诊断时应同时满足以下三个条件：① 原发性肺癌诊断明确；② 有明确的焦炉逸散物职业接触史，累计接触年限1年以上（含1年）；③ 潜隐期10年以上（含10年）
	六价铬化合物	六价铬酸盐尘	铬酸盐制造、印染、皮革、木材防腐、化工	在诊断时应同时满足以下三个条件：① 原发性肺癌诊断明确；② 有明确的六价铬化合物职业接触史，累计接触年限1年以上（含1年）；③ 潜隐期4年以上（含4年）
	毛沸石	毛沸石纤维粉尘	建材、环保、离子交换、催化裂化、日用轻工、石油化工、农牧业、造纸和塑料等	在诊断时应同时满足以下三个条件：① 原发性肺癌诊断明确；② 有明确的毛沸石粉尘职业接触史，累计接触年限1年以上（含1年）；③ 潜隐期10年以上（含10年）
肝血管肉瘤	氯乙烯	氯乙烯蒸气	氯乙烯生产、化工	在诊断时应同时满足以下三个条件：① 原发性肝血管肉瘤诊断明确；② 有明确的氯乙烯单体职业接触史，累计接触年限1年以上（含1年）；③ 潜隐期1年以上（含1年）

续表

肿瘤类型	致癌物质	存在形式	存在行业	诊断依据
膀胱癌	联苯胺	联苯胺粉尘	化工、染料、橡胶、塑料、印刷、电缆	在诊断时应同时满足以下三个条件：①原发性膀胱癌诊断明确；②有明确的联苯胺职业接触史，累计接触年限1年以上（含1年）；③潜隐期10年以上（含10年） 联苯胺接触人员所患肾盂、输尿管移行上皮细胞癌可参照本标准
膀胱癌	β－萘胺	β－萘胺	化工、染料、橡胶添加剂、颜料等制造业，部分电缆电线行业	在诊断时应同时满足以下三个条件：①原发性膀胱癌诊断明确；②有明确的β－萘胺职业接触史，累计接触年限1年以上（含1年）；③潜隐期10年以上（含10年）
白血病	苯	苯蒸气	化工、制革、制鞋、橡胶、染料、树脂、油漆、农药、化肥、炸药	1. 慢性苯中毒病史者所患白血病，应诊断为苯所致白血病； 2. 无慢性苯中毒病史者所患白血病，在诊断时应同时满足以下三个条件：①白血病诊断明确；②有明确的过量苯职业接触史，累计接触年限6个月以上（含6个月）；③潜隐期2年以上（含2年）
间皮瘤	石棉	石棉粉尘	石棉矿开采、防火织物、造船、造纸、建筑、地砖等	石棉肺合并间皮瘤者，应诊断为石棉所致间皮瘤。不合并石棉肺的肺癌患者，在诊断时应同时满足以下三个条件：①间皮瘤诊断明确；②有明确的石棉粉尘职业接触史，累计接触年限1年以上；③潜隐期15年以上（含15年）
间皮瘤	毛沸石	毛沸石纤维粉尘	建材、环保、离子交换、催化裂化、日用轻工、石油化工、农牧业、造纸和塑料凳	在诊断时应同时满足以下三个条件：①胸膜间皮瘤诊断明确；②有明确的毛沸石粉尘职业接触史，累计接触年限1年以上（含1年）；③潜隐期10年以上（含10年）
皮肤癌	砷及其化合物	砷尘	矿物开采和熔炼、农药、羊毛纤维生产	1. 慢性砷中毒病史者所患皮肤癌应诊断为砷所致皮肤癌； 2. 无慢性砷中毒病史者所患皮肤癌在诊断时应同时满足以下三个条件：①原发性皮肤癌诊断明确；②有明确的砷及其化合物职业接触史，累计接触年限5年以上（含5年）；③潜隐期5年以上（含5年）

续表

肿瘤类型	致癌物质	存在形式	存在行业	诊断依据
	煤焦油、煤焦油沥青、石油沥青	煤焦油、煤焦油沥青、石油沥青	化学药品和煤焦油产品的生产、焦炭的生产、煤气制备、铝生产、铸造、铺路和建造等	在诊断时应同时满足以下三个条件：①原发性皮肤癌诊断明确；②有明确的煤焦油、煤焦油沥青、石油沥青职业接触史，累计接触年限6个月以上（含6个月）；③潜隐期15年以上（含15年）
放射性肿瘤	电离辐射	电离辐射	采矿、医疗、航空、核工业、核试验	1. 受照后，经一定潜伏期后发生，并且得到临床确诊的原发性恶性肿瘤；根据患者性别、受照时年龄、发病潜伏期和受照剂量，计算所患恶性肿瘤起因于所受照射的病因概率（Probability of Causation，PC）； 2. 计算所得95%可信上限的PC ≥ 50%者可判断为职业性放射性肿瘤

三、职业性肿瘤的预防原则

职业性肿瘤的预防应按三级预防策略进行。由于其病因明确，应以一级预防为重点，采取相应的措施消除病因或将其危险度控制在最低水平。总的来说，职业肿瘤的预防应包括以下五个方面。

（一）加强对职业性致癌因素的控制和管理

1. 发现病因

在临床医生和预防医师的共同努力下，通过流行病学调查，临床检查，提供线索，获得证据。对化学物质加强登记管理制度，建立筛检化学物致癌性的体系，在化学物质进入生产流通领域前预测其安全性。

2. 控制病因

对已经明确的致癌因素应尽可能消除或取代。对不能立即消除，也无法取代者应从工艺改革着手，提高机械化、密闭化、管道化，杜绝“跑冒滴漏”。

3. 定期监测

对环境中的致癌物浓度进行经常性定期监测，使其浓度或强度控制在国家规定的阈值以下，并尽可能降到最低。加强对生产企业的监督管理，对职业病危害严重的、不具备基本防护条件的，要限期整改，经整改后仍不合格的，应坚决予以关闭。

(二) 建立健全健康监护制度

职业场所健康监护包括作业环境评价和医学监护。医学监护基本内容包括健康体检、健康档案的建立和应用、健康状况分析及劳动能力鉴定。皮肤、肺和膀胱是应重点检查的部位。

(三) 加强宣传教育，保持身心健康

加强健康教育，提高自我防护意识及能力。

(1) 努力减少接触各种致癌因素，处理致癌物时，应严防污染企业外环境。

(2) 工作服应集中清洗、去除污染，禁止穿回家。

(3) 许多致癌物与吸烟有协同作用，应在接触人群中开展戒烟宣传。

(4) 提高自我保健意识加强职业健康促进教育，如操作规范、个人防护用品的正确使用、卫生习惯以及健康检查的重要性等。注意防止感染容易偶发肿瘤的疾病，如乙型肝炎、丙型肝炎、某些寄生虫病以及某些慢性炎症。

(5) 合理膳食，宜低脂、高蛋白饮食。多食用富含维生素 A、维生素 C、维生素 E 以及硒和钼类化合物。多食用新鲜蔬菜水果，避免吃油炸、烟熏或霉烂食物。

(6) 心理平衡，经常锻炼，提高自身免疫力，增强抗病能力。

(四) 建立致癌危险性预测制度

致癌危险性预测，对加强预防为主、有效管理致癌因素，并为制定法律法规提供依据，均具有重要意义。危险性预测与流行病学调查和动物试验密切相关。

(五) 搞好肿瘤化学预防

目前已选出维生素 A、维生素 C、维生素 E 以及硒和钼类化合物；β－胡萝卜素、异硫氰酸酯类、萜类化合物、酚类抗氧化剂等 54 种化合物为确切有效的肿瘤化学预防物，应积极宣传推广，将肿瘤化学预防应用于高危职业人群。

第七章　常见慢性非传染性疾病防治

慢性非传染性疾病简称慢性病，是指以生活方式、环境危险因素为主引起的肿瘤、心脑血管疾病、慢性阻塞性肺疾病、糖尿病等为代表的一组疾病。对人群生活质量和生命质量危害最大的是心脑血管疾病、糖尿病和肿瘤。随着人口期望寿命的延长、传染病的有效控制，慢性病占人口全死因的比例越来越高。防治慢性病的目的是，在人类生命的全程预防和控制慢性病的发生，降低慢性病的患病、失能及早亡，提高人群的健康水平和生命质量。

第一节　心脑血管疾病的防治

心脑血管疾病就是心脏血管和脑血管的疾病统称，最常见、最严重的是高血压、冠心病、肺心病、先天性心脏病、风湿性心脏病、心律失常、心肌疾病等。心脑血管疾病是一种严重威胁人类健康的疾病，特别是50岁以上的中老年人健康的常见病，即使应用目前最先进的治疗手段，仍有50%以上的脑血管意外幸存者生活不能完全自理，全世界每年死于心脑血管疾病的人数高达1500万人，居各种死因首位。

一、高血压的防治

(一) 高血压的流行特征

高血压是指由于心排血量和总外周阻力关系紊乱所导致的血流动力学异常，引起动脉收缩压和（或）舒张压持续升高的疾病。它既是一种世界性的常见疾病，又是其他心血管病的主要危险因素。

1. 高血压的流行病学特征

高血压患病率在世界各国均高，其患病往往与种族、工业化程度、地区有关。目前全世界超过1/3的成年人患有高血压，这一比率随着年龄增长而增长，在年龄超过50岁的人群中高达50%。调查结果显示，我国18岁以上的居民高血压患病率为33.5%，据此估计患有高血压人数高达3.3亿，高血压患病越来越年轻化，

25～34岁的年轻男性中高血压患病率高达20.4%。目前我国约有1.3亿患者不知道自己患有高血压，接受治疗的患者当中有75%没有达标。

2. 我国高血压的流行特点

(1) 高血压患病率逐年升高。

(2) 城市高血压患病率高于农村，农村高血压发病率正在快速上升，城乡差别明显减少。

(3) 高血压发病率北方高，南方低，且呈现自东北向西南递减的趋势。

(4) 男性高血压患病率高于女性，35～44岁人群高血压患病增长率男性为74%，女性为62%。

(5) 人群高血压知晓率、治疗率和控制率低。

(二) 高血压的主要危险因素

1. 遗传因素

目前多数学者认为，高血压的发生与遗传因素有关，估计遗传对收缩压的影响为82%，对舒张压的影响为64%。

2. 超重或肥胖

体质指数（BMI）、腰围/臀围比值与血压呈正相关。肥胖人脂肪多，这不仅能引起动脉硬化，而且因脂肪组织内微血管的增多，造成血流量增加。

3. 饮食因素

高钠饮食可使血压升高，而低钠饮食可降低血压；钾、钙和镁食量过低、优质蛋白质的摄入不足，被认为是促使血压升高的因素之一。

4. 饮酒

饮酒可升高血压。少量饮用红葡萄酒，可能有预防冠心病的作用，但长期中度以上的饮酒，对血压会产生不良影响。

5. 体育活动

体育活动过少可引起向心性肥胖、自主神经功能下降以及胰岛素抵抗，从而导致高血压发生。

6. 精神因素

紧张的生活和工作节奏，长期精神紧张、愤怒、烦恼等不良情绪，以及生活的不规律，容易导致高血压的发生。

（三）高血压的防治措施

1. 第一级预防

主要对象是健康人群，主要措施是避免和控制危险因素，以减少发病率。具体措施为以下几方面：

（1）减轻体重：保持理想体重，建议将体质指数控制在24以下。

（2）合理膳食：限制钠盐的摄入量，多食用新鲜水果、蔬菜，适当补充含钙高的食物，减少脂肪的摄入，补充适量优质蛋白。

（3）限制饮酒：适度饮酒可以降低高血压和心脑血管疾病的发生，大量饮酒者高血压的发病率是非饮酒者的5～7倍。

（4）适当的体力活动和体育运动：坚持适度而有规律的体育锻炼，如慢跑、球类运动、游泳、健美操等，以及体力劳动有助于减轻体重、降低血压和提高机体免疫力。

（5）保持良好的心理状态。

2. 第二级预防

主要对象是高危人群，主要措施是早发现、早诊断、早治疗。具体措施为以下两方面：

（1）规范化筛查：测量血压是高血压筛查最简单的方法，通过对社区人群进行规范化筛查，有利于高血压的早发现和早诊断，以便早治疗。

（2）合理治疗：早期发现高血压后要及早治疗，同时教育患者积极配合治疗，防止随意中断治疗、减量、停药，以减少复发和加重。

3. 第三级预防

主要对象是患者，充分利用社区以及家庭资源，开展康复治疗和医护咨询，教育高血压患者要科学合理地安排自己的日常生活。如患者血压稳定且无明显并发症时，可进行适当运动，如快步走、慢跑、骑自行车、跳绳、游泳、打网球、打羽毛球等。当患者血压控制不好或有明显并发症时，只可进行较温和的运动，如做操、散步、打太极拳等。

二、冠心病的防治

（一）冠心病的流行特征

冠心病是冠状动脉粥样硬化性心脏病的简称，是由于冠状动脉功能性或器质性改变而引起的冠状动脉血流和心肌需求不平衡所导致的心肌缺血性心脏病。冠心病一般可分为五种类型：隐性冠心病（也称无症状心肌缺血）、心绞痛、缺血性心肌病、心肌梗死、猝死，其中以心绞痛和心肌梗死最常见。

1. 冠心病的流行病学特征

全世界不同的国家和地区冠心病的发病率和病死率有着明显差异，差别可达10～15倍。据世界卫生组织公布的11个国家资料：30～69岁冠心病病死率北爱尔兰最高，芬兰次之，日本最低。与西方国家相比，我国的特点是脑卒中发病率高，冠心病则较低。大多数西方发达国家人群冠心病及脑卒中发病率呈下降趋势时，我国人群冠心病及脑卒中发病率却呈增加趋势，主要原因是，20世纪80年代以来，我国经济的高速增长以及人民生活水平的不断提高、人群体力活动减少、膳食结构不合理、体重上升、血清胆固醇升高、血压升高、男性吸烟率上升、生活节奏加快、社会心理压力加重等。国家统计局公布的2013年我国城乡居民疾病病死率与死因，城市居民的心脏病病死率为133.84/10万，是城市居民的第1位死亡原因；农村居民的心脏病病死率为143.52/10万，也是农村居民的第1位死亡原因；据国家卫生统计年报资料，我国居民的冠心病病死率持续上升，并且发病呈现年轻化趋势，35～64岁冠心病死亡人数明显增加。据世界卫生组织资料，我国的冠心病死亡人数已居世界第二位。

2. 我国冠心病的流行特点

（1）冠心病是中老年人的好发疾患，其发病率和病死率随着年龄增长而逐年上升。一般认为男性年龄超过40岁冠心病的发病率随年龄的增长而升高，大约每增长10岁发病率就上升1倍。

（2）冠心病的发生季节多在冬春季。

（3）冠心病的发病率北方高于南方、城市高于农村、男性高于女性、脑力劳动者高于体力劳动者。

（二）冠心病的主要危险因素

1. 高血压

高血压是发生冠心病的重要因素，无论是收缩压还是舒张压增高，都会使冠心病的危险性增高。国内外报道显示，高血压与冠心病存在正相关关系，血压越高，动脉粥样硬化程度越严重，发生冠心病或心肌梗死的可能性也就明显增高。

2. 血脂异常

血清总胆固醇水平与冠心病的发病率和病死率成正比。高胆固醇血症患者发生冠心病的相对危险度为5。胆固醇在体内与蛋白质结合成脂蛋白，其中低密度脂蛋白胆固醇（LDL-C）为粥样斑块中胆固醇的主要来源，高密度脂蛋白胆固醇（HDL-C）与冠心病的发生呈负相关。

3. 行为生活方式

(1) 吸烟：吸烟与冠心病存在明显联系，且随吸烟量的增加，其危险性也随之上升。因香烟中的一氧化碳造成的缺氧，可损伤动脉内膜，促进动脉粥样硬化的形成，而香烟中的尼古丁可刺激血管收缩，使血管内膜受损，亦可引起冠状动脉痉挛，诱发心绞痛和心肌梗死。

(2) 高脂饮食：可使患冠心病危险性增加，调查发现冠心病高发地区人们的饮食中往往富含脂肪，尤其是肉类和乳制品。

(3) 酗酒：大量饮酒不仅会使血压升高，而且会使血凝时间缩短，促进血栓形成，使冠心病的相对危险度上升。

(4) 缺乏运动：缺乏体育锻炼的人患冠心病的危险度是正常活动量者的 1.5~2.4 倍，且与冠心病的危险性呈等级相关。

4. 糖尿病

冠心病是糖尿病患者最常见的并发症，有糖尿病的高血压患者，患冠心病的概率较无糖尿病的高血压患者高一倍。

5. 肥胖

超标准体重的肥胖是冠心病的危险因素。肥胖能使血压和血清胆固醇升高。国外研究显示：体重增加 10%，血压平均增加 0.86kPa（6.5mmHg），血清胆固醇平均增加 18.5mg。35~44 岁男性体重增加 10%，冠心病危险性增加 38%；体重增加 20%，冠心病危险性增加 86%。

6. 危险因素的联合作用

冠心病是由多种因素综合作用引起的疾病。上述危险因素越多，动脉粥样硬化、冠心病发病率或发生并发症的可能性越大。

(三) 冠心病的防治措施

1. 第一级预防

控制和消除产生冠心病的危险因素，如高血压、高脂血症、肥胖、吸烟、糖尿病等，是预防冠心病发生的根本措施。具体措施为以下几方面：

(1) 降低血压：血压升高、高胆固醇血症以及吸烟被认为是冠心病最主要的三个危险因素。

(2) 降低血清胆固醇：实验表明，只有维持较长时间的理想胆固醇水平，才能达到预防冠心病的发病或不加重冠心病的目的。建议主要通过非药物途径在人群中预防血脂升高。

(3) 戒烟限酒：应采取各种措施向无烟社会迈进，例如，禁止青少年吸烟，提倡中老年人戒烟。

（4）预防和控制肥胖：主要是减少热量的摄入和增加运动量，尤其是肥胖者应严格限制吃高脂肪和高糖的食物，多吃富含纤维素和维生素的蔬菜和水果，防止能量的过分摄取。

（5）适度运动：经常性地参加适当的体育锻炼可以减轻体重，增强心血管的功能，可以预防糖尿病的发生。

2. 第二级预防

如果冠心病已经发生，尚未出现引起自己注意的症状，而早期发现、早期治疗，可有效阻止病情的发展。

（1）冠心病患者的自我报警：凡突发上腹或胸部疼痛、胸闷、心悸、气短、精神不振、疲乏、烦躁、头晕等症状，一定要到医院进行检查，一经确诊，及时治疗。

（2）高危人群定期检查：凡有以下六项内容之一者，可视为冠心病的高危人群：高脂血症者；高血压者；多年吸烟史者；肥胖者；糖尿病者；有冠心病家族史者。高危人群应每年进行一次检查。

3. 第三级预防

冠心病患者实行有计划合理治疗和积极的自我保健相结合的对策，是防止冠心病病情复发和恶化的关键。

三、脑卒中的防治

（一）脑卒中的流行特

脑血管疾病是指脑供血系统血管病变引起的一过性或持久性脑血液循环障碍所引起的疾病。临床上分为急性和慢性两种，急性脑血管病在临床上又称为脑卒中或脑中风。脑卒中是指脑部血液供应障碍引起的一组突然起病，以局灶性神经功能缺失为共同特征的急性脑血管疾病。脑卒中可分为出血性卒中（脑出血和蛛网膜下隙出血）和缺血性卒中（脑梗死、脑栓塞）两大类。

1. 脑卒中的流行病学特征

脑卒中是全球范围内第二致死原因和成人致残的主要原因。随着人口的老龄化，脑卒中的患者数及其致残时负担在将来势必急剧增加，仅次于缺血性心脏病，已经成为全世界面临的重大问题，对发展中国家来说是一个巨大的挑战。脑卒中发病率各地区不同，而且多个研究结果显示，发展中国家和欠发达地区发病率更高。国家统计局公布的 2013 年我国城乡居民疾病病死率与死因，城市居民的脑血管病病死率为 125.56/10 万，是城市居民的第 3 位死亡原因；农村居民的脑血管病病死率为

150.17/10万，是农村居民的第2位死亡原因；据世界银行预测，假如不采取有效措施，中国脑卒中发病病例数会直线上升。截至2030年，中国将有3177万脑卒中患者，脑卒中防控形势将非常严峻。

2. 我国脑卒中的流行病学特点

（1）北方地区脑卒中的发病率、病死率明显高于长江以南，且由南向北呈现梯度趋势递增，其中黑龙江省尚志市朝鲜族居民的发病率比广西壮族居民发病率高6倍，病死率高9倍。

（2）中国居民中脑出血的发生率大大高于欧美人。在一些欧美发达国家，脑出血的发生率占所有卒中的10%～15%，而我国脑出血的发生频率为30%～40%，个别高发区（如长沙市）高达50%。

（3）脑卒中的患病率、发病率城市居民高于农村人群，但病死率城乡差别不大。

（二）脑卒中的主要危险因素

1. 高血压

高血压是脑卒中最主要的、独立的危险因素。在任何年龄组，血压升高程度与脑卒中的发病危险性均呈正相关，其作用并不随年龄增长而衰减。

2. 心脏病

心脏病与脑卒中的关系非常密切。风湿性心脏病、冠心病、高血压性心脏病、先天性心脏病以及各种原因所致的心律失常等均可增加脑卒中特别是缺血性脑卒中的危险。有心房纤颤者发生卒中的危险性增加5倍。冠心病患者发生脑梗死的机会也比无冠心病者高4～6倍。

3. 糖尿病

研究证实糖尿病是缺血性脑卒中的危险因素。肥胖者易合并高血压、冠心病、糖尿病等，可增加脑卒中的危险性。

4. 吸烟

吸烟容易引发缺血性脑卒中，吸烟量较大的男性发生脑卒中的危险性是非吸烟者的3倍。吸烟还可引起蛛网膜下隙出血，其危险度随着吸烟量增加而上升。

5. 酗酒

少量饮酒并不增加脑卒中的危险，但长期过量饮酒，尤其是酗酒则容易诱发出血性脑血管病。

6. 血脂异常

高血脂对脑血管的危险性比冠心病稍弱，但高血脂与低密度脂蛋白浓度同时升高，是缺血性脑卒中不容忽视的危险因素。

（三）脑卒中的防治措施

1. 第一级预防

通过干预高危致病因素，以降低脑卒中的发病率。具体措施为以下几方面：

（1）控制盐摄入，降低血压：盐摄入量与高血压所致的脑卒中病死率呈正相关，降低血压可以有效地降低脑卒中的发生率。

（2）合理饮食：提倡低盐、低脂肪、低热量的饮食，并以富含蛋白质、维生素、微量元素、膳食纤维的食物为主。

（3）限制饮酒，严格戒烟。

（4）增加运动，控制体重。

（5）合理安排工作和生活，劳逸结合。

（6）保持良好的心理状态。

2. 第二级预防

一旦有脑卒中的前期征兆，应早发现、早诊断、早治疗，及时就医，防止脑卒中病情加重，对于改善患者的预后，防止并发症具有重要意义。脑卒中的前期征兆包括：

（1）突然头晕。

（2）肢麻、面麻、舌麻。

（3）说话吐字不清。

（4）突然一侧肢体活动不灵活或无力。

（5）头痛程度突然加重。

（6）精神状态发生变化。

（7）原因不明的跌倒。

（8）嗜睡。

（9）一时性视物不清。

如遇脑卒中昏迷者，患者的家人朋友要做到：将昏迷的患者就地平卧，解开患者的衣领，把患者的头偏向一侧；马上拨打急救电话；不要给患者任何药物，谨防病情加重；一定要尽快将患者送到就近的医院。

3. 第三级预防

为了减少脑卒中的后遗症，应尽早进行康复训练，加快和促进脑卒中患者各方面的康复，同时避免原发病的复发。康复训练的主要内容包括康复医疗、训练指导、心理疏导、用品用具的使用、知识普及、咨询宣教等方面，以尽可能恢复或补偿患者缺损的功能，增强其参与社会生活的能力，提高其生活质量。

第二节　恶性肿瘤的防治

恶性肿瘤，就是通常所说的癌症，是指细胞不仅异常快速增生，而且可发生扩散转移的肿瘤。当前恶性肿瘤威胁着人类的健康与生活，已成为全球人群发病和死亡的主要原因，给国家、社会、家庭以及个人都带来了难以估量的损失，造成大量劳动力的损失及社会资源的大量消耗。恶性肿瘤的预防与控制已成为世界各国无法回避的公共卫生问题。

一、恶性肿瘤的流行病学特征

近年来，恶性肿瘤的总体发病情况在世界各国呈上升趋势，但其中个别癌种在部分国家和人群中有所下降。据统计，2012 年全世界共新增癌症病例 1400 万，820 万人死于癌症。新增癌症病例有近一半出现在亚洲，其中大部分在中国。中国新增癌症病例高居世界第一位。在肝、胃、食管和肺等四种恶性肿瘤中，中国新增病例和死亡人数均居世界首位。目前，全球癌症负担不断加重，未来 20 年每年新发癌症病例将达到 2200 万，同期癌症死亡数将上升到 1300 万。受人口增长和社会老龄化影响，发展中国家的癌症数量不断攀升，全球 60% 的病例发生在非洲、亚洲、中美洲以及南美洲地区，并且占全世界癌症死亡数的 70%。

世界癌症报告估计，2012 年中国癌症新发患者数为 306.5 万，约占全球发病的 1/5；癌症死亡人数为 220.5 万，约占全球癌症死亡人数的 1/4。《2012 年中国肿瘤登记年报》显示，全国肿瘤登记地区恶性肿瘤发病第一位的是肺癌，死亡第一位的是肺癌，其次为肝癌、食管癌、胃癌和结直肠癌。根据国际癌症研究署预测，如不采取有效措施。

我国癌症的流行特点：

(1) 癌症呈现明显上升趋势，居各类死因之首。目前癌症死亡人数比 30 年前增长了 1 倍多，总的增长趋势为农村大于城市。

(2) 严重威胁我国人民生命健康的癌症主要有胃癌、食管癌、肺癌、肝癌、大肠癌、宫颈癌、乳腺癌、白血病和鼻咽癌。

(3) 我国癌症以消化道恶性肿瘤为主，除宫颈癌、鼻咽癌和食管癌等癌症的病死率有所下降外，其他部位恶性肿瘤均呈上升趋势。其中，肺癌、乳腺癌和白血病相对增幅较大。

(4) 我国癌症病死率男性高于女性，其男女之比是 1.68：1，高于一些欧美国家。

(5) 癌症病死率最高的是上海、江苏等地区，最低是云南、贵州、四川、湖南、广西等地区。

（6）中国城乡癌症死亡情况存在差异，农村癌症病死率水平与城市相当，但调整后高于城市。癌症分类构成在城乡分布不同，一方面，城市居民的食管癌、胃癌、肝癌、宫颈癌的病死率低于农村；另一方面，城市肺癌、乳腺癌、肠癌、膀胱癌等的病死率高于农村。

二、恶性肿瘤的主要危险因素

（一）环境因素

世界卫生组织指出，人类恶性肿瘤的80%～90%与环境因素有关，其中最主要的是与环境中的化学因素有关。环境因素根据性质可分为物理因素、化学因素和生物因素。

1. 物理因素

物理致癌因素有电离辐射、紫外线、机械性和外伤性长期慢性刺激等，其中以电离辐射最为重要。电离辐射可引发多种恶性肿瘤，如白血病、皮肤癌、肺癌、骨肉瘤、甲状腺癌等；紫外线可引起皮肤癌。

2. 化学因素

化学致癌物数量多，人群接触广、时间长、作用复杂，环境化学物质可通过污染空气、水源、土壤和食物，最终危及人类健康或引起恶性肿瘤。目前已证实可对动物致癌的环境化学物有100多种，通过流行病学调查证实对人类有致癌作用的达70多种。

3. 生物因素

世界上有15%～20%的肿瘤与病毒有关。目前认为与人类恶性肿瘤关系较密切的有：乙肝病毒能引起肝癌，幽门螺杆菌可引起胃癌，EB病毒可引起鼻咽癌。

（二）行为生活方式

1. 吸烟

吸烟与1/3的癌症有关。吸烟可引起肺癌、喉癌、口腔癌、咽喉癌、胃癌、食管癌、肾癌和膀胱癌等。吸烟与肺癌的关系最密切，而且大量资料证实肺癌与吸烟量、吸烟时间、开始吸烟的年龄、戒烟的年限等都有明显的剂量反应关系。

2. 饮酒

饮酒与口腔癌、咽癌、喉癌、胃癌、食管癌、直肠癌有关。长期饮酒可导致肝硬化，继而可能与肝癌有关。饮酒又吸烟者可增加某些恶性肿瘤发生的风险。

3. 饮食

世界癌症研究基金会研究报告指出，膳食结构不合理、缺乏运动锻炼是导致癌症发病的主要原因。如过多摄入精制食物、“三高一低”(高脂肪、高蛋白、高能量和低纤维素)饮食与结肠癌、乳腺癌、前列腺癌和胰腺癌有关；食物粗糙、营养素摄入不足、习惯硬食及烫食可促发食管癌和胃癌。

(三) 社会心理因素

大量的研究证明社会心理因素与癌症发病有关。负性事件、好生闷气、不成熟因子、掩饰因子、C 型性格等是癌症发病的危险因素。

(四) 遗传因素

目前，已发现数十种为显性或隐性遗传的肿瘤和肿瘤综合征，不过，大多数肿瘤属于多基因遗传范畴，即由遗传因素与环境因素相互作用的结果。与遗传关系较为密切的癌症有乳腺癌、肺癌、结肠癌、鼻咽癌、胃癌、视网膜母细胞瘤。

(五) 职业因素

据估计，在我国恶性肿瘤中，职业肿瘤在全部恶性肿瘤中占 5%。目前已公认的职业致癌物有 19 种，与工作环境关系较密切的“职业癌症”包括：

1. 肺癌

石棉、砷加工、镉、煤焦油等相关工业。

2. 膀胱癌

制铝、制革、品红制造等行业。

3. 鼻咽癌

接触甲醛、石棉粉、异丙醇、芥子气等行业以及制革业。

4. 淋巴瘤及白血病

接触苯(如印刷业)、氯乙烯、X 线摄影等行业。

5. 肝癌

接触砷、氯乙烯的工人。

三、恶性肿瘤的防治措施

(一) 第一级预防

第一级预防是指促进健康及减少危险因素，防止癌症的发生。其具体措施为：

(1) 加强防癌健康教育，增强个人防癌意识。

(2) 保护良好的生态环境，防治和消除致癌物质污染。

(3) 倡导健康的生活方式，减少致癌因素，如不吸烟、不酗酒等。

(4) 保持乐观开朗的情绪。

(5) 消除职业性致癌因素，识别职业高危人群，尽量防止职业性接触，对经常接触致癌因素的职工进行定期体检，及时诊治。

(二) 第二级预防

第二级预防是指通过筛检癌前病患或早期癌症病例，做到“三早”，即早发现、早诊断、早治疗。自我检查是早期发现癌症的重要措施之一，可以发现浅表和检查方便部位的肿瘤。如发现血管上皮重度增生、胃黏膜的不典型增生、化生和萎缩性胃炎、慢性肝炎和肝硬化、支气管上皮的增生和化生、结肠息肉等，应引起高度重视，注意密切随访，积极治疗。

(三) 第三级预防

积极治疗的患者，减少并发症，防止致残，提高生存率、康复率以及减轻由癌症引起的疼痛。一旦诊断为癌症，首先是尽快治疗，治疗方法有手术治疗、放射治疗、化学治疗或免疫治疗等；其次是术后康复，康复过程中需要营养支持、体育锻炼、心理治疗。在肿瘤晚期可能遇到严重的疼痛问题，医生应给予专业镇痛处理。

第三节　糖尿病的防治

糖尿病（DM）是由于胰岛素分泌不足和（或）胰岛素的作用不足（靶组织细胞对胰岛素敏感性降低）引起的以高血糖为主要特点的全身性代谢紊乱性疾病。临床上分为四种类型，即 1 型糖尿病、2 型糖尿病、妊娠糖尿病和特殊型糖尿病，其中发病最多的是 2 型糖尿病。

一、糖尿病的流行特征

近年来，随着生活水平的提高、饮食结构的改变、生活节奏的日趋紧张以及缺乏运动的生活方式等诸多因素，全球糖尿病发病率和患病率增长迅速，糖尿病已经成为继肿瘤、心血管病变之后第三大严重威胁人类健康的慢性疾病。为了评估糖尿病对全球的影响，为国际社会、各国政府和医疗机构制定针对糖尿病的政策提供依据，国际糖尿病联盟（IDF）定期根据全球糖尿病流行病学和卫生经济学研究的最新数据更新"IDF 糖尿病地图"。2013 年国际糖尿病联盟最新统计显示，全球糖尿病在 20 ~ 79 岁成人中的患病率为 8.3%，患者人数已达 3.82 亿人，其中 80%分布在中等和低收入国家，并且在这些国家呈快速上升的趋势。到 2035 年，估计全球将有近 5.92 亿人患糖尿病。2013 年全球共有 510 万人死于与糖尿病相关的疾病，占所有死亡人数的 8.39%，该年糖尿病的全球医疗花费达 5480 亿美元，占全球医疗支出的 11%。在对各个国家和地区的发病率和发病趋势的估计中，中国 2013 年糖尿病的患者人数为 9840 万，居全球首位，其次是印度（6510 万）、美国（2440 万），IDF 估计，到 2035 年中国的糖尿病患者人数将达到 1.43 亿，仍然居于全球首位。

据 2010 年杨文英教授等在《新英格兰医学杂志》上发表的一项中国 14 省糖尿病流行病学调查结果，我国成人糖尿病的患病率为 9.7%，据此估算我国当时已有糖尿病患者 9240 万，居全球之首，同时，糖尿病前期的糖耐量受损人群达到了 1.48 亿人，糖尿病已经开始在 20 ~ 39 岁中国年轻人中流行，每年有 100 万糖尿病新增病例。糖尿病患者人数增速迅猛与我国居民生活水平提高、不健康的生活方式增加有着密不可分的关系。

二、糖尿病的主要危险因素

（一）遗传因素

父母是糖尿病患者，其子女罹患糖尿病的可能性比较大。并且 1 型和 2 型糖尿病都有遗传。调查显示，糖尿病一级亲属的患病率较一般人群高 5 ~ 21 倍。

（二）超重与肥胖

肥胖是 2 型糖尿病最重要的易患因素之一。其发病机制是由于脂肪细胞变得肥大，脂肪细胞膜上的胰岛素受体密度变小，同时对胰岛素的敏感性降低，从而易发生糖尿病。据调查，60% ~ 80%的成年糖尿病患者都属于肥胖体型。

（三）膳食因素

饮食中高脂肪、高热量的成分大增，直接造成身体脂肪的过度堆积，成为糖尿病发病率上升的主要诱因。

（四）缺乏体力活动

体力活动影响葡萄糖代谢，马拉松运动员的血糖水平及糖耐量中，胰岛素水平比同样体重未经训练的人低，说明训练或体育活动可以增加胰岛素敏感性；反之，严重的体力活动减少，如卧床休息，容易导致胰岛素升高和糖耐量异常。

（五）糖耐量受损

糖耐量受损（IGT）是指患者血糖水平介于正常人血糖值和糖尿病患者血糖值的一种中间状态。IGT 是 2 型糖尿病的高危险因素，IGT 诊断后 5 ~ 10 年进行复查时，大约有 1/3 的人发展为 2 型糖尿病。

（六）高血压

许多研究发现，高血压患者发展为糖尿病的危险比正常血压者高。高血压与 2 型糖尿病常常并存，这类患者比较容易患上心脑血管病和肾脏并发症。

（七）病毒感染

在糖尿病的发病诱因中占非常重要的位置，特别是病毒感染是 1 型糖尿病的主要诱发因素。许多病毒（如柯萨奇 B 病毒、腮腺炎病毒、风疹病毒等）感染后可引起胰岛炎，损伤了胰岛 D 细胞，导致胰岛素分泌不足而发生糖尿病。另外，病毒感染后还可使潜伏的糖尿病加重而成为显性糖尿病。

（八）自身免疫

90% 的 1 型糖尿病新发病例血浆中有胰岛素细胞自身抗体。很多学者认为，糖尿病是由自身免疫机制导致胰岛 B 细胞破坏所引起的一种慢性疾病。

（九）血脂异常

血脂是将来发生 2 型糖尿病的一项重要的预测指标，而且是糖尿病患者发生心脑血管并发症的重要危险因素。糖尿病伴随有脂蛋白的运输、合成和代谢异常。

（十）精神因素

工作压力大的人由于精神长期高度紧张，造成肾上腺素分泌过多，从而引起血糖、血压的持续增高。

（十一）吸烟

吸烟引发糖尿病的机制可能与通过改变体内脂肪分布，对胰岛 B 细胞的毒害作用有关。吸烟会增加糖尿病患者尤其是急性心肌梗死和周围血管疾病的危险性。吸烟有致血脂和脂蛋白变化的不良作用。

三、糖尿病的防治措施

(一) 第一级预防

主要对象是一般人群，目的是纠正可控制的糖尿病危险因素，预防糖尿病的发生。主要措施包括:

(1) 对人群进行健康教育，提高全社会对糖尿病危害的认识。

(2) 提倡健康的生活方式，加强体育锻炼，增加体力活动；保持膳食平衡，多吃富含纤维素和维生素的新鲜水果和蔬菜，避免过多的能量摄入，预防和控制肥胖。

(3) 戒烟、限酒。

(4) 治疗高血压，改善血脂异常。

(二) 第二级预防

主要对象是高危人群。通过社区筛查尽量做到糖尿病的早发现、早诊断和早治疗，预防糖尿病的发生和进展。筛查试验包括空腹血浆葡萄糖（FPG）检验和75g口服葡萄糖耐量（OGTT）试验，社区筛查中FPG检验更适用。对筛检的糖尿病患者和IGT，应该进行积极治疗，控制血糖，预防并发症的发生。

(三) 第三级预防

延缓与防治糖尿病的并发症。对已诊断的糖尿病患者，除了控制血糖，同样要控制心血管疾病的其他危险因素。通过健康教育提高患者对糖尿病的认识，采取合理的治疗手段，对血糖进行自我监测，通过规范的药物治疗、饮食治疗和体育锻炼，控制血糖水平，预防并发症的发生，提高生命质量。对已发生并发症的患者主要采取对症治疗和康复治疗，防止病情恶化和伤残，减少糖尿病的致残率和病死率，改善糖尿病患者的生活质量。

第四节　社会病的防治

“社会病”是介于“社会问题”与“越轨行为”之间的一个概念，但更接近于“社会问题”。社会病是指社会因素起着决定作用，与现代生活方式与行为模式密切相关的社会病理现象。随着社会的现代化不断进步，各种各样的社会问题不断涌现出来。

目前主要社会病有自杀、车祸、吸毒、青少年妊娠，还有酗酒、啃老、网瘾、仇富等。社会病直接或间接地影响人群健康，也是导致其他健康问题的重要根源，一般需采取社会防治措施才能加以控制。社会病不仅是社会问题，也是健康问题或公共卫生问题，需要从医学特别是公共卫生的角度进行干预。

一、自杀

自杀是个人在意识清楚的情况下，自愿地，而不是被别人逼迫地采取伤害、结束自己生命的行为。或者说，自杀是由社会心理冲突产生的一种蓄意终止自己生命，有目的、有计划的自我毁灭性行为。根据自杀结果的不同，可以将自杀分为两类：自杀死亡和自杀未遂。前者无须解释，后者虽然采取了自杀的行动，但由于采用的方法不足以致死，或者由于自杀时被救活而没有导致死亡结局。在死亡的意愿方面，一般来说在自杀死亡者中死亡愿望强烈者比自杀未遂者要多；但也并不尽然，在自杀死亡者中，也有死亡意愿并不强烈者。

(一) 流行特征

据 WHO 估计，在过去 50 多年，自杀率上升了 60%。最新统计表明，全世界每天有 3000 多人死于自杀，每年约有 100 万人死于自杀，而自杀未遂者则是它的 10～20 倍。据统计，我国平均每年自杀死亡的人数为 28.7 万人。在全国，自杀死亡人数占全部死亡人数的 3.6%。

1. 地区分布

自杀地区分布与地理环境、生活方式、民族风俗习惯以及居民素质等有关，呈现一定的分布特点。从全球来看，北欧和东欧是自杀高发区，横跨欧亚大陆的中国、俄罗斯、日本、孟加拉国等构成了另一个自然高发带。从中国自然地区分布来看，长江流域形成了一条自杀高发带。从城市与乡村自杀率比较来看，发达国家大多为城市高于乡村，而中国的自杀率是乡村远远高于城市，农村的自杀率是城市的 3 倍，即全国 75%的自杀发生在农村。

2. 人群分布

(1) 性别：在世界上大多数国家，自杀死亡的男女性别比例一般为 3∶1，男性高于女性；自杀未遂者多是女性高于男性。而在我国女性自杀率比男性高 25%左右，主要是农村年轻女性的自杀率较高造成的。

(2) 年龄：几乎所有的国家，自杀的风险都随年龄而增长，大部分自杀行为都发生在成年人中，15～34 岁年龄组自杀是第一死亡原因，自杀死亡人数最多的群体集中在年龄为 20～24 岁的年轻人，很多国家 85 岁以上的老年人自杀率最高。

(3) 职业：不同职业自杀率有所不同。中国妇女自杀率较高与农村妇女文化水平普遍偏低有一定关系。自杀病学家认为社会地位高的资本家、商人自杀率远远高于社会地位低的工人和农民。中国曾有过大量关于自杀职业分布的报道，从科学性较强的文献中得知我国自杀高危人群是学生、失业者、待业者、小贩、家庭主妇、工人和农民等。

(4) 婚姻状况：研究发现无论男女，已婚者自杀率最低，在男性自杀中，男性离婚者自杀率最高，其次为丧偶和未婚者。在女性自杀中，女性离婚者自杀率最高，丧偶与未婚者自杀率均较低（美国型）。中国香港自杀率最高的是离婚者，未婚、单身和寡居者则较低。

(5) 精神疾病：西方国家的许多研究表明，自杀者中精神疾病的患病率高达90%以上，而我国因精神障碍而自杀的人却远远低于其他国家。

3. 时间分布

自杀高发季节，农村是夏季（6~8月），城市亦是夏季（5~9月），这个季节最为多见。有报道，自杀高峰在春季和夏季，夜晚自杀多于白天，进一步研究发现，自杀好发时刻是上午9时和晚上9时前后。

(二) 影响因素

自杀行为是一种复杂的社会病理现象，国内外对此进行了广泛的研究，影响因素可概括为生物、心理、社会三个方面。

1. 生物因素

与自杀有关的生物学因素包括遗传因素、机械损伤、神经异常和严重的疾病等。研究发现，在同一家庭中，自杀有一定聚集性，有自杀家庭史者是自杀的高危人群。研究发现，自杀行为与生物钟有关，在智力、体力、情绪三种生物节律中，只有情绪节律与自杀有统计学联系；女性自杀与月经周期有一定关系；青少年自杀有出生创伤者比对照组高3倍，出生创伤可致脑神经受机械性损伤，从而影响神经元的生长发育和神经递质的释放。精神病或精神异常是导致自杀的重要原因。

严重的疾病晚期，如恶性肿瘤患者，常因对治疗失去信心，或因不堪忍受严重病痛的折磨而导致自杀，尤其是老年人更容易发生。

2. 心理因素

人的一生中都要经历身心剧变的时期，人的生理及心理发生明显改变，在情绪不稳定时，一旦遇上突发事件或不良刺激，常诱发自杀。常表现为以下几方面：

(1) 厌世感，如怀才不遇、忍辱负重、屈服于外界压力、受到不公正待遇等，失去学习和生活乐趣，把自己看成“多余的人”而自杀。

(2) 极乐感，如择偶受干扰，或第三者插足家庭，为与第三者共同实现“生不能成夫妻，死同穴”的“极乐世界”而自杀。

(3) 罪孽感，如平时作恶多端、横行霸道、罪行累累，深知法网恢恢，罪责难逃，为了逃脱法律的惩罚而畏罪自杀。

(4) 失落感，如对于一向“广播有声，报纸有名”的名人，若屡遭挫折，名落孙山，容易自认为“无颜面对江东父老”而自杀。

(5) 冲动感，如家庭夫妻之间、父子之间、兄弟之间、叔伯之间，或在工作单位同事之间和社会的邻里之间，由于争吵怒气难消，尤其是自感“吃亏”或“气不过”时，容易出现由于一时感情冲动丧失理智而自杀。

(6) 从众感，如一些平日称兄道弟、讲“江湖义气”的青少年，一旦为首者产生自杀的念头，其他成员易盲跟从而自杀。

3. 社会因素

社会因素在自杀中起重要作用。社会不稳定、经济困难、失业、社会风气颓废、家庭不和以及人事关系紧张等，常使人产生孤僻、自卑、绝望，从而导致自杀。与自杀密切相关的人际冲突主要包括婚恋冲突、家庭人际关系冲突以及社会人际关系冲突。青年人自杀大多由婚恋纠纷冲突所致，失恋、单相思、被遗弃、未婚先孕、第三者插足、离婚等造成心理创伤与痛苦，进而走向极端。家庭内部人际关系冲突和社会人际关系冲突是造成自杀的诱发因素与导火线。

(三) 预防措施

WHO 呼吁全社会包括医疗、教育、警务、司法、劳动、宗教、法律、行政和媒体在内的社会各方面协调行动，关注引发自杀的原因和途径，共同采取综合措施，防范自杀行为的发生。

1. 一般措施

(1) 提高心理健康素质

1) 普及心理卫生常识，采用广播、电视、科普小册子、报纸、墙报、公众讲座等形式广泛地向社区人群宣传心理卫生知识。

2) 对于中小学生开设针对性较强的心理卫生课，使学生初步了解自己的心理，学会各种生活技能。

3) 建立社区心理咨询和心理保健系统，开展心理咨询和心理保健工作，使处于心理危机的个体能够及时得到专业性的支持和帮助。

(2) 普及预防知识：要采取各种形式开展关于预防自杀知识的宣传和教育，使人们了解自杀的危害，懂得识别基本的自杀危险信号，对有自杀意念或自杀未遂的患者，能够采取同情而不是歧视的态度。

(3) 减少自杀的机会：加强对常见自杀手段的管理，以达到减少自杀的目的。

1) 加强武器管理，特别是枪支弹药的管理。

2) 加强有毒物质的管理。

3) 加强对危险场所的防护和管理，特别要对多发自杀行为的大桥、高楼、风景名胜地进行针对性强的管理。

(4) 建立专门机构：世界上许多国家成立了各种专门的预防自杀机构，如自杀预防中心、救难中心、危机干预中心、生命线等，利用便利的电话、互联网进行危机干预和自杀预防。

(5) 加强人员培训：许多研究表明，自杀患者常首先求助于初级卫生保健机构或综合性医院，发展中国家尤为如此。然而，大多数医务人员对自杀行为缺乏必要的了解。因此，要加强对相关医务工学者和心理咨询工作者的培训。

(6) 控制自杀个案的媒体报道：由于近年来大众传播媒介的长足发展，自杀案例的报道几乎可以深入现代社会的每一个角落。与此相对应的是，部分新闻机构和新闻工作者为了满足社会公众的猎奇心理以提高其影响和销量，大量、详细报道自杀案例，特别是知名人物如明星、社会名流、政界要人、青少年偶像的自杀行为，结果导致一些青少年模仿，出现“维特效应”。国家应制定法律或法规，严格限制报道此类事件，特别限制对自杀方法的报道。

2. 特殊人群预防措施

精神疾病，特别是抑郁症、精神分裂症恢复期、酒瘾、药瘾患者是自杀的高危人群之一，是自杀的预防重点。对每一位精神病患者，不管是门诊患者还是住院患者，都应该进行系统的自杀危险性评估。对于有严重自杀意念者，特别是严重的抑郁症患者，应劝其住院治疗，必要时可在国家政策、法律支持下强制住院。医务人员应将患者的情况，特别是自杀危险性与患者家属进行沟通。

(1) 住院精神病患者：除常规治疗外，住院精神病患者的自杀预防应注意以下几个方面：

1) 病房安全措施：包括清除一切可能用于自杀的工具，建立及时发现自伤和自杀患者的机制，严格有关管理制度等。

2) 对每一位住院患者进行系统的自杀危险性评估。

3) 与患者讨论自杀问题。

4) 制定严格的住院探视、出院管理制度。

5) 取得家属、亲人和朋友的重视和支持。

6) 出院时，对今后的自杀预防做出计划，安排早期随访。

(2) 社区精神病患者：在国外，由于社区精神病患者的自杀率较高，所以有学者提出应把社区作为精神病患者自杀预防的重点。预防的原则有以下几方面：

1) 系统评估自杀的危险性并计入档案中。

2) 组织适当的社会支持体系。

3) 定期监测患者自杀的危险性。

4) 选择毒性较小的治疗药物，限制每次的处方量，药物不能由患者保管，要由家属监督。

5) 为患者及家属安排 24 小时支持体系。

3. 大中学生自杀的预防措施

大中学生是一个特殊群体，在心理方面，大多处于从不成熟向成熟阶段发展的过程，学习和就业压力大，当前我国部分大学生还存在突出的经济压力，因此，近年来大学生的自杀问题有增加的趋势，且其自杀现象社会影响较大，因此已引起社会各界的关注。主要的预防措施有以下几方面：

(1) 改革教育和管理体制，合理安排学习负担，尽量缓解学生学习压力。

(2) 培养学生积极向上的人生观和价值观。

(3) 开展心理健康教育，提高学生的心理健康素质，包括分析问题和解决问题的能力。

(4) 从入校开始即建立心理健康档案，并定期进行复查。

(5) 建立心理咨询机构，由经过专业培训的工作人员向患者提供咨询，有条件的学校应建立危机干预热线。

(6) 建立合适的专业咨询和转诊机制。

(7) 培训学生管理干部和学生干部，建立自杀行为的监测体系。

二、车祸

车祸是道路交通事故的简称。其包括在公路上行驶 (包括运、行、放、停) 过程中发生的碰撞、碾压、翻覆、落水、失火或驶出路外造成人畜伤亡、车物损坏的事故。车祸是意外伤害的一种形式，在意外死亡中占 50%。车祸不仅对人类的健康造成了巨大损失，造成的经济损失也是不可估量的。同时，车祸导致的伤亡给伤亡者家属、亲友带来精神创伤，可导致一系列的身心疾病，如心血管疾病、脑血管疾病、消化性溃疡、精神疾患，甚至恶性肿瘤。

(一) 影响车祸发生的因素

车祸的发生是由生物、心理、社会等多种因素综合作用的结果，其中心理、社会因素对车祸的发生起着决定性的作用。

1. 自然环境因素

自然环境因素包括气候、地理、地域等方面，如雨、雪、雾等，寒冷环境、高温环境、路况、路线等。

2. 生物因素

（1）年龄与性别：一些资料显示，15～44岁是车祸死亡的高发年龄组，且男性车祸致死率是女性的15倍。男性驾驶员的车祸密度较女性稍低；但男性驾驶员发生致死性车祸的危险性是女性的3倍，这是由于男性暴露程度高的缘故。无论男女，青少年（35岁以下）驾驶员的致死性车祸发生均是55岁以上年龄段驾驶员的3倍，其原因主要是青少年车祸密度高及危险行为多造成的。

（2）生理条件：驾驶员的健康状况对车祸的发生影响很大。驾驶员视力不好、应急和判断能力偏低，尤其是驾驶过程中急性病发作，如癫痫发作、突发性头痛、头昏、眼花等与车祸的发生密切相关。有研究资料表明，患有癫痫、脑血管疾病和糖尿病的司机车祸发生率是其他司机的2倍。

（3）生物周期：人体的生物周期分为体力周期、智力周期及情感周期。这三个周期从出生时开始，持续一辈子而没有很大变化。根据体力、情绪和智力的不同变化分为高潮期、临界期和低潮期。在高潮期人们感到体力旺盛，头脑灵敏，具有解决复杂问题的能力。当人生物节律处于临界期或低潮期时，就会感到体力不济，注意力不集中，判断力下降，思维迟钝，如对高速行驶的车辆和复杂的路况做出错误的判断和错误的动作，这是导致车祸的重要原因之一。有资料表明月经周期与车祸的发生也存在着很强的联系。

（4）驾驶技术：驾驶员技术水平低、经验不足是车祸发生的重要原因之一，许多研究表明驾龄与车祸发生率呈负相关。驾驶员驾龄越短，经验越不丰富，应急能力越差，车祸发生率相对就越高。

3. 心理与行为因素

研究表明，应激性生活事件与车祸有关，对车祸负有责任的司机应激性生活事件比对照组多，这些司机有较多的心理障碍症状。一般来说，车祸的发生与以下几方面心理、行为因素有关。

（1）个性心理特征：是个人带有倾向性、本质的、比较稳定的心理特征（气质、性格、兴趣、爱好、能力）的总和。曾有研究发现，发生车祸的司机性格特征、心理反应类型与其他司机存在显著差异，车祸的发生与好胜、铤而走险的个性心理有很大的关系。

（2）生活事件：一项研究将因车祸而住院的司机分为两组：一组是车祸的责任

者；另一组是车祸的非责任者，然后进行生活事件量表测试和一般健康调查。结果表明，责任组经历的生活事件比非责任组多，差异具有显著性意义。特别是在车祸发生前3个月内，责任组比非责任组经历的应激性生活事件明显要多。还有研究表明，责任组司机所发生的生活事件主要与夫妻感情破裂、离婚、丧偶、婚恋问题有关。可见，重大生活事件的刺激是引起车祸发生的重要原因之一。

(3) 不良行为的影响：酗酒对司机的操作能力有决定性的影响，这一点在许多实验室和现场的研究中都得到证实。药物的滥用会引起车祸，国外曾有报道，部分肇事驾驶员在车祸发生前曾使用过兴奋剂或麻醉剂。吸烟对车祸也有影响，配对调查结果表明，有吸烟习惯的司机夜间车祸发生率明显比对照组高。

4. 社会经济

由于经济发展水平的不同，不同国家和地区车祸的发生存在明显的差异，发达国家每千人口机动车车辆远远高于发展中国家，机动车车祸发生率也高于发展中国家，但发展中国家机动车车祸死亡率却远高于发达国家，几乎为发达国家的10倍以上。在发展中国家，随着人口的急剧增长、社会经济的发展及车辆的剧增，车祸发生率有明显增加的趋势。不同国家车祸发生水平的明显差异，反映了公路条件、交通管理以及社会经济状况对车祸的影响。

(二) 车祸的控制和预防

由于世界各国经济发展水平和社会文化的差异，同一干预措施在不同的国家可能产生不同的结局。因此，应从本国实际出发，选择综合效果好的干预措施予以实施。

1. 交通立法

(1) 强迫使用安全带和头盔：1975年，美国几乎各州都实施了强迫使用安全带的法规；使用安全带与不使用安全带的致死性车祸之比为1∶3.35。一般来说，司机使用安全带，时速在60英里（1英里=1.6093千米）以内发生的撞车事故不会导致死亡。许多研究表明，使用安全带可以减少撞车事故中50%的死亡。使用头盔被证明是保护骑车人免受伤害的最为有效的干预措施。有研究表明，骑摩托车不戴头盔者其头部受伤概率是戴头盔者的2.5倍。

(2) 其他重要法规：由于酗酒造成的车祸占全部车祸的30%～50%，因此，世界各国都非常重视酒后行车的检查和预防。车祸发生后，一般要对司机血液中的乙醇浓度做常规检查。2011年2月25日第十一届全国人民代表大会常务委员会第十九次会议通过自2011年5月1日起施行的《中华人民共和国刑法修正案（八）》，对醉驾者将追究其刑事责任，在道路上醉酒驾驶机动车辆的，处拘役，并处罚金。

2. 教育培训

以教育的手段促使人们认识车祸危害的严重性，加强对司机及公众交通安全知识的学习和宣传。预防车祸的有效方法之一是在学校进行驾驶和交通安全知识教育。提高执照司机的操作能力有利于减少车祸的伤亡，应对司机进行严格的技术考核、培训、宣传教育、监督与管理。

3. 改善交通条件

为了减少车祸，应在公路标志、信号、监理及汽车的设计制造方面进行大量研究。目前新问世的保护机动车乘员的措施有安全气囊和儿童安全座椅，能够有效地增加乘员的安全。许多工程师正在设计完全由电子设备操作的原型汽车，将大大减少司机的操作。此外，改善路况，科学利用道路都有助于减少车祸的发生。例如，新建、扩建高质量的道路，增修地下通道或过街天桥，在城市繁华区用护栏把行人和行车道分开，能有效地减少车祸对行人的伤害。

4. 车祸的急救

建立指挥灵敏、反应快捷、高效的院前急救指挥系统，可减少车祸的致残率和致死率，降低居民潜在的寿命损失。急救指挥系统在车祸发生后，可及时将伤员送到合适的医院进行抢救。院前急救系统包括急救和急诊室。急救指挥中心系统简称“120”，是从事院前急救指挥调度的急救中心。它通过“120”急救电话、计算机网络系统和无线通信设备，将院前患者与医院联系起来，从而达到迅速、有效地救治损伤患者的目的。

三、青少年妊娠

青少年妊娠是指在法定结婚年龄以前所有的妊娠现象，包括意外怀孕和无意怀孕。一般为未婚的18岁以下的少女发生的性行为及过早妊娠的现象。自20世纪70年代以来，世界上很多国家出现青少年性行为和初次性经历趋向低龄化的问题。我国随着改革开放的深入，人们的性观念和性行为也发生重大改变，尤其是青少年。据WHO最新报道，世界每年有1600万15～19岁的少女和约100万15岁以下的少女分娩，每年有300万15～19岁的少女进行不安全堕胎，妊娠和分娩期间的并发症是全球15～19岁少女死亡的第二大原因。

(一) 青少年妊娠的主要危害

1. 青少年妊娠的严重影响

少女健康尽管在现代社会中，女性月经初潮提前至12～13岁，但并不表明女孩的生理发育已经达到可以怀孕的程度。从月经初潮到18岁的青少年的身体仍处于发育阶段，这段时间过早地发生性行为引起妊娠，常常会导致高危妊娠甚至出现严重的并发症。青少年妊娠容易导致流产、习惯性流产、感染、宫颈糜烂、不完全流产、子宫破裂、出血死亡及人工流产后精神障碍等，造成成年后的性功能障碍，甚至失去生育能力。由于缺乏卫生知识，青少年罹患性病、艾滋病的比率也比较高。

2. 青少年妊娠造成各种心理创伤

青少年的性行为大多是在非正常环境下进行的，性行为发生时的心理紧张可能会导致各种性功能障碍。由于未婚少女的性行为、妊娠和怀孕与社会文化规范相违背，所以她们必须面对来自社会和家庭的巨大压力，给青少年带来长期的精神心理创伤。由于青少年的性行为大多不是建立在坚实的两性感情基础上，在大多数情况下，承担性行为各种后果的主要是少女，如怀孕、社会歧视及生育小孩的照护。与此同时，由于少女的心理发育还未达到成熟的程度，她们的心理应对机制还很幼稚，社会支持系统也不完善。在长期的精神压力下，青少年怀孕可出现各种各样的精神病，包括各种人格障碍、情感性精神障碍、神经病，个别少女甚至因此而自杀。

3. 青少年妊娠带来各种社会问题

(1) 由于青少年妊娠，很多青少年失去了受教育的机会，难以获得必需的职业技能，成年后难以适应社会。有研究表明，发生性行为越早的女性，出现酗酒、卖淫、犯罪、离婚的情况越多。

(2) 青少年妊娠严重阻碍了计划生育政策的落实，增大了计划生育工作的压力。

(3) 由于母亲受教育程度偏低，青少年妊娠出生的子女缺乏一个完整、健全的家庭，影响到他们的健康成长。

(二) 青少年妊娠的社会根源

1. 生理成熟与心理和社会成熟时间差扩大

性行为既是一种生理需要，又是一种心理需要。由于生活条件的改善，近几十年来，青少年的躯体发育年龄有逐年提前的趋势，青少年的生理成熟（特别是性成熟）与他们的心理成熟和社会成熟之间的时间差有逐渐扩大的趋势。

2. 性观念开放

现代社会中性观念越来越开放是青少年妊娠的重要社会原因。20 世纪 60 年代，美国等西方国家出现了大规模的妇女解放运动和性解放运动，妇女的性观念发生了很大的变化。性观念的改变导致色情文化和性消费文化的泛滥，也使青少年有了更多的机会接受性刺激，进一步促使了青少年性冲动的产生。

3. 性禁锢

在我国以及世界上其他一些地区仍然存在的性禁锢观念，同样对青少年的性行为和青少年妊娠产生重大的影响。由于受传统性禁锢观念的影响，学校和父母总觉得不应该或者不能把性知识直接教给青少年。我国高校直到最近才默认大学生的恋爱行为，绝大多数中学生没有开设性知识教育的课程。青少年对性有种神秘感，阻碍他们形成正确的性观念，不懂得如何控制自己的性冲动，不懂得性行为的后果，不知道如何去防范性行为导致的各种问题。

(三) 青少年妊娠的社会防治

青少年妊娠是一个社会问题，需要社会、学校和家庭的共同努力才能进行有效的防范。

1. 提高全民族的文化教育水平

有研究表明，父母的文化程度与青少年适应不良行为，包括青少年妊娠有着密切的关系。提高父母的文化教育水平，可以使其子女有较好的成长环境，有机会接受较多的学校教育。与此同时，要强化九年义务教育的实施，尽量降低青少年的失学率。

2. 要在全社会形成健康的性观念和性道德

包括培养良好的社会道德风尚，鼓励积极健康向上的文化精神，清除色情文化对青少年的影响等。家庭成员如父母要对青少年的行为，包括性行为起表率作用，树立起严肃对待生活的榜样。要关注同辈团体和亚文化对青少年行为的不良影响，教师和家长要通过积极的学校教育和家庭教育，主动引导青少年的社交活动向健康的方向发展。

3. 打破性禁锢，加强性知教育

通过性知识教育，让广大青少年了解自己的生理发育规律，了解过早的性行为可能造成的后果，促进青少年的心理成熟和社会成熟，掌握安全性行为的基本知识。

四、吸毒

吸毒是指通过吸食、注射等各种途径使用能够影响人的精神状况但为法律所禁止拥有和使用的化学物质的行为。在医学上，能够影响人类心境、情绪、行为或者改变意识状态，并具有致依赖（成瘾）作用的物质被称为精神活性物质，也称为成瘾物质（药物）。人们使用这些物质的目的在于获得或保持某种特殊的心理、生理状态。吸毒是流行于全球的现代社会病，其流行之广、危害之大，超过其他任何社会病。在人类最难对付的杀手中，毒品已位列第三，仅次于心脏病和癌症。

(一) 流行概况

根据《2014 年世界毒品报告》，2012 年全球的毒品相关死亡人数估计超过 18 万人，相当于15～64岁的人口中每100万人就有40人因吸食毒品死亡。美洲、欧洲、大洋洲人群因吸食大麻所致病而寻求治疗的人数一直在显著增加，亚洲和欧洲寻求治疗的吸毒者中滥用最严重的主要毒品是阿片剂。在中国，毒品滥用的形势近年来发生变化，目前主要滥用的有冰毒、K粉、摇头丸等人工化学合成的致幻剂、兴奋剂类。数据显示，中国青少年占吸食新型毒品人员的86%。

《2014年中国毒品形势报告》显示，截止到2014年年底，中国累计发现、登记吸毒人员292.5万名，参照国际上通用的吸毒人员显性与隐性比例，实际吸毒人数超过1400万，其中35岁以下青年占7成。从地域分布来看，中国毒品犯罪现已突破以往高发于边境、沿海地区的地域特征，遍及全国各省份，但案件多发地区相对集中于华南、西南和东部省份，如广东、湖南、云南、贵州、辽宁等地。

(二) 吸毒的危害

1. 对机体的危害

吸毒严重损伤吸毒者的身心健康。除了吸毒导致的依赖性和耐受性之外，有资料表明，海洛因使用者的病死率比同年龄组高20倍，自杀、过量中毒、各种严重的并发症(如注射时使用毒品者感染的艾滋病、慢性肝炎等传染性疾病，营养不良等)是导致吸毒者死亡的重要原因。长期吸毒可导致肺气肿、肺癌，影响男女生育能力，导致性功能障碍，使心脏病发病率上升，已有心脏病和心血管疾病者，吸毒可以增加其复发与死亡的机会，也会使病情加重。

2. 传播艾滋病

吸毒是传播艾滋病的重要途径，据估计，全球注射吸毒者中有13%的人携带艾滋病毒，在西南亚和东欧或东南欧，这一比例分别高达近29%和23%。在我国，2/3的HIV阳性者是吸毒者。由于注射使用毒品者常常共用注射器和针头，导致这些血液传播性疾病在吸毒者同伴之间蔓延；由于吸毒者的性行为通常比较混乱，很多女性吸毒者通过卖淫来获取毒资，又通过性传播途径将这些疾病传播到非吸毒人群。

3. 吸毒破坏社会稳定

吸毒者起初使用自己的积蓄购买毒品，在很短的时间内，就会将自己的积蓄耗尽。然后，他们可能会千方百计地向亲人、朋友借、骗，最后发展到偷、抢或者参与贩毒、制毒、以贩养吸，对局部经济甚至全球经济产生不可估量的损害作用。

(三) 吸毒的社会根源

吸毒的原因很复杂，有以自身的人生观、道德观偏差引起的，也有受诱惑引起的。一般认为，吸毒的原因不能用单一的模式来解释，生物因素、心理因素和社会文化因素都与吸毒行为的产生、维持、戒断以后的复发有着密切的关系。

1. 毒品的可获得性

不能想象没有毒品的地区会有吸毒者。从所有的精神活性物质的使用情况来看，合法的、广泛可获得性使精神活性物质使用更为广泛，如烟草的广泛可获得性与我国30%的烟民是密切相关的。

2. 同伴影响和团伙压力

青少年通常受到同伴的引诱和影响，出于好奇与追求刺激等动机而第一次吸毒。在一些亚文化的青少年团伙中，吸毒行为是成为团伙成员的一个标志；团伙对其成员保持一种压力，使其成员维持吸毒行为。同样，一个人在戒毒以后，如果仍然回到戒毒前所在的社会环境，在很短的时间内即会重新吸毒，这是目前戒毒治疗复发率居高不下（90%以上）的一个非常重要的原因。

3. 成长环境的影响

研究表明，吸毒者多出身于社会的底层，其家庭常常存在各种各样的缺陷，如单亲家庭、家庭成员中有吸毒者、酗酒者，家庭成员之间缺乏交流，父母文化程度低，家庭经济条件差等。

4. 社会文化对毒品的容忍程度

由于种种原因，并非所有的国家都以严厉的态度对待毒品和毒品犯罪。金三角地区的占据者将种植鸦片作为经济收入的主要手段之一。在西方国家，有不少人认为吸毒是一种生活方式，对吸毒行为的严厉惩罚被认为是对个人自由的干涉。因此，有人主张将毒品的使用逐渐合法化。在北美和欧洲，就曾有人推动大麻使用的合法化。在这种思想的影响下，普通民众更能宽容吸毒行为。

（四）吸毒的三级预防

吸毒预防工作有两个非常特殊的问题：预防复吸和降低吸毒。

1. 第一级预防

对普通人群的预防，主要是提高普通公众对毒品及其危害的认识，采取的主要手段包括利用各种传播媒介，如电视、广播、报纸、标语、宣传画等。把预防青少年吸毒作为禁毒工作的基础工程，对青少年立足于教育和保护，采取各种有力措施；组织、协调政府有关部门和各种社会组织做好预防工作。

2. 第二级预防

主要针对高危人群，包括促进预防对象健康的生活方式，帮助他们形成抵制毒品的能力。对已经处于吸毒的初级阶段，但还未产生依赖性的人群进行针对性加强教育。主要是通过各种媒介宣传吸毒的危害和严重后果，提高他们对吸毒的认识，加强戒毒的信心，并设立一些临床服务机构、心理咨询和辅导机构及相关的机构，为他们早日摆脱吸毒提供条件，从而达到早期发现、早期治疗、早期控制，以制止他们进一步发展为成瘾者。

3. 第三级预防

主要目的在于降低毒品需求，是针对已经吸毒的人群而进行的。有组织地进行脱瘾治疗和康复，以帮助他们摆脱对药物的依赖，恢复正常的心理社会功能。三级预防包括为吸毒者提供脱毒（戒毒治疗）、康复、重返社会、善后照顾等一系列的服务，以减少吸毒人数，降低吸毒者对毒品的需求，预防吸毒的各种并发症，还需要社会向他们提供脱瘾治疗和康复的机构。

第八章　高校常见传染病

第一节　呼吸道传染病

一、肺结核

结核病是由结核分枝杆菌引起的一种慢性感染性疾病，是世界十大死因之一，以肺结核最常见。2017年，全球约有1000万人患结核病，160万人因该病死亡。肺结核的主要病变为结核结节、浸润、干酪样变和空洞形成。临床多为慢性过程，表现为长期低热、咳痰、咯血等，除肺外尚可侵袭浆膜腔、淋巴结、泌尿生殖系统、肠道、肝脏、骨关节和皮肤等多种脏器和组织。

（一）传染源

传染源主要是排菌的患者和动物。

（二）传播途径

肺结核的传播途径主要以空气传播为主。肺结核患者咳嗽、喷嚏排出的结核杆菌悬浮在飞沫核中播散，健康人吸入可致感染；痰干燥结核杆菌随尘埃吸入也可感染。影响结核杆菌传播的主要因素有菌株毒力、排毒量的多少、排出飞沫的大小、与患者接触的密切程度、接触者自身免疫能力和环境因素等。

（三）易感人群

人群普遍易感，婴幼儿、青春期及老年人发病率较高。社会经济水平低下的人群因居住拥挤、营养不良等原因发病率较高。患糖尿病、恶性肿瘤以及过度劳累等易诱发肺结核。免疫抑制状态（如器官移植、艾滋病）患者尤其易发结核病。

（四）临床表现

1. 呼吸系统症状

咳嗽、咳痰：此项是肺结核最常见症状。咳嗽较轻，干咳或者有少量黏液痰。有空洞形成时，痰量增多。若合并支气管结核，表现为刺激性咳嗽。

咯血：1/3～1/2 患者有，量多少不定，多数患者为少量。

胸痛：结核累及胸膜时，可表现为胸痛，随呼吸运动和咳嗽加重。

呼吸困难：多见于干酪样肺炎和大量胸腔积液患者。

2. 全身症状

发热为最常见症状，多为长期午后潮热，即下午或傍晚升高，翌晨降至正常。部分患者有倦怠乏力、盗汗、食欲减退和体重减轻等症状。育龄女性患者可表现为月经不调。

（五）诊断

1. 病史和临床表现

具有上述临床表现，以及与结核患者有共同生活史或接触史。

2. 影像学检查

影像学检查是诊断肺结核的重要手段，包括 X 线胸透、胸片、CT 等。X 线胸片可见斑点状、密度较高、边缘有清楚的结节影，或云雾状、密度较淡、边界模糊的渗出灶或环形透光的空洞。CT 显示纵隔肺门淋巴结、肺隐蔽区病灶结节、空洞、钙化、支气管扩张等。

3. 痰结核分枝杆菌检查

这是确诊肺结核的主要方法，每一个有肺结核可疑症状或肺部有异常阴影的患者都必须查痰。

4. 结核菌素试验（PPD 试验）

结核菌素是结核杆菌的特异代谢产物，是鉴定人体是否感染结核杆菌和感染反应程度的一种生物制剂。以 PPD 5IU（0.1mL）于前臂皮内注射，72 小时观察注射部位皮肤硬结直径：直径 5～9mm 为弱阳性；10～19mm 为阳性反应，提示结核杆菌感染；成人强阳性（硬结节直径≥ 20mm 或＜ 20mm 但有水疱或坏死）提示可能活动性结核病。

（六）治疗

肺结核患者应该到专门的定点医院接受正规的治疗。肺结核化学治疗的原则是早期、规律、全程、适量、联合。患者要按照医生的要求全程不间断地完成 6～8 个月疗程。绝大多数患者是能够治愈的。首次患病的患者治愈率更高，需要重视首次治疗。整个治疗方案分强化和巩固两个阶段。常用药物为异烟肼、利福平、吡嗪酰胺、乙胺丁醇、链霉素。

1. 初治肺结核治疗方案

每日用药方案：① 强化期：异烟肼、利福平、吡嗪酰胺和乙胺丁醇，顿服，2个月。② 巩固期：异烟肼、利福平，顿服，4个月。

间歇用药方案：① 强化期：异烟肼、利福平、吡嗪酰胺和乙胺丁醇，隔日1次或每周3次，2个月。② 巩固期：异烟肼、利福平，隔日1次或每周3次，4个月。

2. 对症治疗

咯血是肺结核的常见症状，治疗要注意镇静、止血，换侧卧位，预防和抢救因咯血所致的窒息并防止肺结核播散。结核毒性症状严重时确保在有效抗结核药物治疗的情况下，可考虑使用糖皮质激素。

3. 肺结核外科手术治疗

经合理化学治疗后无效的厚壁空洞、结核性脓胸以及大咯血保守治疗无效时适用。

(七) 预防

1. 健康体检

学校应当将肺结核检查作为新生入学体检和教职工体检的必检项目，原则上应在开学后1个月内完成入学体检，有条件的地区建议每年对所有在校学生开展一次体检。由具备资质的体检机构进行健康体检，主要采用肺结核可疑症状筛查和胸部X光片检查，重点地区和学校也可同时开展结核菌素皮肤试验。发现疑似病例及时反馈给学校，由学校告知学生（或家长）到当地结核病定点医疗机构检查确诊并跟踪了解诊断结果。体检结果纳入学生和教职员工的健康档案。

2. 健康教育

学校应采用多种形式，如入学教育和开设健康教育课程、举办校园活动、主题班会、专题讲座、知识竞赛、征文比赛，利用平面宣传材料、播放影像资料宣教，广泛宣传肺结核防治的核心知识。

3. 健康环境

保障学校的环境卫生，开展校园环境保洁。开学前组织开展全校范围环境清洁整治行动，并随时清除落叶、积水、污水等病媒生物滋生环境。校园公共卫生间、公用垃圾桶应每天清洁和消毒，及时倾倒废弃杂物。保证学校教室、学生宿舍的人均使用面积清洁。各类学习、工作、生活场所要加强通风换气，每次通风时间不少于30分钟，每日不少于3次。养成良好的卫生习惯，不随地吐痰，咳嗽、打喷嚏时应用肘窝捂住口鼻。平日多锻炼身体，生活要有规律，保持健康的心理，提高机体免疫力。

4. 健康监测

及早发现和治愈痰菌阳性患者是肺结核防控的关键措施。加强对教职工和学生的晨午检，实行“日报告”“零报告”制度。重点监测学生和教职工有无结核可疑症状，对因病缺勤的教职工和学生要密切跟踪其就诊结果和病情进展。有条件的学校可使用信息化手段进行报告、监测。

（八）案例分析

1. 基本情况

某高校 2017 级 1 班学生夏某，2018 年 4 月 29 日因“发热、咳嗽”两天在校卫生所进行抗感染治疗，疗效不佳。2018 年 5 月 7 日转至某省级医院住院治疗，诊断“左肺脓肿”，抗感染治疗以左氧氟沙星为主，症状好转，于 6 月 17 日出院，痰中未找到结核杆菌。2018 年 9 月初该学生再次出现发热、咳嗽的症状，入住同一医院治疗，多次查痰后找到结核杆菌，诊断为“左肺结核、左肺脓肿”。开学后同寝室出现第 2 个病例，属地疾控中心介入对该班进行调查时，又发现 2 例结核患者，随即对全校师生进行调查，发现其他 5 名学生患结核病，均在 2017 级的不同班，2016 级和 2018 级没有发现患者。其中首发病例班级发病 4 人，罹患率 9.76%（4/41）。借助每学年开学健康体检，学校对全校学生进行 PPD 试验，首发病例所在班级学生强阳性率为 43.9%，明显高于其他班级。

2. 原因分析

① 综合性医院对肺结核患者的诊断延误使得传染源未能有效控制；② 学校人口密度大，学生相互接触较为密切；③ 学生寝室卫生状况差，不注意通风；④ 学生是特殊人群，由于正值青春发育阶段，免疫功能不稳定，属于肺结核的高发人群。上述因素综合作用导致了疫情的蔓延。

3. 控制措施

疫情得到有效的控制，主要是因为该校与属地疾控中心联系紧密，疾病暴发后得到及时的指导，采取了有效的防治措施，具体内容如下。① 病例隔离治疗，对发现的所有肺结核患者根据《中国结核病控制规划实施工作指南》的要求，迅速隔离并进行个案调查，规范化治疗，督导服药和访视。严把患病学生返校就学关，严格执行返校的 4 个指标：强化期治疗满 2 个月，连续 2 次查痰阴性，透视或胸片病灶稳定，诊治单位证明。② 加强教室、寝室的通风、消毒，指导学生暴晒被褥等。③ 加强涂阳肺结核密切接触者的跟踪随访。PPD 试验强阳性者予以口服异烟肼药物预防。④ 加强学校健康教育工作，利用网络、广播、黑板报对全校师生进行结核病防治知识的宣传教育。

4. 总结

肺结核的传染源是排菌肺结核患者，传染程度受排菌量、咳嗽症状和接触密切程度等因素影响。肺结核感染后潜伏期较长，可从数周到终身。因此，早期发现和治疗传染源、避免感染是学校肺结核控制工作的重点。学校医务室对肺结核要加强警惕，在日常就诊中发现有肺结核可疑症状的学生和教职员工，应及时进行胸部X线片检查；对有家庭肺结核接触史和PPD强阳性学生进行定期检查；对全校师生每学年进行健康体检，争取肺结核的早期发现、早期治疗；加强健康教育，积极向教师和学生宣传肺结核的预防知识，提高防范意识。发病学生复学应由指定的专业机构把关，开具相应证明。

二、流行性感冒

流行性感冒（简称流感），是由流感病毒引起的一种急性呼吸道传染病。流感病毒根据其核蛋白和基质蛋白的特性，分为甲、乙、丙、丁四类型，不同型之间无交叉免疫。甲型流感病毒根据病毒表面的血凝素和神经氨酸酶的蛋白结构和基因特性，可分为多种亚型。目前，发现的HA和NA分别有18个（H1–18）和11个（N1–11）亚型。甲型流感病毒除感染人外，在动物中广泛也存在。乙型流感可在人群中循环感染。丙型流感病毒感染人、狗和猪，仅导致上呼吸道感染的散发病例。丁型流感病毒主要感染猪、牛等，尚未发现感染人。目前，引起流感季节性流行的病毒主要是甲型中的H1N1、H3N2亚型及乙型病毒的Victoria系和Yamagata系。

（一）传染源

流感患者和隐性感染者是季节性流感的主要传染源，从潜伏期末到发病的急性期都有传染性。一般感染者在临床症状出现前24～48小时即可排出病毒，排毒量在感染后0.5～1天显著增加，在发病后24小时内达到高峰。成人和年龄较大儿童一般持续排毒3～8天。住院的成人患者可在发病后持续一周或更长的时间散播具有感染性的病毒。

（二）传播途径

流感主要通过呼吸道分泌物的飞沫传播，也可以通过口腔、鼻腔、眼睛等黏膜直接或间接接触传播。接触患者的呼吸道分泌物、体液和污染病毒的物品也可能引起感染。在特定场所，如人群密集且密闭或通风不良的房间内，也可能通过气溶胶的形式传播，需引起警惕。

（三）易感人群

人群普遍易感，感染后获得对同类型病毒免疫力，但持续时间短，各类型及亚型之间无交叉免疫，可反复感染发病。年龄＜5岁的儿童、年龄≥65岁的老年人、伴有基础疾病的人群、肥胖者以及妊娠与围产期妇女感染流感病毒后较容易发展为重症病例。

（四）临床表现

潜伏期一般为1～7天，多为2～4天。

起病急，以高热、头痛、肌痛和全身不适起病，体温可达39～40℃，可有畏寒、寒战，多伴全身肌肉关节酸痛、乏力、食欲减退等全身症状，常有咽喉痛、干咳，可有鼻塞、流涕、胸骨后不适、颜面潮红、眼结膜充血等。部分患者症状轻微或无流感症状。感染乙型流感者常以呕吐、腹痛、腹泻为主要表现。病程4～7天，咳嗽和乏力可持续数周。无并发症者呈自限性，多数患者于发病3～4天后发热逐渐消退，全身症状好转，但咳嗽、体力恢复常需较长时间。

肺炎是流感最常见的并发症，流感病毒可侵犯下呼吸道，引起原发性病毒性肺炎，重症流感患者容易合并细菌、真菌等其他病原体感染，严重者可出现急性呼吸窘迫综合征。其他并发症有神经系统损伤、心脏损伤、肌炎和横纹肌溶解、脓毒症休克等。

（五）诊断

1. 流感样病例

发热（体温≥38℃），伴有咳嗽或咽痛之一者。

2. 临床诊断病例

有流行病学史（发病前7天内在无有效个人防护的情况下与疑似或确诊流感患者有密切接触，或属于流感样病例聚集发病者之一，或有明确传染他人的证据）和出现上述流感临床表现，且排除其他引起流感样症状的疾病。

3. 确诊病例

有流感临床表现，且有一种病原学检测结果为阳性即可确诊，具体情况如下：

（1）从病例呼吸道标本（如鼻咽分泌物、口腔含漱液、气管吸出物）中分离和鉴定到流感病毒。

（2）病例呼吸道标本流感病毒核酸检测阳性。

（3）病例流感抗原检测阳性。

（4）急性期和恢复期双份血清的流感病毒特异性 IgG 抗体水平呈4倍或以上升高。

（六）治疗

一般治疗按呼吸道隔离患者1周或至主要症状消失。

卧床休息，多饮水，注意营养，进食后以温盐水或温开水漱口，保持鼻咽口腔清洁卫生。应密切观察和监测有无并发症的出现。高热者可进行物理降温，或应用解热药物。咳嗽、咳痰严重者给予止咳祛痰药物。可根据缺氧程度采用适当的方式进行氧疗。可适当地选择使用抗病毒药物进行抗病毒治疗。

（七）预防

1. 病例的早发现与隔离治疗

早期发现疫情，学校主要通过完善日常晨午检和因病缺勤缺课制度，及早发现流感样病例，及时掌握疫情动态，及早对流感样病例进行呼吸道隔离和治疗。需体温恢复正常、其他流感样症状消失48小时后或根据医生建议方可解除隔离，复工复课。不住院隔离治疗者外出应戴口罩。学校内流感流行时可进行集体检疫，并要健全和加强疫情报告制度。必要情况下可根据专家建议采取停课、放假等措施防止流感疫情的蔓延。疑似流感患者及早进行流感抗体检查，确诊病例进行适当的隔离与治疗。做好同班级、同宿舍等接触人员健康监测。

2. 疫苗的接种

每年接种流感疫苗是预防流感最有效的手段，可以显著降低接种者罹患流感和发生严重并发症的风险。目前，流感疫苗在我国大多数地区属于第二类疫苗，公民自费、自愿接种。通常接种流感疫苗2～4周后，可产生具有保护水平的抗体，6～8月后抗体滴度开始衰减。因此，为保证在流感高发季节前获得免疫保护，建议最好在10月底前完成免疫接种。为提高学生对流感疾病特征、危害及疫苗预防作用的认识，提高学生疫苗覆盖率，各高校应积极组织开展科学普及、健康教育和疫苗政策推进活动，积极组织疫苗接种。

3. 一般预防措施

学生与教职工采取日常防护措施也可以有效减少流感的感染和传播，包括保持良好的呼吸道卫生习惯，咳嗽或打喷嚏时，用纸巾、毛巾或肘窝遮住口鼻；勤洗手，尽量避免触摸眼睛、鼻或口；均衡饮食，适量运动，充足休息；等等。避免近距离接触流感样症状患者，流感流行季节，尽量避免去人群聚集场所；出现流感样症状后，患者应隔离观察，不带病上班、上课，接触同学、教师时戴口罩，减少疾病传播；流感样症状患者去医院就诊时，患者和陪护人员都要戴口罩，避免交叉感染。

(八) 案例分析

1. 基本情况

冬季和春季是流感的高发季节，流感暴发疫情多发生于各类学校。2016年1月，某校每日都会有多名学生因发热、感冒等原因请假，校医通过对在校生的检查发现，多名学生有发热（≥ 38℃）且伴有咳嗽或咽痛等症状，怀疑校内流感流行，于1月16日向属地疾控中心做了报告。属地疾控中心根据学校基本情况，组织该校各年级负责人开展病例搜索，截至21日共搜索到了133例流感样病例。通过对病例的调查发现，该校第一例病例的发病日期为1月5日，从1月8日起每天都有新发的病例，1月14日发病达到了一个高峰，1月15日之后新发病例数有所下降。以1年级的罹患率最高，主要集中于北教学楼。该校通过进一步调查分析发现，1年级的罹患率最高，是因为1年级的学生中午集中在学校食堂就餐，而其他年级学生的午餐则是由食堂准备好后配送至班级，集中就餐增加了流感人传人的概率；主要集中于北楼是由于北楼中有1年级的所有班级，同时该教学楼为双面教学楼，通风较差，增加了学生感染流感的概率。

2. 原因分析

该校流感样病例的学生在1月5日—21日平均缺课天数为1天，每天有很多学生发病后仍在上课，这也可能是导致该校病例在后期快速增长的重要原因之一。对引起流感暴发的危险因素调查显示，接触流感样病例、乘坐公交车到学校、参加集体活动（如聚会等）、在校园内下课活动后不洗手、不正确的洗手方式、不正确的擦手方式都是导致流感发生的危险因素，而接种疫苗是预防流感发生最经济有效的手段。

3. 防控建议

1月16日属地疾控中心建议该校要加强晨午检与因病缺勤缺课登记制度，及时发现有发热、咽痛、咳嗽等症状的学生。对流感样病例学生采取隔离治疗的措施，待症状完全消失48小时后方可返校，同时对学校教室、走廊、卫生间等开展全面彻底的消毒，暂停集体活动，加强通风换气与健康教育宣传。该校采纳并积极开展上述措施，至1月21日流感疫情得到显著缓解。

4. 总结

学校是人群高度聚集的特殊场所，特别是学生，作为流感易感人群易引起暴发流行，建议学校发生暴发疫情后，加强病例管理，落实晨午检制度、因病缺勤缺课登记制度，发现流感样病例短期内异常增多，应向教育行政部门和当地卫生健康行政部门、属地疾控中心报告；注意保持教室、宿舍、食堂等场所的空气流通，保持环境清洁，注意个人卫生；加强呼吸道传染病防治知识的宣传教育，积极组织学生接种流感疫苗；尽可能减少和避免多人集会，必要情况下可根据专家建议采取停课、放假等措施。

三、流行性腮腺炎

流行性腮腺炎（简称流腮），是由腮腺炎病毒引起的急性呼吸道传染病。以腮腺非化脓性炎症、腮腺区肿痛为临床特征。腮腺炎病毒除侵犯腮腺外，尚能侵犯神经系统及各种腺体组织，引起脑膜炎、脑膜脑炎、睾丸炎、卵巢炎和胰腺炎等。

（一）传染源

早期患者及隐性感染者均为传染源。患者腮腺肿大前7天至肿大后9天的2周内，可从唾液中分离出病毒，此时患者具有高度传染性。有脑膜炎表现者能从脑脊液中分离出病毒，无腮腺肿大的其他器官感染者亦能从唾液和尿液中排出病毒。

（二）传播途径

流腮主要通过飞沫呼吸道传播，也可通过接触被腮腺炎病毒污染的物品而传播。妊娠早期，腮腺炎病毒可通过胎盘传染给胎儿，而导致胎儿畸形或死亡，流产的发生率也相应增加。

（三）易感人群

人群普遍易感，约90%的病例为1～15岁的少年儿童，但近年来成人比例有增多的趋势。本病呈全球分布，全年均可发病，但以冬季、春季为主。患者主要是学龄前儿童，无免疫力的成人亦可发病。感染后一般可获得较持久的免疫力。

（四）临床表现

潜伏期14～25天，平均18天。

部分病例有发热、头痛、乏力、食欲缺乏等前驱症状，但大部分患者无前驱症状。发病1～2天后出现颧骨弓或耳部疼痛，然后唾液腺肿大，体温上升可达40℃。

腮腺最常受累，通常一侧腮腺肿大后2～4天又累及对侧。双侧腮腺肿大者约占75%，腮腺肿大以耳垂为中心，向前、后、下发展，使下颌骨边缘不清。表面灼热，但多不发红。因唾液腺管的阻塞，当进食酸性食物促使唾液分泌时疼痛加剧。腮腺肿大2～3天达高峰，持续4～5天后逐渐消退。舌下腺肿大时，可见舌下及颈前下颌肿胀，并出现吞咽困难。

（五）诊断

流腮主要根据有无发热和以耳垂为中心的腮腺肿大，结合流行性情况和发病前2～3周有接触史，诊断一般不困难。

没有腮腺肿大的脑膜脑炎、脑膜炎和睾丸炎，确诊需要依靠血清学检查和病毒分离。

（六）治疗

流腮无特效治疗，一般抗生素和磺胺药物无效。患者一般需隔离治疗，建议卧床休息，注意口腔清洁，饮食以流质或软食为宜，避免酸性食物，保证液体摄入量。

（七）预防

1. 传染源的管理

学校中出现流腮患者时，应早期隔离直至腮腺肿完全消退为止。由于症状开始前数天患者已开始排出病毒，因此患者的密切接触者应留验3周。在流腮流行季节学校要加强晨午检和缺勤学生健康追踪观察，发现流腮疑似病例及时向属地疾控中心报告，并对疑似病例及时隔离观察治疗。患者应按呼吸道传染病隔离。由于症状开始前数天患者已开始排出病毒，因此预防的重点是应用疫苗对易感者进行主动免疫。

2. 疫苗接种

接种腮腺炎疫苗是预防流腮的有效手段，潜伏期患者接种可以减轻发病症状。当校园内发生流腮疫情时，对学生开展含腮腺炎成分疫苗的应急接种，对未完成2剂次免疫史的学生需应急接种1剂次含腮腺炎成分疫苗。

四、水痘带状疱疹

水痘和带状疱疹是由同一种病毒（水痘带状疱疹病毒）感染所引起的、临床表现为不同的两种疾病。水痘为原发性感染，临床特征是同时出现的全身性丘疹、水泡及结痂；带状疱疹是潜伏于神经节的水痘带状疱疹病毒再激活后发生的皮肤感染，以沿身体一侧周围神经出现呈带状分布的、成簇出现的疱疹为特征，多见于成人。病毒对外界抵抗力弱，不耐热和酸，不能在痂皮中存活，能被乙醚等消毒剂灭活，人是已知自然界中的唯一宿主。

(一) 水痘

1. 传染源

患者是唯一的传染源。病毒存在于患者的上呼吸道和疱疹液中，发病前 1 ~ 2 天至皮疹完全结痂为止均有传染性。

2. 传播途径

水痘主要通过呼吸道飞沫和直接接触传播，亦可通过接触被污染的用具传播。

3. 易感人群

本病传染性极强，人群对水痘普遍易感。病后可获持久免疫，二次感染发病者极少见，但以后可发生带状疱疹。本病一年四季均可发生，以冬季和春季为高发季节。

4. 临床表现

潜伏期为 10 ~ 24 天，以 14 ~ 16 天为多见，典型水痘可分为两期：

(1) 前驱期。可有畏寒、头痛、低热、乏力、咽痛、咳嗽、恶心、食欲减退等症状，持续 1~ 2 天才出现皮疹。

(2) 出疹期。皮疹首先见于躯干和头部，以后蔓延及面部和四肢。初为红色斑疹，数小时后变为丘疹后发展成疱疹。疱疹为单房性，椭圆形，直径为 3 ~ 5mm，周围有红晕，疱疹壁薄易破，疹液透明，后变浑浊，疱疹处常伴瘙痒。1 ~ 2 天后疱疹从中心开始干枯、结痂、红晕消失。1 周左右痂皮脱落愈合，一般不留瘢痕。如有继发感染，则形成脓包，结痂脱痂时间将延长。水痘皮疹为向心性分布，主要位于躯干，其次为头面部，四肢相对较少，手掌、足底更少。部分患者可在口腔、咽喉、眼结膜和外阴等黏膜处发生疱疹，破裂后形成溃疡。水痘皮疹是分批出现，故病程中在同一部位可见斑丘疹、水泡和结痂同时存在，后期出现的斑丘疹可未发展成水泡即隐退。水痘多为自限性疾病，10 天左右自愈。儿童患者症状和皮疹均较轻，成人患者症状较重，易并发水痘肺炎。免疫功能低下者，易出现播散型水痘，皮疹融合后形成大疱疹。

除了上述典型水痘外，还有疹内出血的出血型水痘，病情极为严重。此型全身症状重，皮肤、黏膜有瘀点、瘀斑和内脏出血。还可有因继发性细菌感染所致的坏疽型水痘，皮肤大片坏死，可因脓毒症而死亡。

水痘还易引起以下并发症：

(1) 皮疹继发细菌感染，如化脓性感染、丹毒、蜂窝组织炎、脓毒症等。

(2) 肺炎。原发性水痘肺炎多见于成人患者免疫力功能缺陷者。

(3) 脑炎。发生率低于 1%，多发生于出疹后 1 周左右，临床表现和脑脊液改变与一般病毒性脑炎相似，预后较好，病死率为 5% 左右。重者可遗留神经系统后遗症。

（4）肝炎。多表现为谷丙转氨酶（ALT）升高，少数可出现肝脂肪性病变，伴发肝性脑病。

5. 诊断

典型水痘根据临床皮疹特点诊断多无困难，非典型患者需依赖于实验室检查确定。

6. 治疗

（1）一般治疗和对症治疗。患者应隔离至全部疱疹变成干结痂为止。发热期卧床休息，给予易消化食物和注意补充水分。加强护理，保持皮肤清洁，避免搔抓疱疹处以免导致继发感染。皮肤瘙痒者可用炉甘石洗剂涂擦，疱疹破裂后可涂甲紫或抗生素软膏。

（2）抗病毒治疗。早期应用阿昔洛韦已证明有一定疗效，是治疗水痘带状疱疹病毒感染的首选抗病毒药物。此外阿糖腺苷和干扰素也可试用。

（3）防止并发症。继发细菌感染时应及早选用抗菌药物，合并脑炎出现脑水肿者应采取脱水治疗。水痘不宜使用糖皮质激素。

7. 预防

患者应予呼吸道隔离至全部疱疹结痂，其污染物、用具可用煮沸或日晒等方法进行消毒。对于免疫功能低下，正在使用免疫抑制剂治疗的患者或孕妇等，如有接触史，可肌注丙种球蛋白，或肌内注射带状疱疹免疫球蛋白，以减轻病情。

（二）带状疱疹

带状疱疹是潜伏于人体神经节的水痘带状疱疹病毒经激活后所引起的皮肤损害，免疫功能低下时易发生带状疱疹。临床特征为沿身体单侧体表神经分布的相应皮肤出现呈带状的成簇水疱，常伴有局部神经痛。

1. 传染源

水痘和带状疱疹患者是本病的传染源。

2. 传播途径

病毒可通过呼吸道或直接接触传播，但一般认为带状疱疹主要不是通过外源性感染，而是潜伏性感染的病毒再激活所致。

3. 易感人群

人群普遍易感，带状疱疹痊愈后仍可复发。

4. 临床表现

起病初期，可出现低热和全身不适。随后出现沿着神经节段分布的局部皮肤灼痒、疼痛、感觉异常等。1～3 天后沿着周围神经分布区域出现成簇的红色斑丘疹，很快发展成为水泡，疱疹从米粒大至绿豆大不等，分批出现，沿神经支配的皮肤呈带状排列，故名“带状疱疹”。伴有显著的神经痛是该病的突出特征。带状疱疹3天左右转为疱瘢痕，1周内干痂涸，10～12天结痂，2～3周脱痂，疼痛消失，不留瘢痕。免疫功能严重受损者，病程可延长。皮疹常位于胸部，其次为腰部、面部等。带状疱疹皮疹多为一侧性，很少超过躯体中线，罕有多神经或双侧受累发生。

带状疱疹病毒可侵犯三叉神经眼支，发生眼带状疱疹，病后常发展成角膜炎与虹膜睫状体炎，若发生角膜溃疡可致失明。病毒侵犯脑神经可出现面瘫、听力丧失、眩晕、咽喉麻痹等。

本病轻者可能不出现皮疹，仅有节段性神经痛。重型常见于免疫功能缺损者或恶性肿瘤患者。还可发生播散性带状疱疹，除表现为皮肤损害外，还伴有高热和毒血症，甚至发生带状疱疹肺炎和脑膜脑炎，病死率高。

5. 诊断

典型病例根据单侧性、呈带状排列的疱疹和伴有神经痛，诊断多无困难。非典型病例有赖于实验室检查。

6. 治疗

该病是自限性疾病，治疗原则为止痛、抗病毒和预防继发感染等。

(1) 抗病毒治疗。抗病毒治疗的适应证包括患者年龄大于50岁；病变部位在头颈部；躯干或四肢生有严重的疱疹；有免疫缺陷患者；出现严重的特异性皮炎或严重的湿疹；等等。可选用药物为阿昔洛韦或阿糖腺苷。

(2) 对症治疗。疱疹局部可用阿昔洛韦乳剂涂抹，可缩短病程。神经疼痛剧烈者，给镇痛药，保持皮损处清洁，防止继发细菌感染。

7. 预防

目前尚无有效办法直接预防带状疱疹。

五、风疹

风疹是由风疹病毒引起的急性呼吸道传染病，包括先天性风疹和后天（获得性）风疹感染。较多见于冬春，近年来春夏发病较多，是一种易在学校发生的急性传染病。以发热、全身皮疹为特征，常伴有耳后、枕部淋巴结肿大。由于全身症状一般较轻，病程短，往往认为本病无关紧要，但是近年来风疹暴发流行中重症病例屡有报道。如果孕妇感染风疹，将会严重损害胎儿，儿童和成人均可发病。

(一) 传染源

患者是唯一的传染源，包括亚临床或隐形感染者，其实际数目比发病者高，因此是易被忽略的重要传染源。传染期在发病前 5 ~ 7 日和发病后 3 ~ 5 日，起病当日和前一日传染性最强。患者口、鼻、咽分泌物以及血液、大小便等均可分离出病毒。

(二) 传播途径

一般儿童与成人风疹主要由空气飞沫传播、接触传染、胎盘及母乳传播。

(三) 易感人群

本病一般多见于 5 ~ 9 岁的儿童，流行期中青年和老人中发病也不少见。

(四) 临床表现

1. 先天性风疹

胎儿感染风疹病毒后可在宫内死亡、流产、早产，也可以发生先天性畸形，轻者表现为胎儿发育迟缓，出生体重、身长、头围、胸围等均比正常新生儿低，重者可出现多脏器先天性畸形，常见有白内障、视网膜病、青光眼、虹膜睫状体炎、神经性耳聋、前庭损害、中耳炎、先天性心脏病、心肌坏死、高血压、间质肺炎、巨细胞肝炎、肾小球硬化、血小板减少性紫癜、溶血性贫血、再生障碍性贫血、脑炎、脑膜炎、小头畸形、智力障碍等。

2. 获得性风疹

(1) 前驱期。持续 1 ~ 2 天，3 天以上者少见。症状较轻或无明显症状，低热或中度发热，伴咳嗽、咽痛、流涕等上呼吸道症状和眼结膜炎，耳后、后颈部和枕部淋巴结轻度肿大，伴轻压痛。部分患者可在软腭及咽部附近见到充血性斑疹，大小如针尖或稍大，但无黏膜斑。

(2) 出疹期。常于发热 1 ~ 2 天后出现皮疹，呈淡红色斑丘疹，直径 2 ~ 3mm，也可呈大片皮肤发红或针尖样猩红热样皮疹。皮疹始于面部，迅速向颈部、躯干和四肢发展，24 小时内波及全身，但手掌足底大多无疹，2 ~ 3 天内全部消退，退疹后不留色素沉着或脱屑。在出疹前 4 ~ 10 天可出现全身淋巴结肿大，尤以耳后、颈后、枕后淋巴结肿大最为明显。肿大的淋巴结有压痛，但不融合、不化脓，可伴脾轻度肿大，淋巴结肿大可持续 2 ~ 3 周。

(五) 诊断

风疹患者的诊断主要依据流行病学史和临床表现，如前驱期表现：上呼吸道炎症，低热、特殊斑丘疹，耳后、枕部淋巴结肿痛等，但在流行期间不典型患者和隐形感染者远较典型患者多，对这类患者必须做病毒分离或血清抗体测定方可确诊。

特异性 IgM 抗体有诊断价值，此 IgM 抗体于发病 4 ~ 8 周后消失，只留 IgG 抗体。

(六) 治疗

(1) 一般疗法及对症疗法。风疹患者一般症状轻微，无须特殊治疗。症状较显著者，应卧床休息，流质或半流质饮食。对高热、头痛、咳嗽、结膜炎者可予对症处理。

(2) 并发症治疗。脑炎高热、嗜睡、昏迷、惊厥者，应按流行性乙型脑炎的原则治疗。出血倾向严重者，可用肾上腺皮质激素治疗，必要时输新鲜全血。

(3) 药物治疗。除对症治疗外，干扰素、利巴韦林等有助于减轻病情。

(七) 预防

因本病症状较轻，一般预后良好，故似无须特别预防，但先天性风疹危害大，可造成死胎、早产或多种先天畸形，因此预防应着重在先天性风疹。

1. 隔离检疫

患者应隔离至出疹后 5 日。但本病症状轻微，隐性感染者多，故易被忽略，不易做到全部隔离。一般接触者可不进行检疫，学校应做好隔离，防止聚集性传播。

2. 自动免疫

国际上经过十余年来广泛应用风疹减毒疫苗，均证明为安全有效，接种后抗体阳转率在 95% 以上，接种后仅个别有短期发热、皮疹、淋巴结肿大及关节肿痛等反应，免疫后抗体持久性大多可维持在 7 年以上。

3. 暴发时的措施

学校风疹暴发时，应对数量不多（5 ~ 10）的疑似病例开展流行性病学调查，同时要定期进行实验室检测，以确认是否因风疹而得病；在发生风疹疫情的学校，开展学生晨午检及症状监测，如出现发热、出疹等症状，及时报告并进行隔离治疗；保持教室、宿舍、食堂等场所的开窗通风，自然通风不良的，应机械加强通风；关于风疹的暴发疫情应向医疗机构和广大公众通告，以便能识别和保护易感的人群。

六、猩红热

猩红热为 A 组 β 型溶血性链球菌引起的急性呼吸道传染病。临床特征是突发高热、咽峡炎、全身弥漫性充血性点状皮疹和退疹后明显的脱屑。少数患者可引起心、肾、关节的损害。

(一) 传染源

传染源为患者和带菌者。正常人鼻咽部、皮肤可带菌。猩红热患者自发病前 24

小时至疾病高峰时期的传染性最强，脱皮时期的皮屑无传染性。

(二) 传播途径

猩红热主要是以空气飞沫传播。偶可通过污染的牛奶或其他食物传播。个别情况下，病菌可由皮肤伤口或产妇产道侵入，而引起“外科猩红热”或“产科猩红热”。

(三) 易感人群

人群对猩红热普遍易感，感染后人体可产生两种免疫力。猩红热是温带疾病，热带、寒带少见。在我国一年四季均可发病，但以冬季和春季多见。

(四) 临床表现

潜伏期 2 ~ 5 天，也可少至 1 日，多至 7 日。

1. 前驱期

大多骤起畏寒、发热，重者体温可升到 39 ~ 40℃，伴头痛、咽痛、食欲减退、全身不适、恶心呕吐。咽红肿，扁桃体上可见点状或片状分泌物。软腭充血水肿，并有米粒大的红色斑疹或出血点，即黏膜内疹，一般先于皮疹而出现。

2. 出疹期

皮疹为猩红热最重要的症候之一。多数自起病第 1 ~ 2 天出现。偶有迟至第 5 天出疹。从耳后、颈底及上胸部开始，1 日内即蔓延及胸、背、上肢，最后及于下肢，少数需经数天才蔓延及全身。典型的皮疹为在全身皮肤充血发红的基础上散布着针帽大小、密集而均匀的点状充血性红疹，手压全部消退，去压后复现。偶呈鸡皮样丘疹，重者可有出血疹，患者常感瘙痒。在皮肤皱褶处，如腋窝、肘窝、腹股沟部可见皮疹密集呈线状，称为“帕氏线”。面部充血潮红，可有少量点疹，口鼻周围相形之下显得苍白，称“口周苍白圈”。病初起时，舌被白苔，乳头红肿，突出于白苔之上，以舌尖及边缘处为显著，称为草莓舌。2 ~ 3 天后白苔开始脱落，舌面光滑呈肉红色，并可有浅表破裂，乳头仍凸起，称为杨梅舌。

皮疹一般在 48 小时内达到高峰，2 ~ 4 天可完全消失。重症者可持续 5 ~ 7 天甚至更久。颌下及颈部淋巴结肿大，有压痛，一般为非化脓性。此期体温消退，中毒症状消失，皮疹隐退。

3. 恢复期

退疹后一周内开始脱皮，脱皮部位的先后顺序与出疹的顺序一致。躯干多为糠状脱皮，手掌足底皮厚处多见大片膜状脱皮，甲端皲裂样脱皮是典型表现。脱皮持续 2 ~ 4 周，严重者可有暂时性脱发。

（五）诊断

1. 接触史

有与猩红热或咽峡炎患者接触史者，有助于诊断。

2. 临床表现

骤起发热、咽峡炎、典型的皮疹、口周苍白、杨梅舌、帕氏线、恢复期脱皮等，均是猩红热的特点。

3. 实验室检查

白细胞计数增加，多数达 $10 \sim 20 \times 10^9/L$，中性粒细胞增加达 80% 以上，核左移，胞浆中可见中毒颗粒及窦勒氏小体，嗜酸粒细胞初期不见，恢复期增多。红疹毒素试验早期为阳性。咽拭子、脓液培养可获得 A 组链球菌。

（六）治疗

1. 一般治疗

呼吸道隔离（至有效抗菌治疗满 24 小时为止）。卧床休息，急性期给予流质或半流质饮食，恢复期改半流质或软食，肾炎者低盐为佳。因高热进食少、中毒症状严重者可给予静脉补液。

2. 病原治疗

A 组链球菌对青霉素很敏感且不易产生耐药性。用青霉素治疗后平均 1 天左右咽拭子培养可转阴。重症患者应加大剂量和延长疗程。

对青霉素过敏者可用红霉素，必要时可用头孢菌素治疗。

3. 并发症治疗

并发风湿病的患者，可给予抗风湿治疗。并发肾炎患者，可按内科治疗肾炎的方法处理。

（七）预防

1. 管理传染源

患者及带菌者隔离 6 ~ 7 天。有人主张用青霉素治疗 2 天，可使 95% 左右的患者咽拭子培养转阴，届时即可出院。学校发现患者后，应予检疫至最后一个患者发病满 1 周为止。咽拭子培养持续阳性者应延长隔离期。

2. 切断传播途径

流行期间，学生应避免到公共场所，住房应注意通风。对可疑猩红热、咽峡炎患者及带菌者，都应给予隔离治疗。

3. 保护易感者

对有必要的集体，可酌情采用药物预防。

七、麻疹

麻疹是由麻疹病毒引起的急性呼吸道感染传染病，临床症状以上呼吸道症状（发热、咳嗽、流涕、眼结膜充血、麻疹黏膜斑）及典型皮疹为其特点。

（一）传染源

患者为唯一传染源。一般认为出疹前后5天均有传染性。该病传染性强，易感者直接接触后90%以上可得病。隐性感染者的传染源作用不大。

（二）传播途径

麻疹主要经过呼吸道传播，其病毒大量存在于发病初期患者的口、鼻、眼结膜分泌物及痰、尿、血中，通过患者打喷嚏、咳嗽等途径将病毒排出体外，并悬浮于空气中，形成“麻疹病毒气溶胶”，易感者吸入后即可形成呼吸道感染，也可伴随眼结膜感染。另外，还可通过直接接触传播，可经接触被污染的生活用品，引起感染。经衣服、用具等间接传染者较少。

（三）易感人群

未患过麻疹，也未接种麻疹疫苗者均为易感者。病后有较持久的免疫力。麻疹活疫苗预防接种后可获得有效免疫力，但抗体水平逐年下降，因此如再接触传染源还可发病。

（四）临床表现

潜伏期为6～21天，平均为10天左右。接种过麻疹疫苗者可延长至3～4周。

1. 典型麻疹

典型麻疹临床过程可分为以下3期：

（1）前驱期。从发热到皮疹出现为前驱期，一般持续3～4天。此期主要为上呼吸道和眼结膜炎症所致的卡他症状，表现为急性起病，发热、咳嗽、流涕、流泪、眼结膜充血、畏光等。发病2～3天后，90%以上患者口腔可出现麻疹黏膜斑（科氏斑），它是麻疹前驱期的特征性体征，具有诊断意义。前驱期一些患者颈、胸、腹部可出现风疹样皮疹，数小时即退去，称麻疹前驱疹。

（2）出疹期。从病程的第3～4天开始，持续1周左右。此时患者体温持续升高至39～40℃，同时感染中毒症状明显加重，开始出现皮疹。皮疹首先见于耳后、发际，其次前额、面、颈部，自上而下至胸、腹、背及四肢，2～3天遍及全身，最后达手掌与足底。皮疹初为淡红色斑丘疹，大小不等，直径为2～5mm，压之褪色，疹间皮肤正常。之后皮疹可融合成片，颜色转暗，部分病例可有出血性皮疹，压之不褪色。出疹同时可伴有嗜睡或烦躁不安，甚至谵妄、抽搐等症状。还可伴有表浅淋巴结及肝、脾大。并发肺炎时肺部可闻及干、湿啰音，甚至出现心功能衰竭。成人麻疹感染症状常比较重，但并发症较少见。

（3）恢复期。皮疹达高峰并持续1～2天后，疾病迅速好转，体温开始下降，全身症状明显减轻，皮疹随之按出疹顺序依次消退，可留有浅褐色色素沉着斑，1～2周后消失，皮疹退时有糠麸样细小皮屑脱落。

无并发症的患者病程一般为10～14天。麻疹过程中，呼吸道病变最显著，可表现为鼻炎、咽炎、支气管炎及肺炎，还可并发脑炎和心肌炎。此外，麻疹病毒感染过程中机体免疫功能明显降低，可使原有的变态反应性疾病如湿疹、哮喘、肾病综合征等得到暂时缓解，但患者易继发细菌感染，结核病灶复发或恶化。

2. 非典型麻疹

由于患者的年龄和机体免疫状态不同、感染病毒数量和毒力不同，以及是否接种过麻疹疫苗、疫苗种类不同等因素，临床上可出现非典型麻疹。

（1）轻型麻疹。多见于对麻疹具有部分免疫力的人群，如6个月前婴儿、近期接受过被动免疫者或曾经接种过麻疹疫苗者。临床表现为低热且持续时间短，皮疹稀疏色淡，无口腔麻疹黏膜斑或不典型，呼吸道卡他症状轻，一般无并发症，病程在1周左右，但病后所获免疫力与典型麻疹患者相同。

（2）重型麻疹。多见于全身状况差和免疫力低下人群，或继发严重感染者，病死率高，包括以下4种。

中毒型麻疹：表现为全身感染中毒症状重，突发高热，体温可达40℃以上，伴有气促和发绀，心率加快，甚至谵妄、抽搐、昏迷，皮疹也较严重，可融合成片。

休克性麻疹：除具有感染中毒症状外，很快出现循环衰竭或心功能衰竭，表现为面色苍白、发绀、四肢厥冷、心音弱、心率快、血压下降等。皮疹暗淡稀少或皮疹出现后又突然隐退。

出血性麻疹：皮疹为出血性，形成紫斑，压之不褪色，同时可有内脏出血。

疱疹性麻疹：皮疹呈疱疹样，融合成大疱疹，同时体温高且感染中毒症状重。

（3）异型麻疹。多发生于接种麻疹灭活疫苗后4～6年后。表现为全身中毒症状较重，体温高，多达40℃以上，热程长，约半月。起病1～2天即出皮疹，皮疹从四肢远端开始，渐向躯干、面部蔓延。此疹多样，呈荨麻疹、斑丘疹、疱疹或出血疹。

多数无麻疹黏膜斑及呼吸道卡他症状。常伴肢体水肿、肺部浸润病变，或有胸膜炎症渗出。

（五）诊断

1. 疑似病例

发热、出疹（全身性斑丘疹）并伴有咳嗽、卡他性鼻炎或结膜炎症状之一的病例，或经过卫生人员诊断为麻疹的病例均为疑似麻疹病例。

2. 确诊病例

疑似麻疹病例有完整的流行性病学调查资料，实验室证实为麻疹病毒感染的为确诊病例。

3. 临床诊断病例

符合以下几方面条件的麻疹疑似病例为临床诊断病例：

（1）未进行流行性病学调查，无实验室诊断结果的临床报告病例。

（2）完成调查前失访或死亡的病例。

（3）流行性病学调查表明与实验室确诊麻疹病例有明显流行性病学联系的疑似病例。

（4）实验室证实为麻疹暴发，同一暴发中其他未经实验室证实的疑似病例。

（六）治疗

1. 一般治疗及护理

呼吸道隔离患者应在家隔离、治疗至出疹后5天。有并发症患者应住院隔离治疗，隔离期延长5天。

保持室内温暖及空气流通，给予易消化、营养丰富的流质或半流质饮食，水分要充足；保持皮肤及眼、鼻、口、耳的清洁，用温热水洗脸，生理盐水漱口；用抗生素眼膏或眼药水保护眼睛，防止继发感染。

2. 对症治疗

高热者可用小剂量退热药，忌用强退热剂，以及用冰水、酒精等擦浴，以免影响皮疹诱发。咳嗽重痰多者，可服止咳祛痰药。对皮疹迟迟不退者应注意有无并发症发生，并做出相应处理。

（七）预防

1. 管理传染源

对患者应严密隔离，对接触者隔离检疫3周。

2. 切断传播途径

病室注意通风换气，充分利用日光或紫外线照射；医护人员离开病室后应洗手更换外衣或在空气流通处停留20分钟方可接触易感者。

3. 保护易感人群

麻疹减毒活疫苗的应用是预防麻疹最有效的根本办法。可在流行前1个月，对未患过麻疹的8个月以上婴幼儿或易感者接种麻疹减毒活疫苗，12天后产生抗体，1个月抗体达高峰，2～6个月逐渐下降，但可维持一定水平，免疫力可持续4～6年，反应强烈的可持续10年以上；以后尚需复种。由于注射疫苗后的潜伏期比自然感染潜伏期短（3～11天，多数5～8天），故易感者在接触患者后2天内接种麻疹减毒活疫苗，仍可预防麻疹发生，若于接触2天后接种，则预防效果下降，但可减轻症状和减少并发症。对8周内接受过输血、血制品或其他被动免疫制剂者，因其影响疫苗的功效，应推迟接种。有发热、传染病者应暂缓接种。对孕妇、过敏体质、免疫功能低下、活动性肺结核患者均应禁忌接种。

4. 被动免疫

有密切接触史的体弱、患病、年幼的易感儿应采用被动免疫。接触后5天内注射者可防止发病，6～9天内注射者可减轻症状，免疫有效期为3周。

八、呼吸道传染病防控措施

呼吸道与外界相通，受各种病原体侵袭的机会较多，由此易引起呼吸道传染病的发生。冬季和春季是呼吸道传染病的高发季节，学校等集体场所由于人员密集等原因，是呼吸道传染病的高发地带，发病后给学生的学习和生活带来诸多不便。掌握和了解呼吸道传染病相关知识，采取科学的预防方法可降低呼吸道感染和发病的传播风险。

（一）常见呼吸道传染病防控措施汇总

1. 肺结核

（1）健康体检：学校应当将肺结核检查作为新生入学体检和教职工体检的必检项目，原则上应在开学后1个月内完成入学体检。

（2）健康教育：学校应采用多种形式，如入学教育和开设健康教育课、举办校园活动、开展知识竞赛等，广泛宣传肺结核防治的核心知识。

（3）健康环境：保障学校的环境卫生，开展校园环境保洁。开学前组织开展全校范围环境清洁整治行动，并定期清除落叶、积水、污水等病媒生物滋生环境。

（4）健康监测：辅导员或者班主任应该加强对学生的晨午检，实行“日报告”“零报告”制度；学校也应该加强教职工的监测工作。

2. 流行性感冒

（1）早发现：主要通过完善日常晨午检和因病缺勤缺课制度，及早发现流感样病例，及时掌握疫情动态，及早对流感病例进行呼吸道隔离和早期治疗。

（2）疫苗接种：每年接种流感疫苗是预防流感最有效的手段，可以显著降低接种者罹患流感和发生严重并发症的风险；学校应该加强疫苗接种的宣传工作，鼓励学生接种流感疫苗。

（3）药物预防：抗病毒药物应在医生的指导下使用，且药物预防不能代替疫苗接种，只能作为没有接种疫苗或接种疫苗后尚未获得免疫能力的重症流感高危人群的紧急临时预防措施，可使用奥司他韦、扎那米韦等；校医院（卫生所）也应当进行相应的宣传，鼓励学生接种流感疫苗。

（4）常规预防措施：学生日常应当注意防护，采取科学的防护措施也可以有效减少流感的感染和传播，包括保持肘窝良好的呼吸道卫生习惯，咳嗽或打喷嚏时，用纸巾、毛巾遮住口鼻；勤洗手，尽量避免触摸眼睛、鼻或口；均衡饮食，适量运动，充足休息；等等。

3. 流行性腮腺炎

（1）传染源管理：在流腮流行季节学校要加强晨午检和缺勤学生健康追踪观察，发现流腮疑似病例及时向属地疾控中心报告，并对疑似病例及时隔离观察治疗。

（2）接种腮腺炎疫苗是预防流腮的有效手段，潜伏期患者接种可以减轻发病症状。

4. 风疹

（1）免疫接种：选用风疹减毒活疫苗是预防风疹的有效手段。

（2）患者、接触者的管理：对风疹患者和先天性风疹综合征患者，要早发现、早诊断、早报告、早隔离、早治疗。风疹通过呼吸道、鼻炎分泌物排出病毒，出疹前1周到出疹后2周的上呼吸道分泌物都有传染性，患者隔离至出疹后14天。

5. 猩红热

（1）隔离患者：对患者应进行隔离，收患者时，按入院先后进行隔离，咽拭子培养持续阳性者应延长隔离期。

（2）接触者处理：学校发现猩红热患者时，应严密观察接触者（包括学生及教职工人员）7天，认真进行晨午间检查，有条件可做咽拭子培养。

（3）学校防控：高发期来临之前，提前做好相应的防控措施，对重点人群开展健康教育工作。在高发期，学校室内公共场所应注意开窗通风和空气消毒。

6. 麻疹

(1) 早发现与早治疗：对麻疹患者应做到早发现、早诊断、早报告、早隔离、早治疗，患者隔离至出疹后5天，伴呼吸道并发症者应延长到出疹后10天，易感的接触者检疫期为3周，并使用被动免疫制剂。

(2) 切断传播途径：流行期间避免去图书馆、教室等公共场所或人多拥挤处，出入应戴口罩；无并发症的患者在家中隔离，以减少传播。

(3) 可接种麻疹减毒活疫苗获得主动免疫，体弱、妊娠妇女及年幼的易感者接触麻疹患者后，应立即采用被动免疫。

(二) 呼吸道传染病预防控制措施

总体来说，呼吸道传染病的防控应针对传染源、传播途径和易感人群三个基本环节采取综合措施。管理传染源是指对患者应尽量做到早发现、早诊断、早隔离、早治疗，并应注意彻底治疗患者，做好消毒、隔离工作。对密切接触者应根据具体情况采取检疫措施、医学观察、预防接种或药物预防。切断传播途径是指流行期间避免集体活动，易感者尽量少去公共场所、娱乐场所，保持良好的个人习惯，不随地吐痰，出入应戴口罩。注意通风，必要时对公共场所进行消毒。具体来说，可采取以下措施进行预防和控制。

1. 接种疫苗

校园是人群相对密集的地方，也是传染病防治工作的重点区域之一，大学生选择性地进行预防接种非常有必要。

(1) 流感疫苗。接种流感疫苗是预防流感最有效的措施。我国各地每年流感流行高峰出现的时间和持续时间不同，为保证受种者在流感高发季节前获得免疫保护，建议各地最好在10月底前完成免疫接种；对10月底前未接种的对象，整个流行季节都可以提供免疫服务。同一流感流行季节，已按照接种程序完成全程接种的人员，无须重复接种。

(2) 麻疹风疹疫苗（或麻疹风疹腮腺炎疫苗）。麻疹和风疹均属于急性呼吸道传染病，由于麻疹和风疹疫苗在接种疫苗后4～6年在一部分接种者体内抗体会减弱或消失，所以发病年龄有向大龄推移的现象。推荐大学新生入学后接种1剂次，未按免疫程序全程接种者免费补种。

2. 及时发现

学校应该注意观察学生状态，落实晨午检制度，做好因病缺勤缺课追踪，学校强化学生因病缺勤缺课网络监测工作。

(1) 制定学校常见呼吸道传染病防控的规章制度。

(2) 沟通协调，加强与相应主管部门的沟通，将学生因病缺勤缺课监测工作纳入学校卫生常规工作，并对其工作质量进行考核，实行奖惩制度，形成齐抓共管的局面。

因病缺勤缺课追踪可按照以下几方面建议实施：

① 各二级学院每班确定一人（原则上是班长）每日登记因病缺勤缺课学生的患病情况，包括发病时间、症状、就诊情况等信息，将以上信息报告给各班辅导员，再由辅导员上报到学校医院（卫生所）。

② 学校医院（卫生所）负责指导因病缺勤缺课追踪登记报告工作，对辅导员上报的信息进行核实、汇总，做到传染病患者的早发现、早报告、早隔离。

(3) 加强培训，提升工作人员能力。首先各级学校的领导、保健老师、校医应进一步加强《传染病防治法》《学校卫生工作条例》《突发公共卫生事件与传染病疫情监测信息报告管理办法》等法律法规性文件的学习，从遵守法律的高度，认识疫情监测工作的重要性。

3. 及时隔离

在学校，为及时治疗呼吸道感染的患者，防止传染范围扩大，可将疑似者及时送至医院治疗，执行严格的预检分诊制度，对传染病患者进行分类诊治。确诊为呼吸道传染病的患者应隔离，对其接触过的人群也应密切观察。接触隔离的患者应做好防护措施，避免感染。

隔离治疗结束复课查验制度可按以下几方面建议实施：

(1) 凡在校学生患有传染病一经确诊，需按《传染病防治法》中有关要求即刻进行隔离，如在学校医院（卫生所）暂时隔离、住院隔离治疗、社区隔离观察，不得再回班上课。

(2) 学校医院（卫生所）严格控制患病学生的隔离期限，学生病愈且隔离期满后需开具复课证明，上交给辅导员方可复课。

(3) 有传染病患者的班级由学校医院（卫生所）按照《传染病防治法》相关规定，对传染病接触者进行相应的筛查、医学观察，并做好记录。

4. 及时消毒

呼吸道传染病患者通过日常活动可播散大量传染病菌，可使用高效含氯消毒剂进行消毒，外出回宿舍后，应及时用洗手液（或肥皂），用流动水洗手。桌椅、门把手、床边等经常接触到的地方，要每日做好清洁，并用含氯消毒剂进行擦拭消毒。室内做好通风换气，采用自然通风，冬天开窗通风时，需注意保暖，避免因室内外温差大而引起感冒。教室、图书馆、实验室等室内场所每日做好清洁，并用含氯消毒剂对桌椅、门把手等人员经常接触的地方进行擦拭消毒。

5. 重视呼吸道传染病的健康教育

第一，学校应开设介绍传染病、个人卫生等相关知识的课程，可以以宣传栏、广播、黑板报等方式进行呼吸道感染知识的宣教；第二，选用常见传染病印制相关的医学知识，向学生普及疾病病因、起病机制、传播途径、预防方法等，使学生可以初步了解该疾病的一些知识，使其懂得预防的重要性，从而使学生养成良好的卫生习惯；第三，应重视对学生养成良好卫生习惯的引导，可通过宣传画介绍正确洗手方法，勤换衣物，保持室内空气流通，不随地吐痰等；第四，定期组织学生体检，积极组织学生进行多种户外活动，以增强学生的免疫力和抵抗能力。

6. 加强呼吸道传染病的健康管理

针对每个在校学生建立健康档案，定期组织学生进行体检后，应将体检的结果进行统计，记录在档案中，可在疫情发生后的第一时间查询到学生的身体情况。加强校内环境的管理工作，定期对寝室进行消毒，对床和服装等重点物品，严格执行消毒规范，对地面、桌面要每天清扫，保持清洁。教室定期进行大扫除，保持空气流通，条件允许可安装紫外线灯，对教室进行定期消毒。对于校园饮食的管理工作要紧密关注，大部分疾病的产生都与饮食有关，所以学校必须加强对学校超市、食堂的卫生监督，尤其重视学校食堂的卫生，不定期抽查其卫生情况是否达标。对于学校食堂提供的饭菜进行严密监测，严查是否有变质或过期的饭菜。针对学校食堂使用的烹饪器具及餐具要定期消毒，且学校应对其进行不定期抽检，杜绝食堂的交叉传播。在食堂工作的相关人员，必须持有上岗工作证件和有效的健康证件。对于抽检中不合格，违反相关卫生标准的事件要严格处理。此外，对于呼吸道传染病多发的冬春两季要进行重点环境卫生工作检查，以减少感染性病原菌，降低学生的感染概率。

呼吸道传染病其起病初期不易察觉，所以，对于此类疾病的预防和控制重点在于加强对学生的健康宣教及加强学校的管理，使学生们认识到正确的预防对控制呼吸道传染病的重要性。

第二节　消化道传染病

一、感染性腹泻病

感染性腹泻在广义上是指各种病原体肠道感染引起的腹泻，这里仅指除霍乱、痢疾、伤寒、副伤寒以外的由细菌、病毒、寄生虫等病原体所引起的一组以腹泻为主要症状的疾病，为《传染病防治法》中规定的丙类传染病。感染性腹泻的病原体种类繁多，较常见的细菌类群有鼠伤寒沙门菌、埃希大肠杆菌、空肠弯曲菌、耶氏菌、副溶血性弧菌等；主要病毒有诺如病毒、轮状病毒、肠腺病毒及冠状病毒、星状病毒、杯状病毒等；寄生虫性腹泻的病原主要有蓝氏贾第鞭毛虫、隐孢子虫等。其临床表现均可有腹痛、腹泻，并伴有发热、恶心、呕吐等症状；处理原则亦相似，但不同病原体所引起的腹泻，在流行病学、发病机理、临床表现及治疗上又有不同特点。有的为炎症性腹泻，有的为分泌性腹泻，最后确诊需依赖病原学检查。感染性腹泻是我国的常见病和多发病，尤以夏秋季更为多见。

(一) 细菌感染性腹泻

细菌感染性腹泻是指由细菌引起，以腹泻为主要表现的一组肠道传染病，一般为急性表现，病程超过 14 天的为迁延性腹泻。常伴有脱水和（或）电解质紊乱。该病发病呈全球性，一般为散发，可暴发流行。临床表现以胃肠道症状为主，轻重不一，多为自限性，但少数可发生严重并发症，甚至导致死亡。

1. 传染源

传染源为患者和带菌者，一些动物可成为贮存宿主，在传染病传播过程中有重要意义。

2. 传播途径

传播途径是粪口途径，可通过食用污染的食品、水而传播，引起食源性细菌性腹泻。人与动物的密切接触也可传播，苍蝇、蟑螂等昆虫因其生活习性特殊，在一些细菌性腹泻的传播中发挥了重要作用。通过医务人员的手或污染公共物品可造成医院内感染引起医院内腹泻传播。

3. 易感人群

人群普遍易感，没有交叉免疫。儿童、老年人、有免疫抑制疾病或慢性疾病者为高危人群，并且容易发生严重并发症，一些正使用抗生素的患者是抗生素相关性腹泻的高危人群。另外，旅游者易发生细菌性腹泻，称为旅游者腹泻。患病后一般可获得免疫力，但持续时间较短。

4. 临床表现

潜伏期数小时至数天、数周。多急性起病，少数起病较缓慢。临床表现轻重不一，以胃肠道症状最突出，出现缺乏食欲、恶心、呕吐、腹胀、腹泻，可伴里急后重，腹泻次数每日可至十几、二十多次，甚至不计其数，粪便呈水样便、黏液便、脓血便；分泌性腹泻一般不出现腹痛，侵袭性腹泻多出现腹痛。常伴畏寒、发热、乏力、头晕等表现，病情严重者，因大量丢失水分引起脱水、电解质紊乱甚至休克。病程为数天至 1 ~ 2 周，常为自限性，少数可复发。

5. 诊断

根据流行病学资料，包括发病季节、地区、年龄，有无不洁饮食史、集体发病史、动物接触史、疫水接触史及抗生素使用史、手术史，结合发病症状、体征、病程以及腹泻次数、性状等考虑可能的病原菌，确诊有赖于粪便病原菌的分离培养及特异性检查。

6. 治疗

(1) 一般治疗和对症治疗：腹泻时一般不禁食，可进流食或半流食，忌多渣、油腻和刺激性食物，暂时停饮牛奶及其他乳制品，避免引起高渗性腹泻。腹泻频繁，伴有呕吐和高热等严重感染中毒症状者，应卧床休息、禁食，并鼓励多饮水。腹泻伴有呕吐或腹痛剧烈者，可给予阿托品类药物。

(2) 补充水和电解质：口服补液盐治疗、静脉补液疗法。

(3) 抗菌治疗：不同病原菌使用不同的抗生素及方法治疗。

(4) 微生态疗法。

7. 预防

(1) 病例的早期发现与隔离治疗。主要通过完善学校日常晨午检和因病缺勤缺课追踪登记制度，及早发现感染性腹泻病例，并对病例进行隔离和治疗。对学校餐厅工作人员和给水人员定期体检，以检出慢性患者、带菌者；对于学校多发或暴发疫情，要立即隔离、治疗患者，尽快查明病原菌，确定传染源，同时要健全和加强疫情报告制度。

(2) 一般性预防措施。学生要养成良好的个人卫生习惯，学校加强饮食、饮水、卫生管理以及对媒介昆虫的控制。对患者呕吐物及饮食用具要严格消毒；对污物、污水及时处理，处理后倒入便池。学生出现症状后，应居家隔离观察，不带病上课；学校食堂从业人员若出现沙门氏菌、葡萄球菌感染者及带菌者，应暂时调离饮食工作岗位，并予适当治疗。各学校要积极采取综合性预防措施，预防疫情暴发和流行。

(二) 病毒感染性腹泻

病毒感染性腹泻又称病毒性胃肠炎，是由肠道内病毒感染所引起的，以呕吐、腹泻水样便为主要临床特征的一组急性肠道传染病。可发生在各年龄组，临床上还可伴有发热、恶心、厌食等中毒症状，病程自限。与其有关的病毒种类较多，其中较为重要的、研究较多的是轮状病毒和诺如病毒。此外，肠腺病毒、星状病毒、柯萨奇病毒、冠状病毒等亦可引起胃肠炎。

1. 流行病学概况

（1）轮状病毒

传染源：患者与无症状病毒携带者是主要的传染源。患者急性期粪便中有大量病毒颗粒，腹泻第 3 ~ 4 天粪便中仍排出大量病毒，病后可持续排毒 4 ~ 8 天，极少数可长达 18 ~ 42 天。

传播途径：主要通过人传人，经粪口传播，亦可能通过水源污染或呼吸道传播。成人轮状病毒胃肠炎（流行性腹泻）常呈水型暴发流行，也可通过生活接触传播。

易感人群：A 组轮状病毒主要感染婴幼儿，最高发病年龄为 6 ~ 24 月龄。6 月龄以下少见，但近年来人工喂养新生儿发病也较多，成人感染后多无症状或呈轻症表现。B 组轮状病毒主要感染青壮年，以 20 ~ 40 岁人群最多，但成人对其普遍易感。健康人群抗体阳性率为 20% ~ 30%，其他人群也可感染。C 组轮状病毒主要感染儿童，成人偶有发病。感染后均可产生抗体，特异性 IgG 持续时间较长，不同血清型的病毒之间缺乏交叉免疫反应。

流行特征：A 组轮状病毒广泛存在于世界各地，发病率甚高，几乎每个人都感染过轮状病毒。发病有明显的季节性，发病高峰在秋冬寒冷季节（12—次年 2 月），但热带地区季节性不明显。B 组轮状病毒感染可在一年四季发生，但流行和暴发在我国多发生于 4—7 月。C 组轮状病毒多为散发，偶有小规模流行。

（2）诺如病毒

传染源：患者与无症状病毒携带者是主要传染源。感染后粪便排毒时间短暂，一般不超过 72 小时，其传染性持续到症状消失后 2 天。

传播途径：以粪口途径为主，可散发也可暴发。散发病例为人与人的接触感染，如水源、食物被污染，可造成暴发流行。当易感者接触污染物被感染后很快发病，如供水系统、食物和游泳池污染均可引起暴发流行。每次暴发流行的时间为 1 ~ 2 周。

易感人群：人群普遍易感，但以大龄儿童及成人发病率最高。感染后患者血清中抗体水平很快上升，通常感染后第 3 周达高峰，但仅维持到第 6 周左右即下降。儿童诺如病毒的特异性抗体水平不高，而成人血清特异性抗体的阳性率可达 50% ~ 90%。诺如病毒抗体无明显保护性作用，故本病可反复感染。

流行特征：本病流行地区广泛，全年均可发病，秋冬季流行较多，常出现暴发流行。诺如病毒引起的腹泻占急性非细菌性腹泻的 1/3 以上。

（3）肠腺病毒

传染源：患者与无症状病毒携带者是主要传染源。患者粪便中可持续排毒 10 ~ 14 天，通常是在腹泻停止前 2 天至停止后 5 天。无症状的病毒携带者也可传染本病，传染性与有症状者相同。

传播途径：以粪口传播和人与人的接触传播为主，部分患者也可由呼吸道传播而感染。

易感人群：绝大多数在2岁以下，患病高峰年龄为6～12个月，儿童期感染后可获得长久免疫力。成人很少发病，感染后可获得一定的免疫力。

流行特征：本病流行地区广泛，全年均可发病，夏秋季发病较多，以散发和地方性流行为主，暴发流行少见。

2. 临床表现

不同病毒引起腹泻的临床表现十分相似，无明显特征性，临床上难以区分。

(1) 轮状病毒腹泻。轮状病毒腹泻潜伏期2～3天。临床类型呈多样性，从亚临床感染和轻型腹泻至严重的脱水，甚至死亡。较大儿童或成年人多为轻型或亚临床感染。起病急，多无发热或仅有低热，以腹泻、腹痛、腹胀为主要症状，多先吐后泻。腹泻每日几次数十次不等，大便多为水样，或呈黄绿色稀便，常伴轻度或中度脱水及代谢性中毒。部分病例在出现消化道症状前常有上呼吸道感染症状。本病为自限性疾病，病程约1周。可持续数周，少数患者可并发肠套叠、直肠出血、溶血尿毒综合征、脑炎及Reye综合征等。严重脱水患者未能及时治疗导致体内电解质紊乱和多器官功能衰竭是本病主要死因。

(2) 诺如病毒腹泻。诺如病毒感染潜伏期一般为12～48小时。患者急性发病，多数发病以轻症为主，最常见的症状是腹泻和呕吐，接着是恶心、腹痛、头痛、发热、畏寒和肌肉酸痛等。症状通常持续2～3天，但高龄人群和伴有基础性疾病患者恢复较慢。成人患者腹泻为多。患者通常发病后第2～5天排毒量最大，个别感染者排毒期可达4周；少数感染者表现为无临床症状但可排毒。

(3) 肠腺病毒腹泻。潜伏期为3～10天，平均7天。临床表现与轮状病毒胃肠炎相似，但病情较轻，病程较长。腹泻每天3～30次，多为10多次，粪便稀水样，伴呕吐，偶有低热。部分患者同时伴有呼吸道症状，如咽炎、鼻炎、咳嗽等。部分患者因腹泻、呕吐导致脱水，严重者因失水和电解质紊乱而死亡。

3. 诊断

根据流行病学特点，结合临床表现及实验室检查做出诊断。

(1) 临床诊断病例：有流行病学史（在秋冬季发生的水样腹泻，尤其有较多病例同时发生），具有上述临床症状同时伴有粪便常规检查结果异常（粪便有性状改变，常为黏液便、脓血便或血便、稀便、水样便），则为临床诊断病例。

(2) 确诊病例：在临床诊断病例的基础上病原学检查结果为阳性。具体包括经电镜找到病毒颗粒、检出粪便或呕吐物中特异性抗原，或血清检出特异性抗体，抗体效价呈4倍以上升高。

4. 治疗

无特异性治疗，主要针对腹泻和脱水进行对症和支持治疗。重症患者需纠正酸中毒和电解质紊乱。

由于该病多数病情轻，病程较短而自限。因此，绝大多数可在门诊接受治疗。轻度脱水及电解质平衡失调可口服等渗液或世界卫生组织推荐的补液盐治疗，脱水纠正后立即停服。严重脱水及电解质紊乱应静脉补液，当患者脱水纠正、呕吐好转后即改为口服补液。

世界卫生组织推荐蒙脱石散剂作为腹泻的辅助治疗。吐泻较重者，可予以止吐剂及镇静剂。饮食以清淡及富含水分为宜，吐泻频繁者禁食8～12小时，然后逐步恢复正常饮食，可应用肠黏膜保护剂。

5. 预防

（1）病例的早期发现与隔离治疗。加强学校日常晨午检和因病缺勤缺课制度，及早发现病毒性腹泻病例，对病例进行隔离、治疗，对密切接触者及疑似患者实行严密观察。对学校餐厅工作人员定期体检，检出的患者或隐性感染者应暂时调离饮食工作岗位，并予适当治疗。对于学校暴发疫情，要立即隔离、治疗患者，尽快查明病原菌，确定传染源，同时要健全和加强学校疫情报告，并根据卫生部门相关风险评估结果提出班级或学校停课建议。

（2）一般性预防措施。加强学校食品、饮水及卫生管理，严格对学校厕所消毒处理，重视水源及食物卫生，餐具进行消毒；注意手卫生，学校应配置足够数量的洗手设施（肥皂、水龙头等），要求学生勤洗手。此外，要求学生保持良好的个人卫生习惯，不吃生冷变质食物，不要徒手直接接触即食食品。

（三）寄生虫引起的腹泻

寄生虫引起的腹泻是指由寄生虫感染所引起的、以腹泻为主要临床特征的一组肠道传染病。最常见的为隐孢子虫和蓝氏贾第鞭毛虫感染所致的腹泻。

1. 隐孢子虫病

隐孢子虫病是由隐孢子虫引起的人兽共患寄生虫病。感染隐孢子虫的动物和人以及无症状带虫者为本病的主要传染源。传播方式以粪口、手口途径为主。感染与职业及免疫功能状态有关。农民、兽医及实验室工作人员多发。全年均可发病，但温暖、潮湿的夏秋季节多见。平均潜伏期为7天。

临床主要表现为腹泻、腹痛、恶心、呕吐、厌食、乏力及体重下降等，可伴有低热。免疫功能缺陷者易被传染，尤其是艾滋病患者。此病起病缓慢，腹泻持续，大便可呈水样便或黏液便，无脓血，可有恶臭，粪镜检可见白细胞或脓细胞。在免疫功能缺陷患者中，偶有发生呼吸道感染等肠外表现，胆道感染亦有发现。

隐孢子虫病至今尚无特效治疗药。一般认为对免疫功能正常的患者，应用对症和支持疗法，纠正水、电解质紊乱可取得良好的效果。对免疫功能受损者，恢复其免疫功能、及时停用免疫抑制剂药物。

为防止患者及带虫者的粪便污染食物和饮水，应注意粪便管理和个人卫生，同时保护免疫功能缺陷或低下的人，增强其免疫力，避免与患者病畜接触，凡接触患者或病畜者，应及时洗手消毒。

2. 蓝氏贾第鞭毛虫肠炎

蓝氏贾第鞭毛虫为单细胞原虫，其生活史分滋养体（营养繁殖阶段）和包囊（传播阶段）两个时期。传染源为排出包囊的人和动物。可经水、食物、接触以及苍蝇等媒介传播。全年均可发病，夏秋季高发。全国各地均有发生，但以南方多见。本病潜伏期为 1 ~ 2 周。

多为自限性腹泻、无症状带虫、慢性腹泻以及相关的吸收障碍和体重减轻。腹泻为突发性恶臭水样便、糊状或块状便。若未及时治疗可发展为慢性。寄生胆道可发生胆囊炎、胆管炎或累及肝脏肿大、阑尾炎等。

患者应按肠道传染病隔离治疗，宜以饮食清淡为主，合理搭配膳食。目前甲硝唑治疗本病首选药物。

要求学校加强水源及饮食卫生管理，彻底治疗患者和无症状包囊携带者。学校应重视校园卫生，积极开展消灭蟑螂、苍蝇等传播媒介及粪便无害化处理工作，以及加强宣传教育，提高学生健康的生活理念。

二、甲型肝炎

甲型病毒性肝炎（简称甲型肝炎或甲肝），是由甲型肝炎病毒（HAV）引起的，以肝脏炎症病变为主的传染病，主要通过粪口途径传播，临床上以疲乏、食欲减退、肝大、肝功能异常为主要表现，部分病例出现黄疸，主要表现为急性肝炎，无症状感染者常见。任何年龄均可患病，但主要为儿童和青少年。本病病程呈自限性，无慢性化。随着灭活疫苗在全世界的使用，甲型肝炎的流行已得到有效的控制。

（一）传染源

甲型肝炎无病毒携带状态，传染源为急性期患者和隐性感染者，后者数量远较前者多。粪便排毒期在起病前 2 周至血清丙氨酸转氨酶高峰期后一周，少数患者可延长至其病后 30 天。当血清抗 –HAV 出现时，粪便排毒基本停止。

（二）传播途径

HAV 主要由粪口途径传播，粪便污染饮用水水源、食物、蔬菜、玩具等可引起流行。水源或食物污染可致暴发流行。日常接触多为散发性病例。

（三）易感人群

抗 –HAV 阴性者均为易感人群，6 个月以下的婴儿有来自母体的抗 –HAV 抗体而不易感，6 月龄后，血中抗 –HAV 抗体逐渐消失而成为易感者。在我国，大多在幼儿、儿童、青少年时期获得感染，以隐性感染为主，成人抗 –HAV IgG 的检出率达 80%。甲型肝炎的流行率与居住条件、卫生习惯及教育程度有密切关系，农村高于城市，发展中国家高于发达国家。随着社会发展和卫生条件的改善，感染年龄有后移的趋向，感染后可产生持久免疫。

（四）临床表现

潜伏期一般为 2 ~ 6 周，平均 4 周。急性甲型肝炎临床表现的阶段性较为明显，可分为 3 期，总病程为 2 ~ 4 个月。典型病例的临床表现如下。

1. 黄疸前期

起病急，畏寒、发热、全身乏力、食欲缺乏、厌油、恶心、呕吐、腹痛、腹泻、尿色逐渐加深，至本期末呈浓茶状。少数病例以发热、头疼、上呼吸道症状等为主要表现。本期持续 1 ~ 20 日，平均 5 ~ 7 日。

2. 黄疸期

自觉症状有所好转，发热减退，但尿色继续加深，巩膜、皮肤出现黄染，约于 2 周内达高峰。可有大便颜色变浅、皮肤瘙痒、心动过缓等梗阻性黄疸表现。肝大至肋下 1 ~ 3cm，有充实感，有压痛与叩击痛。本期持续 2 ~ 6 周。

3. 恢复期

黄疸逐渐消退，症状减轻以致消失，肝、脾回缩，肝功能逐渐恢复正常，本期持续 2 周 ~ 4 个月，平均为 1 个月。

（五）诊断

1. 流行病学资料

病前是否在甲肝流行区，有无进食未煮熟海产品，如毛蚶、蛤蜊，以及是否饮用污染水等。

2. 临床诊断

起病较急，常有畏寒、发热、乏力、食欲缺乏、恶心、呕吐等急性感染症状，肝大，质偏软，谷丙转氨酶显著增高。黄疸型肝炎血清胆红素正常或＞17.1μmol/L，尿胆红素呈阳性。可有黄疸前期、黄疸期、恢复期三期经过，病程不超过6个月。

3. 病原学诊断

抗 HAV–IgM 阳性；抗 HAV–IgG 急性期阴性，恢复期阳性；粪便中检出 HAV 颗粒或抗原或肺炎病毒。

（六）治疗

目前尚无可靠而满意的抗病毒药物治疗。一般采用综合疗法，以适当休息和合理营养为主，根据不同病情给予适当的药物辅助治疗，避免饮酒、使用肝毒性药物，同时避免其他对肝脏不利的因素。

1. 休息

急性甲肝的早期，应住院或就地隔离治疗、休息。

2. 饮食

发病早期宜给易消化、适合患者口味的清淡饮食，但应注意含有适量的热量、蛋白质和维生素，并补充维生素 C 和 B 族维生素等。若患者食欲缺乏，进食过少，可由静脉补充葡萄糖液及维生素 C。食欲好转后，应能给含有足够蛋白质、碳水化合物及适量脂肪的饮食，不强调高糖低脂饮食，不宜摄食过多。

3. 药物治疗

目前无治疗急性甲肝的中西药物，疗效无明显差别。可因地制宜，选用适当的西药或中药进行治疗，用药种类不宜太多，时间不宜太长，以免加重肝脏负担。不主张常规使用肾上腺皮质激素治疗急性肝炎。

需要强调的是，重型甲肝应加强护理，密切观察病情变化，采取阻断肝细胞坏死，促进肝细胞再生，预防和治疗各种并发症等综合性措施和支持治疗，以阻断病情恶化。

急性甲型肝炎是自愈性疾病，愈后良好，不转慢性，发生重症肝炎者亦较少，一般均能顺利恢复。

（七）预防

1. 病例的早期发现与隔离治疗

加强学校日常晨午检和因病缺勤缺课制度，及早发现甲型肝炎病例，并对病例进行隔离和治疗，对密切接触者及疑似患者施行严密观察。

对学校餐厅工作人员定期体检，检出的患者或隐性感染者应暂时调离饮食工作岗位，并给予适当治疗。

对于学校暴发疫情，要立即隔离、治疗患者，尽快确定传染源，同时要健全和加强学校疫情报告。

2. 一般性预防措施

学校要搞好环境卫生，彻底杀灭蚊蝇，保护水源，水源要进行消毒后方可作为生活用水，提供流动水，供洗手及清洗餐具；对学校厕所进行消毒，做好环境卫生及粪便无害化处理。

各种食具和用具必须采用煮沸或消毒剂浸泡方式消毒，工作台面和地面要用消毒剂擦拭或喷洒，不能用消毒剂和煮沸消毒的学习用具（如书本等）可日晒 1 小时，同时不要交换使用工作、学习和生活用具。

提高学生个人卫生意识，广泛开展病从口入的卫生宣教，学生尽量自备餐具，养成饭前便后洗手的良好习惯，不饮生水，尽可能避免食用已被污染的水、新鲜水果、蔬菜以及贝类食品。

3. 应急接种

甲型肝炎及市售人血丙种球蛋白和人胎盘血丙种球蛋白对甲型肝炎接触者具有一定程度的保护作用；对于已流行甲肝的学校中接触甲型肝炎患者的密切接触者给予被动免疫，注射时间越早越好，不得迟于接触后 7～14 天。

（八）案例分析

2006 年 12 月 17 日某疾控中心接到报告，当地一家三甲医院近 3 天收治 5 名甲肝病例，均为 ×× 学校的学生，据调查该学校内还有较多类似甲肝症状的学生，当地疾控中心立即前往该学校进行调查处理。

该学校有在校生 3674 人，教职员工 82 人。学校设有 14 个专业，共 62 个班，有 5 栋学生宿舍，有卫生所 1 个，医务人员 6 名。学校有食堂 3 个（其中 1 个为留学生专用食堂），美食城 1 个，中餐厅 3 个，清真餐馆 1 个，共有从业人员 161 人。学校有一个餐具消毒服务中心，为各食堂统一配送餐具。学生食堂公用碗的消毒采用蒸气消毒方法进行集中处理，筷子等器具由各食堂自行消毒，消毒方法为煮沸、消毒剂浸泡或消毒碗柜。美食城、中餐厅和清真餐馆的碗筷等器具由各业主自行消毒，消毒方法为煮沸、消毒剂浸泡或消毒碗柜。学校生活用水为集中式供水，学生饮用水为学校开水房供应的开水、桶装饮用水和学校自制的净化水。学校每年对食堂、美食城和餐厅从业人员体检一次。

疾控中心根据学校基本情况，组织该校各专业负责人开展了病例的搜索，自

2006年12月2日—31日共发现127个确诊病例。通过对病例的调查发现，该校第一个病例的发病日期为12月2日，12月8日—23日为发病高峰，整个流行过程高峰明显，均在一个潜伏期内，无余波，提示可能为同源持续传播而引起的暴发，暴露时间为11月17日—12月17日。男女学生发病无差异，以06级新生的罹患率为最高，北方籍学生罹患率明显高于南方籍学生，考虑与南北方的饮食习惯有关。发病者多有在美食城就餐史，固定在留学生食堂和清真餐馆就餐人群中无病例报告。

疾控中心对该学校的饮用水进行了采样检测，均未检出病原菌，排除水源污染导致疫情发生的可能性。

学校通过进一步调查分析，发现在美食城就餐、食用凉皮凉面、公用碗筷等是罹患甲肝的危险因素。美食城内的陕西风味小吃店于10月30日开业，只经营凉皮、粉丝煲、凉面3个品种的小吃，店内自备碗筷。该小吃店有从业人员3人。食品的粗加工在其居住地完成后送店面，凉皮、凉面不加热销售，粉丝煲加开水后再加热2~3分钟销售。该店1名厨师为无症状感染者，其主要从事食品的制作、加工，另一名从业人员12月17日被确诊为甲肝患者，其主要从事食品的运送工作，两人均未能提供有效的健康体检证明，根据他们的发病时间，确定主要的传染源是那位无症状感染者厨师。根据公用碗筷是危险因素这一线索提示，再次对消毒中心、美食城营业量、患者进行了调查，2月18日的餐厅消毒后餐具检测结果提示消毒效果不佳。由此证实了造成此起甲肝流行的原因是由食堂从业人员引起的食源性暴发，美食城陕西风味小吃店厨师是造成本起甲肝暴发的重要传染源，小吃店经营的凉皮、粉丝煲、凉面是被污染的主要食品，食堂餐具消毒不达标可能是甲肝传播的另一个因素。

针对这一疫情，省、市卫生行政部门启动了突发公共卫生事件应急机制，2月18日关闭了该校美食城，并实施了严格的消毒处理。在学校范围内开展排查，掌握有甲肝相关症状的学生人数，并做甲肝血清学检测，学生确诊后立即送往定点医院进行规范治疗，治愈后方可返校。同时，加强了学校食品卫生监管和公共场所环境消毒，加强了学校饮用水监测和管理。校方联合卫生部门按相关要求制定了丙种球蛋白应急注射实施方案，20~25日对所有学生、教职员工（除近期内接种过甲肝疫苗者）进行丙种球蛋白应急注射工作，疫情平息一个半月后按自愿原则接种甲肝疫苗。

三、细菌性痢疾

细菌性痢疾（简称为菌痢），是志贺菌属（痢疾杆菌）引起的肠道传染病。菌痢常年散发，夏秋多见，是中国的常见病、多发病。临床表现多种多样，主要表现为腹痛、腹泻、黏液脓血便等，本病可使用有效的抗菌药治疗，治愈率高。疗效欠佳或变为慢性病多是因为未经正规治疗、未及时治疗、使用药物不当或耐药菌株感染。因此，早期诊断、早期治疗是治愈的关键。

(一) 传染源

传染源包括急、慢性菌痢患者和带菌者。轻型、慢性痢疾和健康带菌者易被忽视。

(二) 传播途径

以粪口感染为主，病原体随粪便排出后，通过手、苍蝇、食物和水经口感染，卫生习惯不良的小儿易患本病。还可通过生活接触传染，即接触患者和带菌者的生活用具而感染。

(三) 易感人群

人群普遍易感。病后可获得一定的免疫力，但持续时间短，不同菌群及血清型间无交叉保护性免疫，易反复感染。受寒、疲劳、饮食不当、营养缺乏、肠菌群失调等因素皆可降低对本病的抵抗力。

(四) 临床表现

潜伏期一般为 1 ~ 4 天，短者数小时，长者可达 7 天。

1. 急性菌痢

急性菌痢主要有全身中毒症状与消化道症状，可分成以下 4 型：

(1) 普通型。起病急，有中度毒血症表现，怕冷、发热达 39℃、乏力、食欲减退、恶心、呕吐、腹痛、腹泻、里急后重。稀便转成脓血便，每日数十次，量少，失水不显著。一般病程 10 ~ 14 天。

(2) 轻型。全身中毒症状、腹痛、里急后重均不明显，可有低热、糊状或水样便，混有少量黏液，无脓血，一般每日 10 次以下。粪便镜检有红、白细胞，培养有痢疾杆菌生长。一般病程 3 ~ 6 天。

(3) 重型。有严重全身中毒症状及肠道症状。起病急、高热、恶心、呕吐，剧烈腹痛及腹部 (尤为左下腹) 压痛，里急后重明显，脓血便，便次频繁，甚至失禁。病情进展快，明显失水，四肢发冷，极度衰竭，易发生休克。

(4) 中毒型。此型多见于 2 ~ 7 岁体质好的儿童。起病急骤，突然高热，反复惊厥、嗜睡、昏迷，迅速发生呼吸衰竭，肠道炎症反应极轻。由于中毒型的肠道症状不明显，极易误诊。

2. 慢性菌痢

慢性菌痢是指菌痢患者反复发作或迁延不愈达2个月以上者。部分病例可能与急性期治疗不当或致病菌种类有关，也可能与全身情况差或胃肠道局部有慢性疾患有关。

(五) 诊断

在流行季节，有腹痛、腹泻、里急后重、黏液脓血便者均应考虑本病，对于无典型症状，而有高热等毒血症表现的儿童，更应警惕本病，应及时做肛拭子或用温盐水灌肠取大便检查，如果镜检粪便见大量脓球和红细胞即可确诊。有条件时可做粪便细菌培养以鉴定菌群，并做药物敏感试验以指导治疗。对慢性菌痢患者，应做乙状结肠镜检查，直接观察肠黏膜病变，并采取标本做培养，以助诊断。

根据流行病学、临床症状、体征、实验室检查等进行综合诊断，确诊依赖于病原学的检查。

1. 疑似病例

临床表现为腹泻，有脓血便或黏液便或水样便或稀便，伴有里急后重症状，尚未确定其他原因引起的腹泻者。

2. 临床诊断病例

有流行病学史，即患者有不洁饮食史或(和)菌痢患者接触史，出现菌痢相关临床表现，且粪便镜检有大量白细胞(≥ 15个 / 高倍视野)、脓细胞及红细胞即可诊断。

3. 确诊病例

在临床诊断病例的基础上做病原学检查，粪便培养志贺菌阳性即可确诊。

(六) 治疗

患者应予胃肠道隔离，除一般治疗外，可根据大便细菌培养及药物敏感试验选用适当的抗菌药物做病原治疗。中毒性痢疾应予以相应的抢救措施，如抗休克、冬眠药物和脱水药的应用等。慢性菌痢可采用保留灌肠的方法治疗。

(七) 预防

1. 病例的早期发现与隔离治疗

加强学校日常晨午检和因病缺勤缺课追踪登记制度，及早发现菌痢患者，并对患者进行隔离和彻底治疗，对密切接触者及疑似患者施行严密观察。对学校餐厅工作人员定期体检，检出的患者或带菌者应暂时调离饮食工作岗位，并予适当治疗，直至粪便培养呈阴性。对于学校暴发疫情，要立即隔离、治疗患者，尽快确定传染源，同时要健全和加强学校疫情报告。

2. 一般性预防措施

学校要加强食品、饮水及卫生管理，要注意消灭苍蝇、蟑螂。重视水源及食物卫生，提供流动水，供洗手及洗餐具。学生尽量自备餐具，学校食堂应做好食具消毒，防止病从口入。提高学生个人卫生水平，广泛开展病从口入的卫生宣教，养成饭前便后洗手的良好卫生习惯，喝开水不喝生水，尽可能避免吃生冷变质的食物。

四、消化道传染病防控措施

消化道传染病主要是通过患者的排泄物（如呕吐物、粪便等）传播，属于病从口入的疾病，病原体随排泄物排出患者或携带者体外，经过接触传播而进行的感染，主要包括霍乱、病毒性肝炎、痢疾、伤寒副伤寒、急性出血性结膜炎、病毒性腹泻等。

其可表现为腹泻、恶心、呕吐等消化道症状。主要通过粪口传播（病从口入），夏秋季节高发，因为学校人员密集，就餐集中，因此，消化道传染病是学校防控的重点。

（一）常见消化道传染病的防控措施汇总

常见消化道传染病的防控应注意病例的早期发现和隔离治疗，一般预防措施为注意饮食、饮水、卫生管理。

1. 细菌感染性腹泻

（1）病例的早期发现与隔离治疗：主要通过完善日常晨午检和因病缺勤缺课制度，及早发现细菌感染性腹泻病例，并对病例进行隔离和治疗；学校应当组织对餐厅工作人员定期体检，检出的患者或隐性感染者应暂时调离饮食工作岗位，并予适当治疗。

（2）一般性预防措施：学生要养成良好的个人卫生习惯，学校应加强饮食、饮水、卫生管理以及对媒介昆虫的控制，加强学校卫生管理和控制工作。

2. 病毒感染性腹泻

（1）病例的早期发现与隔离治疗：加强日常晨午检和因病缺勤缺课制度，及早发现病毒性腹泻病例，并对病例进行隔离和治疗，对密切接触者及疑似患者实行医学观察。对学校餐厅工作人员定期体检，检出的患者或隐性感染者应暂时调离饮食工作岗位，并予适当治疗。

（2）一般预防措施：学生要养成良好的个人卫生习惯，学校应加强饮食、饮水、卫生管理以及对媒介昆虫的控制。

3. 甲型肝炎

(1) 病例的早期发现与隔离治疗：加强日常晨午检和因病缺勤缺课制度，及早发现甲型肝炎病例，并对病例进行隔离和治疗，对密切接触者及疑似患者施行医学观察。对学校餐厅工作人员定期体检，检出的患者或隐性感染者应暂时调离饮食工作单位岗位，并予适当治疗。

(2) 一般预防措施：学校要加强食品、饮水及卫生管理，做好环境卫生管理，重视水源及食物卫生，提供流动水，供洗手及清洗餐具。学生尽量自备餐具，养成饭前便后洗手的良好习惯，学校食堂应做好食具消毒，防止病从口入。学生养成个人卫生习惯，广泛开展病从口入的卫生宣教，尽可能避免饮食已被污染的水，吃已被污染的新鲜水果、蔬菜以及贝类食品。

(3) 疫苗接种：甲型肝炎及市售人血丙种球蛋白和人胎盘血丙种球蛋白对甲型肝炎接触者具有一定程度的保护作用；对于已流行甲肝的学校中接触甲型肝炎患者的密切接触者给予被动免疫。

4. 细菌性痢疾

(1) 病例的早期发现与隔离治疗：加强日常晨午检和因病缺勤缺课制度，及早发现菌痢患者，并对患者进行隔离和彻底的治疗，对密切接触者及疑似患者实行医学观察。对学校餐厅工作人员定期体检，检出的患者或带菌者应暂时调离饮食工作岗位，并予以治疗，直至粪便培养阴性。

(2) 一般预防措施：学校要加强食品、饮水及卫生管理，要注意消灭苍蝇、蟑螂。重视水源及食物卫生，提供流动水，供洗手及清洗餐具。学生尽量自备餐具，养成饭前便后洗手的良好习惯，学校食堂应做好餐具消毒，防止病从口入提高学生个人卫生水平，广泛开展病从口入的卫生宣教，喝开水不喝生水，尽可能避免吃生冷变质的食物。

(二) 消化道传染病学生预防控制措施

总体来说，消化道传染病的防控应针对传染源、传播途径和易感人群三个基本环节采取综合措施。

管理传染源是指对患者进行积极治疗，并隔离患者和疑似患者直到无传染性为止。接触者应医学观察一定期限。患者或疑似患者的生活用品要与其他学生分开使用和保管。在校园内的患者或疑似患者也要做到宿舍分开、厕所专用、饮食隔离。食堂员工每年定期检查身体，当查出患某种消化道传染病时，要调离工作岗位，待痊愈后方可恢复原工作。

切断传播途径是指学生应当养成良好的个人卫生习惯，加强饮食、饮水、卫生管理以及对媒介昆虫的控制。做到饭前便后要洗手，不吃生冷变质食品，贯彻食品卫生法，对不洁变质腐败食品禁止上市，搞好灭蛆、灭蝇、灭蟑螂、灭鼠工作。加强水源管理，设立无害化厕所，患者的排泄物消毒后方可倒入厕所，污染的衣物、便器也应消毒。

保护易感人群是指提高学生免疫力。应根据需要进行预防接种，也可对相应疾病进行丙种球蛋白注射。

具体来说，可采取以下几方面措施进行预防和控制。

（1）学生养成良好的卫生习惯。学生养成良好的卫生习惯，预防肠道传染病的关键是把好“病从口入”这一关，要注意饮食和饮水卫生，养成良好的卫生习惯，做好预防工作。努力做到“四勤”（勤洗手、勤通风、勤晒衣被、勤锻炼）、“四不”（不随地吐痰、不喝生水、不共用毛巾牙刷和口杯、不过度紧张和疲劳）。

（2）学生防护注意事项。注意饮食卫生，不吃腐烂变质食物，不生吃蔬菜，瓜果一定要洗烫，剩饭、剩菜要煮后再吃，食具要经常消毒。搞好饮水卫生，保护好水源，严防污染。讲究个人卫生，常剪指甲、勤换衣服。

（3）建立学生因病缺勤缺课追踪登记制度。班主任（或辅导员）应当密切关注本班学生的出勤情况，对于因病缺勤缺课的学生，应当了解学生的患病情况和可能发生的病因，如怀疑为传染病，要及时报告给学校。学校接到报告后应及时追查学生的患病情况和可能发生的病因。

第三节　自然疫源性及虫媒动物传染病

一、自然疫源性传染病

（一）流行性出血热

流行性出血热是由汉坦病毒引起以鼠类为主要传染源的自然疫源性疾病。它是以发热、出血倾向及肾脏损害为主要临床特征的急性病毒性传染病。陕西省为流行性出血热自然疫源地，以关中地区为主，出血热发病有明显的季节性，在陕西一般有春夏季、秋冬季两个发病高峰，春夏季以5—7月为发病小高峰，秋冬季以10月—次年1月为发病大高峰。

1. 传染源

宿主动物和传染源主要是小型啮齿动物。我国已查出53种以上动物可自然携带汉坦病毒，除啮齿动物外，一些家畜也携带，包括家猫、家兔、狗、猪等，证明有多宿主性。我国黑线姬鼠为野鼠型出血热的主要宿主和传染源，褐家鼠为城市型出血热的主要传染源，大林姬鼠是林区出血热的主要传染源。陕西省主要宿主和传染源是黑线姬鼠和褐家鼠。

2. 传播途径

流行性出血热主要为动物源性传播方式，病毒能通过宿主动物的血液、唾液、尿液、粪便排出，鼠向人的直接传播方式是人类感染的重要途径。推测病毒传播与啮齿类动物的分泌物通过气溶胶方式传播有关，在持续感染的无症状啮齿类动物的尿液、粪便和唾液中都存在病毒，在肺中病毒的浓度最高。

目前认为其感染方式是多途径的，主要有以下几种：

(1) 接触感染。被带病毒动物咬伤或感染性的鼠排泄物直接接触皮肤伤口使病毒感染人。

(2) 呼吸道传播。以鼠排泄物尘埃形成的气溶胶吸入而感染。

(3) 消化道感染。经受染鼠排泄物直接污染的食物被食用后受到感染。

(4) 螨媒传播。

3. 易感人群

人群普遍易感，隐性感染率较低，青壮年发病率高。

4. 临床表现

潜伏期为 5 ~ 46 天，一般为 1 ~ 2 周。

本病典型表现有发热、出血和肾脏损害三类主要症状，以及发热、低压、少尿、多尿与恢复期等五期临床过程。多数病例临床表现并不典型，或某期表现突出，或某期不明显而呈“越期”现象，或前两、三期重叠。

(1) 发热期。发热期主要表现为感染性病毒血症和全身毛细血管损害引起的症状。

大多突然畏寒发热，体温在 1 ~ 2 日内可达 39 ~ 40℃，热型以弛张及稽留为多，一般持续 3 ~ 7 日。出现全身中毒症状，高度乏力，“三痛”明显，即头痛、腰痛和眼眶痛。头痛可能与脑血管扩张充血有关；腰痛与肾周围充血、水肿有关；眼眶痛可能为眼球周围组织水肿所致。胃肠道症状也较为突出，常有食欲不振、恶心、呕吐、腹痛及腹泻等。重者可有嗜睡、烦躁及谵语等。但热度下降后全身中毒症状并未减轻或反而加重，是不同于其他热性病的临床特点。

颜面、颈部及上胸部呈弥漫性潮红，称为“三红”，颜面和眼睑略浮肿，眼结膜充血，可有出血点或瘀斑和球结合膜水肿，似酒醉样。在起病后 2 ~ 3 日软腭充血明显，有多数细小出血点。两腋下、上胸部、颈部、肩部等处皮肤有散在、簇状或搔抓状、索条样的瘀点或瘀斑。重者的瘀点、瘀斑可遍及全身，且可发生鼻衄、咯血或腔道出血。

(2) 低血压期。低血压期主要为失血浆性低血容量休克的表现。

一般在发热4～6日，体温开始下降时或退热后不久，患者出现低血压，重者发生休克。可合并弥散性血管内凝血（DIC）、心力衰竭、水电解质平衡失调。临床表现为心率加快，肢端发凉，尿量减少，烦躁不安，意识不清，口唇及四肢末端发绀，呼吸短促，出血加重。本期一般持续1～3日，重症可达6日以上。且常因心肾功能衰竭造成死亡，此期也可不明显而迅速进入少尿期或多尿期。

(3) 少尿期。少尿期与低血压期常无明显界限，二者经常重叠或接踵而来，也有无低血压休克，由发热期直接进入少尿期者。24小时尿少于400mL为少尿，少于50mL者为无尿。本期主要临床表现为氮质血症，水电解质平衡失调。也可因蓄积于组织间隙的液体大量回入血循环，以致发生高血容量综合征。

本期多始于6～8病日，血压上升，尿量锐减甚至发生尿闭。重者尿内出现膜状物或血尿，此期常有不同程度的尿毒症、酸中毒及电解质紊乱（高钾、低钠及低钙血症等）的表现。伴有高血容量综合征者，脉搏充实有力，静脉怒张，有进行性高血压及血液稀释等。重者可伴发心衰、肺水肿及脑水肿。同时出血倾向加重，常见皮肤大片瘀斑及腔道出血等。本期一般持续2～5日，重者无尿长逾1周，本期轻重与少尿和氮质血症相平行。

(4) 多尿期。肾脏组织损害逐渐修复，但由于肾小管回吸收功能尚未完全恢复，以致尿量显著增多，24小时尿量达3000mL为多尿，多尿达4000～10000mL以上。

多尿初期，氮质血症、高血压和高血容量仍可继续存在，甚至加重。至尿量大量增加后，症状逐渐消失，血压逐渐回降。若尿量多而未及时补充水和电解质，亦可发生电解平衡失调（低钾、低钠等）及第二次休克。本期易发生各种继发感染，大多持续1～2周，少数长达数月。

(5) 恢复期。随着肾功能的逐渐恢复，尿量减至3000mL以下时，即进入恢复期。尿液稀释与浓缩功能逐渐恢复，精神及食欲逐渐好转，体力逐渐恢复。一般需经1～3月恢复正常。

(6) 临床分型。按病情轻重可分为轻型、中型、重型和危重型。

(7) 并发症。

① 腔道大出血及颅内出血。大量胃肠道出血可导致休克，预后严重；大出血可导致窒息；颅内出血可产生突然抽搐、昏迷。

② 心功能不全，肺水肿。多见于休克及少尿期，多在短期内突然发作，病情严重。

③ 成人呼吸窘迫综合征。多见于低血压休克期及少尿期，预后严重，病死

率高。

④ 继发感染。少尿期至多尿期易并发肺炎、尿路感染、败血症及真菌感染等。

5. 诊断

一般依据临床特点和实验室检查、结合流行病学史，进行综合性诊断。

(1) 流行病学史：于发病前两个月曾在疫区居住或逗留过，有与鼠、螨及其他可能带毒动物直接或间接接触史；或曾食用鼠类排泄物污染的食物或有接触带毒实验动物史。

(2) 症状：起病急，有发热、头痛、眼眶痛、腰痛，多伴有消化道症状，如恶心、呕吐、腹痛、腹泻等，常依次出现低血压、少尿及多尿现象。

(3) 体征。细血管中毒症，面、颈、上胸部潮红，重者呈酒醉样；眼球结合膜、咽部及软腭充血；咽部、腋下、前胸等部位可见出血点（点状、条索状、簇状）；重者可见大片瘀斑或腔道出血。

渗出体征，球结合膜及眼睑、面部因渗出而水肿，肾区有叩痛。

(4) 实验室检查。

尿常规：出现蛋白，且逐渐增多，有红细胞、管型或膜状物。

血象：早期白细胞总数正常或偏低，随病程进展增高，重者可出现类白血病反应，并可出现异形淋巴细胞，重者达 15% 以上。血小板计数下降，以低血压及少尿期最低。红细胞及血红蛋白在发热后期和低血压期因血液浓缩而升高。

血尿素氮（BUN）或肌酐值逐渐增高。

(5) 特异性血清学诊断。用间接免疫荧光法，以流行性出血热病毒抗原片，检测患者双份血清，恢复期血清 IgG 荧光抗体效价增高 4 倍以上者可确诊。

早期诊断要点有以下几方面：① 在流行地区、流行季节如有原因不明的急性发热患者，应想到本病的可能。② 发热伴有头痛、腰痛、眼眶痛、全身痛及消化道症状。③ 查体时应特别注意水肿、咽部及软腭充血、皮肤瘀点及腋下出血点和肾区叩痛等。④ 发热患者早期出现尿蛋白阳性而且迅速增加，应按疑似出血热对待。⑤ 血象检查发现血小板减少，出现异型淋巴细胞对本病诊断有帮助。⑥ 检查血清特异性 IgM 或双份 IgG 抗体，或做血液白细胞病毒抗原检测，阳性可确诊。

本病病死率差别较大，野鼠型高，家鼠型低；从 3%～20%，一般平均 5% 左右。病死率高低不同的原因除与病型不同、轻重有关外，与治疗早晚、措施得当与否有很大关系。

死亡原因主要有休克、肺水肿、心功能不全、尿毒症、腔道大出血以及继发感染等。病后恢复一般较顺利，少数重型患者可在病后遗有腰痛、多尿症状达 1 年以上。

6. 治疗

目前尚无特效疗法，仍以合理的液体疗法为主的综合治疗法。预防低血容量休克、疏通微循环、保护肾脏、改善肾血流量，促进利尿，对于降低病死率具有重要意义。抓好“三早一就”(早发现、早休息、早治疗，就近治疗)，把好“三关”(休克关、少尿关及出血关)对减轻病情、缩短病程和降低病死率具有重要意义。

7. 预防

学校要主动联系属地疾控中心和动物疫控部门，密切关注校园周边人群间疫情和动物间疫情监测信息。

灭鼠、防鼠是预防本病关键的措施。

(1) 灭鼠。以药物毒杀为主，应在鼠类繁殖季节（3—5月）与本病流行季节前进行。采用毒鼠、捕鼠、堵鼠洞等综合措施，组织几次大规模、大面积的灭鼠。

(2) 防鼠。学校食堂要保存好粮食及食物；整顿环境，以免鼠类窝藏。对宿舍、教室、食堂等场所加装加固防鼠设施。

灭螨、防螨。在秋季灭鼠可同时用杀虫剂进行灭螨，主要杀灭教职工经常活动地区的游离螨与鼠洞内螨。

流行性出血热病死率高低与治疗早晚、措施得当与否有很大关系，因此学校要关注师生健康状况，如有相关症状应及时就医，并主动告知医生疫区旅行史、老鼠等啮齿动物接触史。

配合属地疾控中心完成校园内适龄人群的出血热疫苗接种，如因特殊原因不能接种的学生，学校应安排合适的时间补种。

8. 案例分析

2017年11月，S省某高校发生出血热死亡病例，患者为大学二年级学生。据患者舍友描述，患者12日晨起时出现发热、头痛、乏力等症状，自行服用某牌感冒灵冲剂后照常前往教室上课，13日患者自觉病情加重，向辅导员请假后，全天在宿舍内卧床休息，并自行服药。14日12时在舍友陪同下前往该校附属医院就诊，初步诊断为“出血热待排”，15时血液抗体检测结果为IgM弱阳性，IgG为阴性。患者转运至定点传染病医院急诊科救治，经3天救治后，患者因病情严重于2017年11月17日死亡。

据舍友描述患者周内在校内生活，周末返家，患者近期均在食堂用一次性餐盒打包饭菜回宿舍食用，无校外饮食史。宿舍内常见鼠迹，患者和舍友约一个月前在宿舍内发现老鼠，众人用废弃拖把将其打死后用扫帚清理出宿舍。

病例宿舍位于1楼，宿舍为8人间，实住7人，患者床铺位于靠近厕所和暖气片的下铺，宿舍门下缝隙较宽，宿舍卫生间为蹲便（未加盖），宿舍内排水口密封盖已经破坏。宿舍楼下灭鼠药诱饵陈旧，宿舍楼旁边即为施工工地。学校餐厅防鼠灭鼠措施较差，一楼餐厅窗户无纱窗封闭，餐厅内无防鼠措施，餐厅隔壁即为垃圾处理站。据了解，学校附属医院曾对学校进行出血热疫苗接种工作，患者同级新生4240人，出血热疫苗基础免疫3626人，患者在入校时因感冒发烧未接种出血热疫苗。

问题:

(1) 本案例中的患者，在发病早期应注意什么?

(2) 学校为了避免类似事件发生，应加强哪些方面的工作?

(3) 如果怀疑自己得了出血热该怎么办?

(二) 狂犬病

狂犬病又名恐水病，是由狂犬病毒引起的一种以侵犯神经系统为主的急性人兽共患传染病。狂犬病毒通常由病兽通过唾液以咬伤方式传给人。临床表现为特有的恐水、怕风、恐惧不安、咽肌痉挛、进行性瘫痪等。迄今为止，一旦发病，病死率达100%。

病毒易被紫外线、苯扎溴铵、碘酒、高锰酸钾、乙醇、甲醛等灭活，加热100℃，2分钟可灭活。

1. 传染源

携带狂犬病病毒的动物是本病的传染源，我国狂犬病的主要传染源是病犬，接着为猫、猪、牛、马等家畜。一般来说，狂犬患者不是传染源，不形成人与人之间的传染。

2. 传播途径

病毒主要通过咬伤传播，也可由带病毒犬的唾液，经各种伤口和抓伤、舔伤的黏膜和皮肤入侵，少数可在宰杀病犬、剥皮、切割等过程中被感染。蝙蝠群居洞穴中的含病毒气溶胶也可经呼吸道传播。器官移植也可传播狂犬病。

3. 易感人群

人群普遍易感，兽医与动物饲养员尤其易感。人被病犬咬伤后发病率为15%～20%。被病兽咬伤后是否发病与下列因素有关:

(1) 头、面、颈、手指处被咬伤后发病概率多。

(2) 创口深而大者发病率高。

(3) 被咬伤者免疫功能低下或免疫缺陷者，发病概率多。

(4) 咬伤后迅速彻底清洗者发病概率较少。

(5) 及时、全程、足量注射狂犬疫苗和免疫球蛋白者，发病率低。

4. 临床表现

潜伏期长短不一，大多在3个月内发病，潜伏期可长达10年以上，潜伏期长短与年龄、伤口部位、伤口深浅、入侵病毒数量和毒力等因素有关。典型临床经过分为以下三期：

（1）前驱期。前驱期常有低热、倦怠、头痛、恶心、全身不适，继而恐惧不安，烦躁失眠，对声、光、风等刺激敏感而有喉头紧缩感。具有诊断意义的早期症状是在愈合的伤口及其神经支配区有痒、痛、麻及蚁走等异样感觉，发生于50%～80%的病例。本期持续2～4天。

（2）兴奋期。本期表现为高度兴奋、恐惧不安、恐水、恐风。体温常升高（38～40℃甚至超过40℃）。典型患者虽渴极而不敢饮，见水、闻流水声、饮水或仅提及饮水时均可引起咽喉肌严重痉挛。外界多种刺激，如风、光、声也可引起咽肌痉挛。常因声带痉挛伴声嘶、说话吐字不清，严重发作时可出现全身肌肉阵发性抽搐，因呼吸肌痉挛致呼吸困难和发绀。患者常出现流涎、多汗、心率快、血压增高等交感神经功能亢进表现。因同时有吞咽困难和过度流涎而出现“泡沫嘴”。患者神志多清晰，部分可出现精神失常、幻听、幻视等。本期1～3天。

（3）麻痹期。患者肌肉痉挛停止，进入全身弛缓性瘫痪，患者由安静进入昏迷状态，最后因呼吸、循环衰竭死亡。该期持续时间较短，一般6～18小时。

5. 预防

（1）管理传染源。以犬的管理为主，捕杀野犬，管理和免疫家犬，并实行进出口动物检疫等措施。病死动物应予焚毁或深埋处理。

（2）伤口处理。应尽早至规范处置门诊进行处置，用肥皂水（或其他弱碱性清洗剂）和一定压力的流动清水交替清洗咬伤和抓伤处，每一处伤口至少冲洗15分钟。如条件允许建议用专业清洗设备和专业清洗剂对伤口内部进行清洗。随后，用生理盐水冲洗伤口以避免肥皂液或其他清洗剂残留。彻底冲洗后用稀碘伏（0.025%～0.05%）、苯扎溴铵（0.005%～0.01%）或其他具有病毒灭活效力的皮肤黏膜消毒剂进行消毒。需注意预防破伤风及细菌感染。

（3）预防接种。

① 疫苗接种。可用于暴露后预防，也可用于暴露前预防。我国为狂犬病流行地区，凡被犬咬伤者或被其他可疑动物咬伤抓伤者，或医务人员的皮肤破损处被狂犬病患者唾液沾污时，均需做暴露后预防接种，暴露前预防主要用于高危人群。

② 免疫球蛋白注射。首次暴露的Ⅲ级暴露者，有免疫缺陷者、长期使用免疫抑制剂者，面部暴露的Ⅱ级暴露者均需使用。

二、虫媒动物传染病

（一）疟疾

疟疾，又名“打摆子”，是由疟原虫经按蚊叮咬传播的传染病。临床上以周期性定时性发作的寒战、高热、出汗退热，以及贫血和脾大为特点。因疟原虫种、感染程度、免疫状况和机体反应性等差异，临床症状和发作规律表现不一。

陕西省已于2019年通过国家消除疟疾考核验收，目前我省已无本地病例，多是由非洲、东南亚地区输入，因此学校的防控重点应为预防输入性病例发生校园内本地传播。

1. 传染源

疟疾患者及带虫者是疟疾的传染源，且只有末梢血中存在成熟的雌雄配子体时才具传染性。

2. 传播途径

疟疾的自然传播媒介是按蚊。按蚊的种类很多，可传播人疟的有60余种。据其吸血习性、数量、寿命及对疟原虫的感受性，我国公认中华按蚊、巴拉巴按蚊、麦赛按蚊、雷氏按蚊、微小按蚊、日月潭按蚊及萨氏按蚊为主要传疟媒介按蚊。人被有传染性的雌性按蚊叮咬后即可受染。

输入带疟原虫的血液或使用含疟原虫的血液污染的注射器也可传播疟疾。

3. 易感人群

人对疟疾普遍易感。多次发作或重复感染后，再发症状轻微或无症状，表明感染后可产生一定免疫力。但疟疾的免疫不但具有种和株的特异性，而且有各发育期的特异性。其抗原性还可连续变异，致宿主不能将疟原虫完全清除。原虫持续存在，免疫反应也不断发生，这种情况称为带虫免疫或伴随免疫。人群发病率因流行程度及机体状况而不同。

4. 临床表现

从人体感染疟原虫到发病，称为潜伏期。潜伏期包括整个红外期和红内期的第一个繁殖周期。感染原虫量、株的不一，人体免疫力的差异，不同的感染方式均可造成不同的潜伏期。温带地区有所谓的长潜伏期虫株，可长达8～14个月。

输血感染潜伏期为7～10天。胎传疟疾，潜伏期就更短。有一定免疫力的人或服过预防药物的人，潜伏期可延长。

5. 诊断

（1）流行病学。有在疟疾流行区居住或旅行史，近年有疟疾发作史或近期曾接受过输血的发热患者都应被怀疑。

(2) 临床表现。典型的周期性寒战、发热、出汗可初步诊断。不规律发热，而伴脾、肝大及贫血，应想到疟疾的可能。凶险型多发生在流行期中，多急起，高热寒战，昏迷与抽搐等。

(3) 实验室检查。主要是查找疟原虫，通常找到即可确诊。血片找疟原虫应当在寒战发作时采血，此时原虫数多、易找。需要时应多次重复查找，并一定要做厚血片寻找。如临床高度怀疑而血片多次阴性可做骨髓穿刺涂片查找疟原虫。

(4) 治疗性诊断。临床表现很像疟疾，但经多次检查未找到疟原虫。可试用杀灭红内期原虫的药物（如氯喹），治疗 48 小时发热控制者，可能为疟疾。但注意耐氯喹虫株。

6. 治疗

(1) 基础治疗。对症治疗、卧床休息，加强营养、根据病情适当补液、补铁；按虫媒传染病做好隔离。患者所用的注射器要洗净消毒。

(2) 病原治疗。目的是既要杀灭红内期的疟原虫以控制发作，又要杀灭红外期的疟原虫以防止复发，并要杀灭配子体以防止传播。

7. 预防

学校预防疟疾，必须认真贯彻以预防为主的卫生工作方针，针对疟疾流行的三个基本环节，采取以下几方面综合性防治措施。

(1) 管理传染源。校园内若有师生出现疟疾相关症状，应及时就医。学校要配合属地疾控中心开展疫点处置工作。

(2) 切断传播途径。彻底消灭按蚊是切断传播途径的重要方式，灭蚊措施除大面积应用灭蚊剂外，主要措施是搞好环境卫生，最重要的是消除积水、根除蚊子滋生场所。在有蚊季节正确使用蚊帐，户外活动时使用防蚊剂及防蚊设备。

(3) 做好个人防护。开展校园内健康教育，提示学生做好个人卫生，夏天不在室外露宿，睡觉时最好要挂蚊帐；白天外出，要在身体裸露部分涂些避蚊油膏等，以避免蚊虫叮咬。

(4) 预防性服药。如有学校活动需要进入疫区，特别是在流行季节进入高风险疫区，可以采用预防性服药。

（二）登革热

登革热是由登革热病毒引起，经伊蚊传播的一种急性传染病。临床特征为起病急骤，高热，全身肌肉、骨髓及关节痛，极度疲乏，部分病患可有皮疹、出血倾向和淋巴结肿大。

近年来，南美、东南亚以及我国的广东等地区登革热疫情开始逐渐上升，陕西省目前登革热病例均为输入性病例，但传播媒介持续存在，高峰季节成蚊监测甚至会高于风险阈值，防控重点应为预防输入病例本地化。

1. 传染源

患者和隐性感染者为主要传染源，暂未发现健康带病毒者。患者在发病前6～8小时至病程第6天，具有明显的病毒血症，可使叮咬伊蚊受染。流行期间，轻型患者数量为典型患者的10倍，隐性感染者为人群的1/3，隐性感染者可能是重要传染源。

2. 传播途径

已知的12种伊蚊可传播本病，但最主要的是埃及伊蚊和白纹伊蚊。陕西省主要媒介为白纹伊蚊。伊蚊只要与有传染性的液体接触一次，即可获得感染，病毒在蚊体内复制8～14天后即具有传染性，传染期可长达174天。具有传染性的伊蚊叮咬人体时，即将病毒传播给人。因在捕获伊蚊的卵巢中检出登革热病毒颗粒，推测伊蚊可能是病毒的储存宿主。

3. 易感人群

在新疫区普遍易感。感染后对同型病毒有免疫力，并可维持多年，对异型病毒也有1年以上免疫力。同时感染登革热病毒后，对其他B组虫媒病毒，也产生一定程度的交叉免疫，如登革热流行后，乙型脑炎发病率随之降低。

4. 临床表现

潜伏期为5～8天。按世界卫生组织标准分为典型登革热、登革出血热和登革休克综合征3类型。

我国近年来所见的登革热可分为典型登革热、轻型登革热和重型登革热。

(1) 典型登革热具体症状有以下几方面：

① 发热。所有患者均发热。起病急，先寒战，随之体温迅速升高，24小时内可达40℃。一般持续5～7天，然后骤降至正常，热型多不规则，部分病例于第3～5天体温降至正常，1日后又再升高，称为双峰热或鞍型热。

② 全身毒血症状。发热时伴全身症状，如头痛、腰痛，尤其骨、关节疼痛剧烈，似骨折样或碎骨样，严重者影响活动，但外观无红肿。消化道症状为食欲下降、恶心、呕吐、腹痛、腹泻。脉搏早期加快，后期变缓。严重者疲乏无力呈衰竭状态。

③ 皮疹。于病程3～6日出现，为斑丘疹或麻疹样皮疹，也有猩红热样皮疹、红色斑疹，重者变为出血性皮疹。皮疹分布于全身、四肢、躯干和头面部，多有痒感，皮疹持续5～7日。疹退后无脱屑及色素沉着。

④ 出血。25%～50%病例有不同程度出血，如牙龈出血、鼻衄、消化道出血、

咯血、血尿等。

⑤ 其他。多有浅表淋巴结肿大。约 1/4 病例有肝脏肿大，个别病例可出现黄疸，束臂试验阳性。

（2）轻型登革热表现类似流行性感冒，短期发热，全身疼痛较轻，皮疹稀少或无疹，常有表浅淋巴结肿大。因症状不典型，容易误诊或漏诊。

（3）重型登革热。早期具有典型登革热的所有表现，但于 3 ~ 5 日病情突然加重，剧烈头痛、呕吐、谵妄、昏迷、抽搐、大汗、血压骤降、颈强直、瞳孔散大等脑膜脑炎表现。有些病例表现为消化道大出血和出血性休克。

5. 诊断

（1）流行病学史。在登革热流行季节，凡是疫区或有外地传入可能的港口和旅游地区，发生大量高热病例时，应想到本病。

（2）临床表现。凡遇发热、皮疹、骨及关节剧痛和淋巴结肿大者应考虑本病；有明显出血倾向，束臂试验阳性，血液浓缩，血小板减少者应考虑登革出血热；在本病过程中或退热后，病情加重，有明显出血倾向，同时伴周围循环衰竭者应考虑登革休克综合征。但首例或首批患者确诊和新疫区的确定，必须结合实验室检查。

（3）实验室检查。实验室检查血象主要表现为白细胞减少或正常，中性粒细胞减少，淋巴细胞相对增高。血清学检查常用方法有补体结合试验、红细胞凝集抑制试验和中和试验。

6. 治疗

本病尚无特效治疗方法，主要以对症治疗、维持水电平衡、止血、抗休克和预防脑型病例等。

7. 预防

（1）关中和陕南有传播媒介的地区，学校在流行期间应注意观察师生的身体健康状况，如有登革热相关症状，即发热、皮疹、骨及关节剧痛和淋巴结肿大等，要及时就医。患者发病最初 5 天应防止其受蚊类叮咬，以免传播。典型患者只占传染源的一小部分，所以单纯隔离患者不足以制止流行。

（2）日常预防的重点在于防蚊和灭蚊。在全校范围内整治环境卫生，清除积水，实行翻盆倒罐，填堵竹、树洞等，在重点区域可开展适当的药物喷洒。

（3）开展健康教育，提高师生自我防护意识，在高发季节和户外活动建议使用蚊帐。

（三）发热伴血小板减少综合征

发热伴血小板减少综合征，俗称蜱咬病，是一种由新型布尼亚病毒引起的急性传染病，因临床表现以发热伴血小板减少为主要特征而得名，少数患者病情较重且发展迅速，可因多脏器功能衰竭而死亡。

1. 传染源

发热伴血小板减少综合征流行形式以散发为主，因疫源地分布差异，发病率地区差异较大；调查发现该病存在人传人的聚集性疫情，说明急性期患者血液具有传染性。在丘陵、山地、森林等地区生产、生活的人群感染风险较高。本病多发于春夏季节，不同地区可能略有差异。

2. 传播途径

传播途径尚不确定。目前，已从病例发现地区的蜱中分离到该病毒。部分病例发病前有明确的蜱叮咬史。尚未发现人传人的证据。急性期患者血液可能有传染性。最近研究表明直接接触患者血液或血性分泌物可导致感染。

3. 易感人群

人群普遍易感，在丘陵、山地、森林等地区生活、生产的居民和劳动者以及赴该类地区户外活动的旅游者感染风险较高。

4. 临床表现

发热伴血小板减少综合征的潜伏期尚不十分明确，可能为1～2周。急性起病，主要临床表现为发热，体温多在38℃以上，重者持续高热，可达40℃以上，部分病例热程可长达10天以上。伴乏力、明显食物缺乏、恶心、呕吐等，部分病例有头痛、肌肉酸痛、腹泻等。查体常有颈部及腹股沟等浅表淋巴结肿大伴压痛、上腹部压痛及相对缓脉。

少数病例病情危重，出现意识障碍、皮肤瘀斑、消化道出血、肺出血等，可因休克、呼吸衰竭、弥漫性血管内凝血等多脏器功能衰竭死亡。

绝大多数患者预后良好，但既往有基础疾病、老年患者出现精神神经症状、出血倾向明显、低钠血症等提示病重，预后较差。

5. 诊断

依据流行病学史（流行季节在丘陵、林区、山地等地工作、生活或旅游史等或发病前2周内有被蜱叮咬史）、临床表现和实验室检测结果进行诊断。

6. 治疗

本病尚无特异性治疗手段，主要为对症支持治疗。患者应当卧床休息，宜流食或半流食，多饮水。密切监测生命体征及尿量等。

7. 预防

（1）病例发现和报告。发现有师生出现发热伴血小板减少综合征相关症状时，要及时就医。如校内发现聚集性病例，应参照乙类传染病管理方法，向属地疾控中心和教育部门及时报告，并配合疾控中心开展疫点处置工作。

（2）教育师生了解感染发生的条件以及使用驱虫剂避免叮咬的重要性，做好个人防护。

三、自然疫源性及虫媒动物传染病防控措施

（一）自然疫源性传染病的防控措施

1. 开展疫情监测，采取针对性防控措施

学校要掌握本校自然疫源性疾病的发病情况，协助学生积极进行治疗，与卫生健康部门信息共享，掌握发病学生可能的感染源和感染途径，如出血热可以采取针对性的灭鼠、消毒、接种疫苗等防控措施。必要时可以在校园开展鼠密度、鼠带毒率、鼠间出血热病毒带毒率和感染率监测。

2. 防鼠灭鼠

老鼠是很多疾病的贮存宿主或媒介，已知老鼠对人类传播的疾病有鼠疫、流行性出血热、钩端螺旋体、斑疹伤寒、蜱性回归热等57种，防鼠灭鼠是预防自然疫源性疾病的重要措施。应在校园反复深入开展以灭鼠为中心的爱国卫生运动，消除鼠类生存环境。灭鼠以药物毒杀为主，放置鼠药要注意安全，避免误食，或者请专业的灭鼠人员进行灭鼠，应在鼠类繁殖季节（3—5月）前进行。教室、宿舍、食堂等室内场所发现老鼠，应在第一时间组织灭鼠，消除老鼠传播疾病的隐患。防鼠，以设置挡鼠板等防鼠设施为主，防止老鼠进入住宅和建筑，注意避免被老鼠咬伤。储存的食物要有防鼠条件，不食用被老鼠污染的食物。开展环境整治，清理鼠类生存场所。

3. 做好校园犬猫管理

学生宿舍不养犬猫，校园其他人员养的犬猫按时接种疫苗，对校园的流浪犬猫等及时进行管理，交给收容部门。

4. 加强健康教育

学校要把自然疫源性疾病健康教育纳入教育计划和宣传计划，利用公众号、微博、微信群等多种途径开展健康教育，让师生知道自然疫源性疾病的危害，掌握相应的预防知识。预防自然疫源性疾病的关键是做好个人防护，保护易感人群，外出活动不接触、不剥食野生动物，被犬、猫咬抓伤后及时处置伤口、接种疫苗，野外活动时穿长袖长裤，并扎紧裤脚，以防被蚊虫叮咬。

5. 做好食品卫生和个人卫生

学校食堂和宿舍防止鼠类排泄物污染食品，食堂食物储存要有防鼠设施，不要

用手接触鼠类及其排泄物。同时，进行动物实验时要防止咬伤。

6. 人员防护

学生在疫区野外劳动或活动时要注意个人防护，野外活动时穿长袖长裤，并扎紧裤脚，戴口罩，避免经呼吸道和虫媒传播。

7. 疫苗注射

接种疫苗是预防传染病最有效的途径。对鼠疫、炭疽、流行性出血热、狂犬病、乙脑、黄热病可以接种疫苗进行预防。例如，出血热疫苗接种的目标人群为16～60岁，注射针次为3针。对犬猫咬、抓伤后应按规范处置接种疫苗预防狂犬病。

（二）虫媒动物传染病的防控措施

虫媒传染病的预防和控制的重点与其他传染病有所不同，重要的手段是切断或消除传播途径，并通过多种途径改善与提高人群免疫力，保护易感人群。因此，在虫媒传染病的预防和控制中，对媒介昆虫动物的控制或消除是至关重要的手段，也是虫媒传染病预防和控制效果十分明显的措施。但因虫媒传染病的发生和流行过程受到复杂的社会和自然环境的影响，因此，必须重视因地制宜进行综合防治，才能取得根本性效果。

1. 控制和管理传染源

做好疫情监测报告，加强出入境学生健康管理。学校要落实晨午检和缺勤缺课原因追踪制度，落实传染病早发现、早诊断、早隔离、早治疗，及时掌握学校疫情。了解全球疫情，做好出入境学生健康管理，对出境去往疫区的学生进行风险提示，对入境学生了解其入境检疫的情况，必要时进行体温监测或者隔离观察。

2. 切断传播途径

虫媒传染病的传播媒介都容易在卫生条件不佳的环境生存和繁殖，学校要尽量改善环境卫生，减少有害昆虫的栖息和繁殖场所，改善学生的生活习惯，减少人虫接触机会，达到降低传染概率的目的。师生在户外活动时应做好个人防护，睡觉时用蚊帐、蚊香等隔离和驱赶蚊虫，以防遭媒介昆虫叮咬。

（1）防蚊传疾病：主要防蚊和灭蚊。清理室内外积水；勤洗澡、勤换衣，保持皮肤干燥清洁；外出活动或旅行时，应避免蚊虫叮咬，穿长袖长裤，减少皮肤暴露。学校可以在专业技术人员的指导下，对蚊虫较多的部位进行滞留喷洒，杀灭成蚊。

（2）防蜱传疾病：主要是消灭蜱虫和个人防护。进入林区或野外工作时，要穿长袖衣衫，扎紧腰带、袖口、裤腿，颈部系上毛巾，皮肤表面涂抹药膏可预防蜱虫叮咬，外出归来时洗澡更衣，防止把蜱虫带回家。

（3）保护易感人群：在流行季前或进入疫区前，注射有关疾病的疫苗或服用预防性药物都可以起到预防作用。如果可能应避免到虫媒传染病流行的地区。大部分虫媒传染病传播是有季节性的，在非流行季节前往可减少感染的机会。

（4）开展健康教育：学校要利用公众号、微博、微信群等多种途径开展健康教育，让师生知道虫媒传染病的危害，掌握相应的预防知识。学校和师生应主动改善周围环境，注意个人卫生，采取针对性的防护措施，从根本上切断传播途径。

第四节　血源及性传播传染病

一、艾滋病

艾滋病是获得性免疫缺陷综合征（Acquired Immuno Deficiency Syndrome，AIDS）的简称，由人免疫缺陷病毒（HIV）所引起的致命性慢性传染病。本病主要通过性接触和体液传播，病毒主要侵犯和破坏辅助性 T 淋巴细胞（$CD4^+$T 淋巴细胞），使机体细胞免疫功能受损，最后并发各种严重的机会性感染和肿瘤。

（一）传染源

患者和无症状病毒携带者是本病的传染源，特别是后者。病毒主要存在于血液、精子、子宫和阴道分泌物中。其他体液如唾液、泪液和乳汁亦含病毒，均具有传染性。

（二）传播途径

HIV 的传染途径主要是性接触、血液传播和母婴传播。

1. 性接触传播

HIV 存在于血液、精液、阴道分泌物中，唾液、泪液和乳汁等体液中也含 HIV。性接触传播是主要的传播途径（主要为男性同性恋及男女之间的异性性接触，女性同性恋少见。）。HIV 通过接触摩擦所致皮肤黏膜细微破损即可侵入机体致病。与发病率有关的因素包括性伴数量、性伴的感染阶段、性交方式和性交保护措施等。

2. 经血液和血制品传播

共用针具静脉吸毒、输入被 HIV 污染的血液或血制品以及未经严格消毒的介入性医疗操作均可导致感染。

3. 母婴传播

感染 HIV 的孕妇可经胎盘将病毒传给胎儿，也可经产道及产后血性分泌物、哺乳等传给胎儿。HIV 阳性孕妇 11% ~ 60% 会发生母婴传播，但通过规范的母婴阻断治疗可显著降低 HIV 母婴传播的风险。

4. 其他

接受 HIV 感染者的器官移植、人工授精或污染的器械等，医务人员被 HIV 污染的针头刺伤或破损皮肤受污染也可受感染。但目前无证据表明经食物、水、昆虫或生活接触可传播艾滋病。

（三）易感人群

人群普遍易感，15～49 岁发病者占 80%，近年来青少年和老年群体感染率逐年上升。男同性恋、静脉药物依赖者、性乱者、多次接受不规范输血者或血制品者为高危人群。

（四）流行特征

全球统计显示，在过去的 40 年里，艾滋病已经导致 3500 万人死亡。截至 2018 年 9 月 30 日，全国报告现存活艾滋病病毒感染者（AIDS 患者）849602 例，报告死亡 262442 例。现存活 HIV 感染者 497231 例，AIDS 患者 352371 例。2013—2018 年的数据显示，在 15～24 岁群体中，通过性传播感染艾滋病的占到 96%，男同性恋传播占到 57%。从 2019 年 1 月到 10 月的数据来看，15～24 岁的学生新增感染艾滋病病毒中，同性造成的感染占 82%。另外，感染艾滋病病毒的男女学生性别比是 11∶1，男同性恋造成艾滋病病毒感染的增长幅度较大。

（五）临床表现

潜伏期较长，一般认为 HIV 感染后 2～10 年可以发展为艾滋病。HIV 侵入人体后可分为以下四期。

1. 一期急性感染

原发 HIV 感染后小部分患者可以出现发热、全身不适、头痛、厌食、恶心、肌痛、关节痛和淋巴结肿大，类似血清病的症状。此时血液中可检出 HIV 及 P24 抗原。由于 $CD8^+$T 细胞升高导致 CD4/CD8 的比例倒置同时可出现血小板减少。一般症状持续 3～14 日后自然消失。

2. 二期无症状感染

本期可由原发 HIV 感染或急性感染症状消失后延伸而来。临床上没有任何症状，但血清中能检出 HIV 以及 HIV 核心和包膜蛋白的抗体，具有传染性。此阶段可持续 2～10 年或更长。

3. 三期持续性全身淋巴结肿大综合征（PGL）

本期主要表现为除腹股沟淋巴结以外，全身其他部位两处或两处以上淋巴结肿大。其特点是淋巴结肿大直径在 1cm 以上，质地柔韧，无压痛，无粘连能自由活动。活检为淋巴结反应性增生。一般持续肿大 3 个月以上，部分患者淋巴结肿大 1 年多后逐步消散，亦有再次肿大者。

4. 四期艾滋病

本期可以出现以下 5 种表现：① 体质性疾病，即发热、乏力、不适、盗汗、厌食、体重下降，慢性腹泻和易感冒等症状。除全身淋巴结肿大外，可有肝脾肿大。② 神经系统症状，除以上症状外，出现头痛、癫痫、进行性痴呆、下肢瘫痪等。③ 严重的出现临床免疫缺陷，出现各种机会性病原体感染。④ 因免疫缺陷而继发肿瘤，如卡氏肉瘤、非霍奇金病等。⑤ 因免疫缺陷并发的其他疾病。

艾滋病患者常见各系统的临床表现主要有：

（1）肺部。尽管多种病原体可引起艾滋病患者的肺部感染，但必须强调的是 70%～80% 的患者可经历一次或多次肺孢子虫肺炎感染。在艾滋病因机会性感染而死亡的病例中，约一半死于肺孢子虫肺炎，因此必须及时诊断、预防和治疗。其临床表现主要是慢性咳嗽及短期发热、呼吸急促和发绀、动脉血氧分压降低。仅少数患者能闻及啰音。肺部 X 线征为间质性肺炎，但无特异性。

（2）胃肠系统。以口腔和食管的念珠菌病、疱疹病毒和巨细胞病毒感染较为常见，表现为口腔和食管炎或溃疡。主要症状为吞咽疼痛和胸骨后烧灼感，诊断依靠食管镜。

（3）神经系统。本病出现神经系统症状者可达 30%～70%。其中包括：① 机会性感染，如脑弓形虫病、隐球菌脑膜炎、进行性多灶性脑白质炎、巨细胞病毒脑炎和格林巴利综合征。② 机会性肿瘤，如原发中枢淋巴瘤和转移性淋巴瘤。③HIV 感染，如艾滋病痴呆综合征、无菌性脑膜炎等。④ 其他，如低氧、败血症相关脑病等。临床表现为头晕、头痛、癫痫、进行性痴呆、脑神经炎、肢体瘫痪、痉挛性共济失调，膀胱和直肠功能障碍等。诊断除脑脊液检查外，可做 CT 协助诊断。

（4）皮肤黏膜。卡氏肉瘤常侵犯下肢皮肤和口腔黏膜，表现为紫红色或深蓝色浸润斑或结节，可融合成大片状，表面出现溃疡并向四周扩散。这是一种恶性组织细胞病，能向淋巴结和内脏转移。其他常见的有念珠菌口腔感染、口腔毛状白斑。此外，外阴疱疹病毒感染、尖锐湿疣等也较常见。

（5）眼部。艾滋病患者眼部受累较为广泛，但常被忽略。常见的有巨细胞病毒性视网膜炎、弓形虫视网膜脉络膜炎，眼底棉絮状白斑常为巨细胞病毒感染所致，眼部卡氏肉瘤常侵犯眼睑、眼板腺、泪腺和结膜、虹膜等。

(六) 诊断

根据中华人民共和国卫生行业标准《WS293－2019 艾滋病和艾滋病病毒感染诊断》，窗口期是指从 HIV 感染人体到感染者血清中的 HIV 抗体、抗原或核酸等感染标志物能检测出之前的时期。

1. 诊断原则

HIV/AIDS 的诊断应注意如下原则，需结合流行病学史（包括不安全性生活史、静脉注射毒品史、输入未经抗 –HIV 抗体检测的血液或血液制品、HIV 抗体阳性者所生子女或职业暴露史等）、临床表现和实验室检查等进行综合分析，慎重做出诊断。诊断 HIV/AIDS 必须是经确证试验证实 HIV 抗体阳性，HIV RNA 和 P24 抗原的检测能缩短抗体“窗口期”和帮助早期诊断新生儿的 HIV 感染。

2. 诊断标准

（1）急性期。患者近期内有流行病学史和临床表现、结合实验室 HIV 抗体由阴性转为阳性即可诊断，或仅实验室检查 HIV 抗体由阴性转为阳性即可诊断。

（2）无症状期。有流行病学史，结合 HIV 抗体阳性即可诊断，或仅实验室检查 HIV 抗体阳性即可诊断。

（3）艾滋病期。有流行病学史，实验室检查 HIV 抗体阳性，加之以下各项中的任何一项，即可诊断为艾滋病：① 原因不明的持续不规则发热 1 个月以上，体温高于 38℃者；② 慢性腹泻 1 个月以上，次数＞ 3 次 / 天；③6 个月内体重下降 10% 以上；④ 反复发作的口腔白念珠菌感染；⑤ 反复发作的单纯疱疹病毒感染或带状疱疹感染；⑥ 肺孢子菌肺炎；⑦ 反复发生的细菌性肺炎；⑧ 活动性结核或非结核分枝杆菌病；⑨ 深部真菌感染；⑩ 中枢神经系统病变；⑪ 中青年出现痴呆；⑫ 活动性巨细胞病毒感染；⑬ 弓形虫脑病；⑭ 青霉菌感染；⑮ 反复发生的败血症；⑯ 皮肤黏膜或内脏的卡波西肉瘤、淋巴瘤。

HIV 抗体阳性，虽无上述表现或症状，但 $CD4^+$T 淋巴细胞数＜ 200/mm³，也可诊断为艾滋病。

(七) 预后

部分 HIV 感染者，无症状感染期可长达 10 年以上。一旦发展为艾滋病，预后不良，平均存活期为 12 ~ 18 个月。

(八) 治疗

抗反转录病毒治疗（HAART）是针对病原体的特异性治疗，目标是最大限度地抑制病毒复制，重建或维持免疫功能。降低病死率和 HIV 相关疾病罹患率，改善患者的生活质量，提高期望寿命；减少异常免疫激活所致的病理损害；减少 HIV 的传播风险，预防母婴传播。根据《国家免费艾滋病抗病毒药物治疗手册（第 4 版）》建议，所有艾滋病病毒感染者都应该进行抗病毒治疗。

早治疗有利于免疫功能恢复。CD4 恢复的程度与 ART 启动时 CD4 计数直接相关。许多 CD4 < 350 个 / 微升的才开始接受抗病毒治疗患者，治疗 10 年后 CD4 从未达到 > 500 个 / 微升，与高 CD4 水平开始治疗的人相比，晚治疗的人群预期寿命受到影响。

早期开始抗病毒治疗，可以降低发病率和病死率。START 和 TEMPRANO 两个大型随机对照试验表明，在 CD4 细胞数大于 500 个 / 微升的 HIV 感染者，如果立即开始抗病毒治疗，和未接受抗病毒治疗的感染者相比，发病率和死亡率大约降低 50%。

抗病毒治疗，可以减少病毒传播。2019 年，国际权威杂志《柳叶刀》发表了一篇艾滋病领域的重要研究成果：在阴阳性不同的男同伴侣中，HIV 阳性一方接受抗病毒治疗，在 HIV 病毒得到有效抑制后，进行无保护措施性行为，HIV 传染风险为零。我们将其称为“U = U（测不到=不传染）”。

（九）预防

艾滋病目前仍没有疫苗可以预防，健康教育是目前预防艾滋病最有效的手段。学校应采用多种形式，如入学教育和开设健康教育课。在生活中，广大青少年朋友要做到以下几点。

1. 了解艾滋病知识

（1）尽早掌握预防性病、艾滋病的知识和方法，学会保护自己。

（2）尽量避免婚前性行为，则尽可能减少性伙伴，正确使用安全套。

（3）要认识到毒品的危害，拒绝毒品，消除好奇心理，慎重交友；避免酗酒；避免尝试娱乐性药品（如服用零号胶囊、吸食冰毒）。

（4）尽量避免不必要的输血或血制品；必须使用时，一定要用经检验合格的血液或血液制品。

（5）避免使用未消毒的针具和器械穿刺，如文眉、文身，避免到不规范的诊所就诊。

（6）建议牙刷、指甲钳、剃须刀等可以损伤皮肤出血的用品要单独使用，避免与他人混用以上生活物品。

（7）利用每年 12 月 1 日“艾滋病宣传日”举办校园活动、主题班会、专题讲座、知识竞赛、征文比赛，利用平面宣传材料、播放影像资料宣教，广泛宣传艾滋病防治的核心知识。

2. 控制传染源

患者及无症状病毒携带者应注意隔离。患者的血、排泄物和分泌物应进行消毒。加强国境检疫。

3. 切断传播途径

严禁毒品注射，取缔娼妓，禁止性乱交。严格检查血液制品，推广一次性注射器的使用。医疗单位对患者使用过的物品或医疗器械应严格消毒，可用10%的次氯酸浸泡。用0.2%次氯酸消毒地板、桌、椅。

4. 保护易感人群

限制病毒感染者结婚，加强公用医疗器械和公用生活用品消毒工作。

5. 艾滋病自愿咨询检测

艾滋病自愿咨询检测是指人们通过咨询，在充分知情和完全保密的情况下，自愿选择是否接受艾滋病病毒抗体检测、改变危险行为及获得相关服务的过程。艾滋病自愿咨询检测的目的主要有以下几方面：

（1）尽可能发现HIV感染者和患者，使更多人了解自己的感染状况，及时采取措施保护自己和他人。

（2）通过提供艾滋病咨询服务，使咨询者得到情感支持和行为指导，促使改变危险行为，预防HIV新感染的发生，控制艾滋病的流行。

（3）通过艾滋病转介服务的提供，使HIV抗体检测阳性者及早获得适当的治疗、关怀支持与帮助，预防和干预母婴传播。

艾滋病自愿咨询检测需遵循知情同意，保密及与治疗、关怀等其他项目相结合的原则。

目前，陕西省各级疾控机构、综合医院、妇幼保健院和一些社会机构设有艾滋病自愿咨询检测服务。可登录中国疾病预防控制中心性病艾滋病预防控制中心首页右侧“公众互动检测机构”栏目进行查询。

6. 暴露后预防

暴露后预防（PEP）是指发生HIV潜在暴露后，服用抗反转录病毒药物（ART）以防止感染HIV。HIV暴露后阻断的成功率和首次服药及时性及服药依从性密切相关，暴露后越早服药，阻断成功率越高。PEP最好在暴露后2小时内，最晚不超过72小时开展，连续服药28天。

二、梅毒

梅毒是由梅毒螺旋体（苍白螺旋体，TP）引起的一种全身慢性传染病，主要通过性接触传播。临床表现复杂，可侵犯全身各器官，造成多器官损害。早期主要侵犯皮肤黏膜，晚期可侵犯血管、中枢神经系统及全身各器官。可通过胎盘传染给胎儿。

(一) 传染源

梅毒是人类特有的疾病，显性和隐性梅毒患者均是传染源，感染者的皮损分泌物、血液中含大量梅毒螺旋体。

(二) 传播途径

患者的皮损、血液、精液、乳汁和唾液中均有 TP 存在。其常见传播途径有以下几种。

1. 性接触传播

约 95% 的患者通过性接触由皮肤黏膜微小破损感染。

2. 垂直传播

妊娠 4 个月后 TP 可通过胎盘及脐静脉由母体传染给胎儿。分娩过程中新生儿通过产道时皮肤擦伤处发生接触性感染。

3. 其他途径

冷藏 3 天以内的梅毒患者血液仍具有传染性，可经医源性途径输入此种血液发生感染；少数患者可通过接吻、握手、哺乳或接触污染衣物、用具而感染。

(三) 易感人群

不注意清洁卫生、性伴侣多的人群。

(四) 临床表现

根据传播途径的不同可分为获得性（后天）梅毒和胎传（先天）梅毒；根据病程的不同又可分为早期梅毒和晚期梅毒。

潜伏期一般为 9 ~ 90 天，此期的临床血清反应呈阳性，但无明显症状。

（1）潜伏梅毒。感染梅毒后经过一定的活动期，由于机体免疫力增强或不规则治疗的影响，症状暂时消退，但未完全治愈，梅毒血清反应仍是阳性，且脑脊液检查正常，此阶段称为潜伏梅毒。感染 2 年以内者称为早期潜伏梅毒；感染 2 年以上者称为晚期潜伏梅毒。

（2）一期梅毒。主要表现为硬下疳，发生于不洁性交后 2 ~ 4 周，常发生在外生殖器，少数发生在唇、咽、宫颈等处，同性恋男性常见于肛门或直肠。硬下疳常为单个，偶有多个，初为丘疹或浸润性红斑，继之轻度糜烂或呈浅表性溃疡，其上有少量黏液性分泌物或覆盖灰色薄膜，边缘痂隆起，周边及基底部呈软骨样硬度，直径为1～2cm，圆形，呈牛肉色，局部淋巴结肿大。疳疮不经治疗，可在3～8周内自然消失，而淋巴结肿大持续较久。

（3）二期梅毒。由于TP从淋巴系统进入血液，在体内播散后出现全身症状，在感染后7～10周，可有低热、头痛、肌肉和关节痛等，也可伴肝脾肿大及全身淋巴结肿大。

① 梅毒疹：皮疹通常缺乏特异性，可为红斑、丘疹、斑丘疹、斑块、结节、脓疱或溃疡等，大多数泛发，不痒或轻微瘙痒。

② 复发性梅毒疹：原发性梅毒疹自行消退后，约20%的二期梅毒患者将于1年内复发，二期梅毒的任何症状均可重新出现，以环状丘疹最为多见。

③ 黏膜损害：约50%的患者出现黏膜损害，发生在唇、口腔、扁桃体及喉，表现为黏膜斑或黏膜炎，并伴有渗出或灰白膜，黏膜红肿。

④ 梅毒性脱发：约占患者的10%，多为稀疏性，边界不清如虫蚀样，少数为弥漫样。

⑤ 骨关节损害：骨膜炎、骨炎、骨髓炎及关节炎，伴有局部疼痛。

⑥ 眼梅毒：主要表现为梅毒性虹膜炎、虹膜睫状体炎、脉络膜炎、视网膜炎等，常为双侧。

⑦ 神经梅毒：多无明显症状，但脑脊液异常，脑脊液快速血浆反应素环状卡片（RPR）阳性。可有脑膜炎症状。

⑧ 全身浅表淋巴结肿大。

（4）三期梅毒。1/3的显性梅毒螺旋体感染发生三期梅毒，其中晚期梅毒15%为良性，15%～20%为恶性。

① 结节性梅毒：易发于头皮、肩胛、背部及四肢的伸侧。树胶样肿常发生在下肢，表现为深溃疡形成，萎缩样瘢痕；发生在上额部时，常引起组织坏死，穿孔；发生于鼻中隔者则骨质破坏，形成马鞍鼻；发生于舌部者表现为穿凿性溃疡；阴道损害常形成溃疡，进而引起膀胱阴道瘘或直肠阴道瘘等。

② 近关节结节：是梅毒性纤维瘤缓慢生长的皮下纤维结节，呈对称性分布，大小不等，表皮正常，触之质硬，无痛，不活动，不破溃，无炎症表现，可自行消退。

③ 心血管梅毒：它主要侵犯主动脉弓部位，发生主动脉瓣闭锁不全，即梅毒性心脏病。

④ 神经梅毒：发生率约10%，多发生于感染TP后10～20年，可无症状，也可发生梅毒性脑膜炎、脑血管梅毒、脑膜树胶样肿、麻痹性痴呆。

⑤ 先天性梅毒：是母体内的 TP 由血液通过胎盘传入胎儿血液中，导致胎儿感染。多发生在妊娠 4 个月后。发病年龄小于 2 岁者称为早期先天性梅毒，大于 2 岁者称为晚期先天性梅毒，先天性梅毒不发生硬下疳，常有严重的内脏损害，对患儿的健康影响很大，病死率高。

早期先天性梅毒：多在出生后 2 周～3 个月内出现症状。表现为消瘦，皮肤松弛多皱褶，哭声哑，发育迟缓，常因鼻炎而导致呼吸、哺乳困难。皮肤损害可表现为斑疹、斑丘疹、水疱、大疱、脓疱等，多分布在头面、肢端、口周皮肤，口周可见皱裂，愈后留有辐射状瘢痕。

晚期先天性梅毒：患儿发育不良，智力低下，皮肤黏膜损害与成人相似。

胎传潜伏梅毒：先天性梅毒未经治疗，无临床症状，而血清反应呈阳性。

（五）诊断

1. 病史

病史包括有无不洁性交史，婚姻配偶或性伴侣有无梅毒。已婚妇女有无早产、流产、死产史，父母兄弟姐妹有无性病。

2. 体格检查

应做全面检查，对感染时间较短的患者应注意检查其皮肤、黏膜、外阴、肛门、口腔等处。对感染较长的患者除检查其皮肤黏膜外应注意检查心血管、神经系统、眼、骨骼等。

3. 实验室检查

① 暗视野显微镜检查：早期梅毒皮肤黏膜损害可查到梅毒螺旋体。② 梅毒血清试验：用非螺旋体抗原试验做初试，即使为阴性，若怀疑为梅毒患者，也应进一步检查；如果为阳性，结合病史及体格检查符合梅毒，可以确定诊断。

（六）治疗

强调早期诊断，早期治疗，疗程规则，剂量足够。青霉素，如水剂青霉素、普鲁卡因青霉素、苄星青霉素等为首选药物。对青霉素过敏者可选四环素、红霉素等。部分患者青霉素治疗之初可能发生赫氏反应，可由小剂量开始。

（七）预防

杜绝不正当的性行为，提倡洁身自爱，若有可疑梅毒接触史，应及时进行梅毒血清试验，以便及时发现，及时治疗；对可疑患者均应进行预防检查，进行梅毒血清试验；发现梅毒患者必须强迫进行隔离治疗。

三、乙型病毒性肝炎

乙型病毒性肝炎（简称乙型肝炎）是由乙型肝炎病毒（HBV）感染引起的以肝脏炎性病变为主并可引起多器官损害的一种传染病。本病可广泛流行于世界各国，一年四季均可发病，但多属散发。临床起病缓慢，以亚临床型及慢性型较常见。

(一) 传染源

乙型肝炎主要是急、慢性乙型肝炎患者和病毒携带者，急性患者在潜伏期末及急性期具有传染性。慢性病患者和病毒携带者作为传染源的意义最大。

(二) 传播途径

母婴传播：包括宫内感染、围产期传播、分娩后传播。宫内感染主要经胎盘获得，围产期传播或分娩过程是母婴传播的主要方式，婴儿因破损的皮肤或黏膜接触母血、羊水或阴道分泌物而被传染。在我国，母婴传播率高，人群中 HBsAg 阳性的乙型肝炎病毒携带者中 30% 以上是由其传播积累而成。

血液、体液传播：如输血及血制品、注射、手术、针刺、共用剃须刀和牙刷、血液透析、器官移植等均可传播。现已证实唾液、汗液、精液、阴道分泌物、乳汁等体液含有 HBV，密切的生活接触、性接触等亦是获得 HBV 感染的可能途径。

其他传播途径：虽然经破损的消化道、呼吸道黏膜或昆虫叮咬在理论上有可能，但实际意义未必重要。

(三) 易感人群

抗 –HBs 阴性者均为易感人群。高危人群包括 HBsAg 阳性母亲的新生儿、HBsAg 阳性者的家属、反复输血及血制品者（如血友病患者）、血液透析患者、多个性伴侣者、静脉药瘾者、接触血液的医务工作者等。

(四) 临床表现

潜伏期为 1 ~ 6 个月，平均为 3 个月。

急性肝炎包括急性黄疸型肝炎和急性无黄疸型肝炎。成年急性乙型肝炎约 10% 转为慢性。

1. 急性黄疸型肝炎

急性黄疸型肝炎临床经过阶段较为明显，可分为三期。

(1) 黄疸前期：起病相对较缓，少数有发热，此期主要症状有全身乏力、食欲减退、恶心、呕吐、厌油、腹胀、肝区痛、尿色加深等。本期持续5～7天。

(2) 黄疸期：尿黄加深，巩膜和皮肤出现黄疸，1～3周内黄疸达高峰。部分患者可有一过性粪色变浅、皮肤瘙痒、心动徐缓等梗阻性黄疸的表现。本期持续2～6周。

(3) 恢复期：症状逐渐消失，黄疸消退，肝、脾回缩，肝功能逐渐恢复正常，本期持续1～2个月。

2. 急性无黄疸型肝炎

除无黄疸外，其他临床表现与黄疸型相似，无黄疸型发病率远高于黄疸型。无黄疸型通常起病较为缓慢，症状较轻。主要表现为全身乏力、食欲下降、恶心、腹胀、肝区痛、肝大、有轻压痛及叩痛等。病程多在3个月内。有些病例无明显症状，易被忽视。

3. 慢性肝炎

慢性肝炎患者主要包括急性肝炎病程超过半年，或原有乙型肝炎急性发作再次出现肝炎症状、体征及肝功能异常者；发病日期不明确或虽无肝炎病史，但根据肝组织病理学或根据症状、体征、化验及B超检查综合分析符合慢性肝炎表现者。病情较轻可表现为反复出现乏力、头晕、食欲减退、厌油、尿黄、肝区不适、睡眠欠佳、肝稍大有轻触痛，可有轻度脾大。重度慢性肝炎的表现为有明显或持续的肝炎症状，如乏力、食欲缺乏、腹胀、尿黄、便溏等，伴肝病面容、肝掌、蜘蛛痣、脾大等。

4. 重型肝炎（肝衰竭）

重型肝炎的病因以及诱因复杂，包括重叠感染、机体免疫状况、妊娠、过度疲劳、应用肝损药物、有其他并发症（如甲亢、糖尿病）等。它表现为一系列肝衰竭综合征：极度乏力，严重消化道症状，神经、精神症状（嗜睡、性格改变、烦躁不安、昏迷等），有明显出血现象，可出现中毒性鼓肠、肝臭、肝肾综合征等。

5. 淤胆型肝炎

淤胆型肝炎是以肝内淤胆为主要表现的一种临床特殊类型，又称毛细胆管炎型肝炎。有梗阻性黄疸的临床表现：皮肤瘙痒，粪便颜色变浅，肝大。肝功能检查异常。

（五）诊断

1. 流行病学资料

是否有输血、不洁注射史、与HBV感染者接触史，家庭成员有无HBV感染者，特别是婴儿母亲是否HBsAg阳性等有助于乙型肝炎的诊断。

2. 临床诊断

具有上述急性肝炎、慢性肝炎或者重型肝炎的临床表现。

3. 病原学诊断

具备急、慢性肝炎临床表现，而血清 HBsAg、HBeAg、HBcAg、HBV DNA、DNAP 或抗 HBcIgM 当中有一项呈阳性时，可以确诊为乙型肝炎。缺乏临床表现而 HBsAg 阳性，伴有或不伴有其他血清标记物时，可诊断为无症状的 HBsAg 携带者。

（六）治疗

1. 急性肝炎

急性肝炎以一般治疗及对症支持治疗为主，急性期应进行隔离，卧床休息。饮食宜清淡易消化，适当补充维生素。避免饮酒和应用肝损害的药物。

2. 慢性肝炎

慢性肝炎的治疗包括合理的休息和营养，心理平衡，改善和恢复肝功能，调节机体免疫，抗病毒、抗纤维化等治疗。

(1) 一般治疗

适当休息：症状明显或病情较重者应强调卧床休息。

合理饮食：适当的高蛋白、高热量、高维生素的易消化食物有利于肝脏修复。

心理平衡：使患者有正确的疾病观，对肝炎治疗应有耐心和信心。

(2) 药物治疗

改善和恢复肝功能：保肝药（维生素类、葡醛内酯等）；降酶药（五味子类、甘草提取物、齐墩果酸等）；退黄药物（丹参、茵栀黄、门冬氨酸钾镁等）。

免疫调节：如胸腺素、转移因子、猪苓多糖等。

抗病毒治疗：干扰素、拉夫米定、恩替卡韦等。

3. 重症肝炎

治疗原则：依据病情发展的不同时期予以支持、对症、抗病毒等内科综合治疗为基础，早期免疫控制，中、后期以预防并发症及免疫调节为主，辅以人工肝支持系统疗法，争取适当时期进行肝移植治疗。

（七）预防

1. 控制传染源

乙型肝炎患者和病毒携带者是本病的传染源。急性患者应隔离治疗至病毒消失。凡出现症状感染者不能从事食品加工、饮食服务、托幼保育等工作。对献血员进行严格筛选，不合格者不得献血。

2. 切断传染途径

加强学校的监督管理，严格执行餐具、食具消毒制度。校内理发、美容、洗浴等用具应按规定进行消毒处理。学生应养成良好的个人卫生习惯，接触患者后用肥皂和流动水洗手。提倡使用一次性注射用具。对带血及体液污染物应严格消毒处理。加强血制品管理。

3. 保护易感人群

接种乙肝疫苗是我国预防和控制乙型肝炎流行的最关键措施。现普遍采用0、1、6个月的接种程序。每次注射10～20μm。学生体检若无抗体，可加强接种。

四、血源及性传播传染病防控措施

血源及性传播传染病主要通过性接触传播，行为方式涉及个人隐私，极大地增加了学校防控的工作难度，但该组疾病往往通过健康教育就能收到良好的防控效果。在血源及性传播传染病的校园防控工作中，学校应该做到以下几点：

（1）成立由校领导牵头的艾滋病防控领导小组。学校艾滋病防控领导小组的主要职责：组织协调开展全校艾滋病、性病防治宣传活动，制订艾滋病性病防治宣传计划；在世界艾滋病日、国际禁毒日联系属地疾控中心在校园开展多种形式的宣传活动；定期与属地疾控中心联系，了解学校疫情现状；组织对感染师生开展心理咨询服务。

（2）设置包括艾滋病防治知识在内的性健康教育课程，教学内容应包含：了解艾滋病、性病的基本概念及其危害；了解艾滋病、性病的传播途径；掌握预防艾滋病、性病的方法和措施；减少歧视，正确对待和关爱艾滋病病毒感染者与艾滋病患者；了解获取相关信息、寻求帮助的相关途径和机构；了解我国预防和控制艾滋病、性病的相关政策与法规。

（3）普通高等学校、职业院校设立校内艾滋病自助检测材料、安全套自动售卖设施。

（4）学校校医院（卫生所）要承担校内艾滋病病毒感染者和艾滋病患者的关爱工作，及时对感染者和患者开展关爱服务，让感染者和患者重新树立信心，做好预防，不再将疾病传播给他人。校医院（卫生所）关爱医生要严格遵守艾滋病感染者和患者信息有关保密相关法律规定，不得将艾滋病感染者和患者个人信息向他人透露。

学生群体作为预防血源及性传播疾病的主体，要做到：

（1）远离毒品，抵制毒品。

（2）洁身自爱，遵守性道德。

（3）避免不必要的注射、输血和使用血液制品；必要时，使用检验合格的血液及血液制品。

（4）注意个人卫生，不与他人共用剃须刀、毛巾等个人卫生物品。

（5）无乙型肝炎抗体的人员要及时接种乙肝疫苗，获得一定的免疫力。

第九章　高校常见传染病的防控

第一节　建立完善的传染病防控机制

一、健全高校传染病防控组织机构、工作制度、应急预案等

大学生作为社会的特殊群体，具有学生来源广、密度大、接触密切等特点。特别是近年来随着我国招生政策的调整，各大院校入校新生逐年增加，许多学校医务人员、医疗设施相对不足，住宿条件较为拥挤，学生密度大，一旦发生传染病极易造成传播和蔓延。这不仅给学生的身体健康带来危害，而且给学校的教学秩序带来影响，因此做好高校常见传染病的预防和控制是极为重要的。

高校要充分认识传染病防控工作的重要性，进一步增强责任意识和防病意识，严格按照相关法律法规，切实加大对学校传染病、突发公共卫生事件的监管力度。学校主要负责人要高度重视学校传染病防控工作，要把预防和控制传染病作为一项重要工作来抓。要加强组织领导，提高认识，高度负责，采取有效措施，防患于未然，切实做好传染病防控及传染病相关突发公共卫生事件监测与报告工作。

(一) 建立学校传染病防控组织机构

高校应成立专门机构或组织，高校党委书记、校长是传染病防控工作的第一责任人，分管校领导为直接责任人，各院（系）、各部门负责人为本院（系）或部门防控工作的责任人，多校区办学的学校，每个校区必须有指定防控工作的责任人。

(二) 制定完善的传染病防控工作制度和应急预案

学校应根据自身情况制定相应的传染病疫情防控工作方案、学校突发公共卫生事件应急预案、传染病疫情报告制度、师生晨午检制度、因病缺勤登记追踪制度、复课证明查验制度、疾病防控健康教育管理制度、环境卫生检查通报制度、教学生活场所通风消毒制度、环境卫生消毒实施方案、食堂餐饮疫情防控实施方案、疫情防控期间教学工作方案、疫情防控期间学生工作方案、疫情应对预案等一系列传染病防控制度和预案。

(三) 加强队伍建设

高校应加强防控队伍建设，明确防控工作职责，各院（系）、各部门应共同参与学校传染病防控工作，责任到岗，任务到人。

二、加强高校传染病疫情监测与报告工作

(一) 传染病监测

传染病监测主要是针对发生于校园中人群的健康状况数据实行连续、系统、精准、有计划地收集与整理，其目的在于及时发现和报告校园中传染病病例，以便做到早发现、早报告、早隔离、早治疗，有效防止传染病疫情扩散。监测对象要求全覆盖、无遗漏，应包含学生、教师、保洁、保安、食堂、校医院（卫生所）工作人员；合作单位派驻人员、离退休人员和其他一切在校园内活动的人员。高校应严格执行师生晨午检制度、因病缺课追踪登记制度，及时全面掌握在校人员健康状况。必要时可开发适合本校的症状监测系统，以提高监测预警准确性和时效性。

高校应密切关注所在地传染病疫情防控形势变化，加强与省市教育厅、属地疾控中心、定点发热门诊、定点医院的联系，开展联防联控。学校传染病防控机构要及时收集所在地区传染病疫情的发生信息，快速准确地进行预警和防御。

(二) 传染病疫情报告

1. 建立疫情防控工作机制

高校应建立学校—院（系）—年级（班级）—学生校内四级防控工作机制，确保疫情监测和预警系统的正常运行，及时发现潜在隐患以及可能发生的突发疫情。明确学校疫情报告人，及时收集校内传染病疫情信息，并向有关单位报送信息。

2. 高校应严格执行学校传染病疫情报告制度

在疫情暴发、流行期间，实行“日报告、零报告”制度。各院（系）、各部门、各班级应设置疫情报告人，按程序逐级报告，以确保疫情信息报告准确畅通。

任何部门和个人发现传染病疫情隐患时应立即向学校传染病防控管理部门报告，核实信息后报告校领导。学校疫情报告人应按照传染病报告时限要求，以最快的通信方式向属地疾控中心和教育行政部门报告。

任何部门和个人都不得隐瞒、漏报、缓报或者授意他人隐瞒、漏报、缓报突发事件，违反者应追究其责任。

第二节　加强学校卫生工作

一、学校食品安全

民以食为天，食品是我们日常生活中不可或缺的一部分，而学校食品安全更是重中之重。学校作为在校师生的主要生活学习场所，更应严把食品卫生安全关口。通过建立完善的责任制度，规范操作、精细管理，强化在岗职责，加大督查力度，从细微之处入手，保证学校食品卫生、安全，杜绝食品安全事故的发生，切实保障广大师生的身体健康和生命安全。

为保障学生和教职工在校集中用餐的食品安全与营养健康，加强监督管理，我国在《中华人民共和国食品安全法》《中华人民共和国教育法》《中华人民共和国食品安全法实施条例》等法律法规中对学校食品安全均提出了明确要求。

（一）建立学校食品安全体系

1. 以学校校长为学校食堂及食品卫生安全管理第一责任人

以学校校长为学校食堂食品卫生安全管理第一责任人，主管副院长为主要责任人，建立食品卫生安全主管领导责任制度，健全食物中毒等突发事件处理的应急预案。

2. 健全食品卫生安全等各项制度

健全食品卫生安全等各项制度，包括食品经营场所管理制度、食品卫生安全管理制度，食堂等食品经营场所安全生产制度、食品从业人员健康晨午检制度、食堂等食品经营场所日检制度、食品采购验收索证制度、食品储存卫生制度、食堂等食品经营场所工作人员个人卫生制度，厨房卫生管理制度、食品冷藏卫生制度、食具消毒卫生制度、烹调卫生制度、调料间卫生管理制度、卤菜间卫生管理制度、操作区卫生管理制度、环境卫生管理制度、饭厅卫生管理制度、餐饮机械设备卫生管理制度，食堂等食品经营场所负责人卫生工作职责，长假后清扫、消毒、验收制度，食堂等食品经营场所从业人员培训制度等。

3. 做好监督检查工作

食品安全监督管理部门应当将学校校园及周边地区作为监督检查的重点，定期对学校食堂、供餐单位和校园内以及周边食品经营者开展检查；每学期应当会同教育部门对本行政区域内学校开展食品安全专项检查，督促指导学校落实食品安全责任。

(二) 加强食品安全与营养健康的宣传教育

学校应当加强食品安全与营养健康的宣传教育，在全国食品安全宣传周、全民营养周、中国学生营养日、全国碘缺乏病防治日等重要时间节点，开展相关科学知识普及和宣传教育活动。

学校应当将食品安全与营养健康相关知识纳入健康教育教学内容，通过主题班会、课外实践等形式开展经常性宣传教育活动。

二、生活饮用水卫生

学校是本校生活饮用水安全的责任主体，必须加强对校内生活饮用水卫生安全管理工作的指导，明确专人负责学校生活饮用水卫生安全工作，建立健全有关饮用水卫生管理组织、制度和档案，认真落实各项卫生安全防护措施。

(一) 学校生活饮用水安全职责

学校负责人是饮用水卫生安全管理的第一责任人，具体负责饮用水安全管理的工作人员是饮用水安全的直接责任人。学校要建立健全并落实生活饮用水卫生安全管理制度，制定生活饮用水污染突发公共卫生事件应急预案，确保师生生活饮用水卫生安全。严格落实生活饮用水安全事故责任追究制，凡因责任不落实、措施不到位、防范不严密导致学校饮用水安全事故的，要追究有关责任人的责任。

(二) 生活饮用水污染事件报告

学校一旦发生生活饮用水污染事件，学校在启动生活饮用水突发事件应急机制的同时，须做好以下几项应急处置工作：

(1) 第一时间报告当地的医疗单位，开展必要的救护工作。

(2) 立即向当地政府、卫生健康部门及教育主管部门报告，报告内容为饮用水污染情况 (时间、地点、范围等)、学生患病情况、主要症状、患病学生数等。

(3) 迅速采取控制措施和临时供水措施，在污染事故未消除前，不得擅自使用被污染的生活饮用水。

(4) 积极协助卫生监督部门做好事件调查取证工作。

(三) 生活饮用水消毒制度

学校要落实饮用水水源日常消毒和供水设施清洗、消毒制度。定期对供水设施 (水井、蓄水池、饮水机等) 进行清洗和消毒，以确保供水设施的完好、清洁和使用安全。采用自备水源的学校，每学期至少对水井、蓄水池等供水设施进行一次全面的清洗、消毒。严格按照卫生部门的要求做好饮用水水质消毒工作，并做好消毒记录。所使用的净水剂和消毒剂必须符合卫生要求和有关规定。

(四) 生活饮用水检测制度

学校要落实水质检测制度，无论采取何种供水方式，其水源必须经检测合格后，方可作为供水水源。生活饮用水每年至少接受属地疾控中心或具备资质的第三方检测机构对各项指标全面分析检测一次，如遇暴雨、持续干旱、疫情等特殊情况，应增加检测次数。

(五) 生活饮用水从业人员管理

学校配备的专 (兼) 职管、供水人员必须持有效健康证，并取得“卫生知识培训合格证”后方可上岗工作。

(六) 生活饮用水卫生管理

学校应建立并不断完善生活饮用水卫生管理档案，档案内容包括学校生活饮用水管理制度及水污染应急预案；供水系统卫生许可资料和涉水产品卫生许可批件；供、管水人员健康合格证明和卫生培训合格证明；供水设施清洗消毒记录；水质检测报告；等等。卫生管理档案应由专人保管，至少保存2年。

三、教室环境卫生

(一) 基本要求

(1) 教室卫生管理工作以学院为责任主体，校团委、学生处、后勤处分工协作监督，有关部门宣传引导，各司其职、各负其责、共同参与。

(2) 各二级学院成立由学院领导任组长，相关负责人、院团委书记、行政秘书、辅导员、学生会主席参加的工作小组，负责学院承担的教室卫生管理工作。

(3) 后勤处将学校全部教室卫生保洁任务分解到各学院，制定《学院教室和环境区保洁标准及检查办法》并在学院网页上公布，在相关公共场所放置垃圾桶，学生处在每个教室设置卫生监督标牌。

(4) 学院将教室卫生任务落实到班级，对责任教室卫生进行日常监督、巡查与管理；班级排定值日表并张贴在卫生责任教室的卫生监督卡附近，每天对教室卫生进行清扫、保洁与监管，接受师生监督。

(5) 校团委和有关部门利用电子屏幕、微信公众号进行卫生宣传，班主任（或辅导员）将教室卫生与文明、养成良好行为习惯纳入日常学生健康教育体系，促进文明校园建设。

(6) 校团委、学生处、后勤处制作学院教室卫生监督网页，公布包括卫生责任主体、班级值日表、卫生检查结果等有关事项。

(7) 禁止学生将各类食物和饮料等带进教室，禁止学生在教室内乱倒污水、乱扔杂物，禁止学生在教室的桌面、座椅和墙壁上随意乱写乱画、禁止学生张贴或书写标记占位。

(8) 学生干部、学生党员、共青团员及积极要求进步的同学要以身作则，坚决执行学校的相关规定，积极劝阻身边同学的不文明行为。

(9) 自觉遵守公共道德、自觉维护教室的清洁卫生、自觉尊重和珍惜值日生劳动成果、自觉养成将垃圾放入垃圾桶的良好习惯，每位同学都要以保护教室环境卫生为己任，互相提醒、互相监督，坚决摒弃乱写乱画、乱扔垃圾的不文明行为，为自己和他人创造美好的学习生活空间，做有文明素养的大学生。

(10) 因集体活动使用教室所产生的垃圾由活动组织者在活动结束后及时清理。

(二) 卫生检查监督

1. 卫生监督

(1) 各班班长、值日生上课前进行监督，任课教师负责监督课堂卫生情况，禁止学生将各类食物和饮料等带进教室，督促学生随手带走自己留下的废纸或其他垃圾。

(2) 校团委组织开展“文明校园监督岗”巡查活动，监督员根据文明校园监督岗职责和活动要求在相关时间和地点对学生的不文明行为进行劝导、督查，校团委同时招募志愿者对教室卫生情况进行察访。

(3) 学校有关部门将对不文明现象进行曝光。

(4) 学校卫生工作小组随时对卫生责任教室进行监督。

2. 卫生基本标准

(1) 教室地面干净、无灰尘、纸屑等杂物。

(2) 讲台里外清洁、桌面物品摆放有序；桌椅摆放整齐，桌面清洁、桌仓内无杂物，桌子上无涂写的痕迹。

(3) 教室门无灰尘，玻璃洁净光亮、无损坏；窗台洁净，无灰尘、杂物。

(4) 墙角、屋顶无灰尘，无蜘蛛网，无痰迹，无乱写、乱画、乱贴现象。

(5) 定期对投影机、投影布、音响等设备进行卫生处理工作，确保设备无灰尘。

（6）学习用具摆放有序、卫生工具摆放整齐，教学用具（包括投影仪、音响等）安放规范，收放及时。

（7）室内布局合理，教室的通风、照明、电器、电路等设施完好，便于开展多媒体教学。

（8）教室应勤开窗通风，保持空气流通，生活垃圾应及时清理，楼内公共区域应定期消毒并做好记录。

四、生活环境卫生

（一）宿舍环境卫生

学生宿舍是学校生活环境的主要部分，学生宿舍环境卫生对学生获得良好休息，进而促进学生生长发育、提高学习效率有重要影响。

（二）厕所环境卫生

学生厕所是学校生活环境必不可少的设施。学生厕所一是要与学生生长发育的特点相适应；二是要防止厕所成为传播疾病的污染源。

（三）疫情期间环境卫生管理

1. 停止大型集会

学校应停止开学典礼、升旗仪式、文娱活动和体育比赛等大型集会，暂停开放大学生活动中心、体育馆等室内学生活动场地。

2. 图书馆日常管理

停止开放对外自习室，保留图书借阅，限制人流。建议学生如需借阅，可提前从学校图书馆网站查询，确保所借图书未借出后，再前往图书馆借阅。

3. 自习室、校内超市、快递驿站等场所的管理

自习室、校内超市、快递驿站应缩短开放时间，限制人流，由专人负责出入登记与体温测量，严格执行日常消杀措施，保证人员之间距离1米以上并佩戴口罩。

4. 校内宿舍管理

（1）学生规范入楼。实施分时段错峰进入宿舍楼，且规范戴口罩。入楼学生需出示证件并自觉接受体温检测，体温正常方可入内。返校学生所携带的行李物品要接受消毒处理后方可入楼。学生间应避免串门聚集。

（2）外来人员原则上不得入楼。如有特殊情况，需严格履行登记制度并规范戴口罩。

(3) 宿舍管理。严格禁止租借床位、私自换床行为。学校实行查寝制度，每天22时至23时对所有在校学生进行逐一核查，严禁未经批准夜不归宿。建议学生主动做好个人和宿舍成员的健康监测，尽量减少不必要的外出。自觉发热时应主动测量体温，若体温≥37.3℃，应马上报告宿舍长并告知宿舍管理人员，由疫情防控办安排启动应急预案。同时，应留意周围同学和舍友的健康状况，避免与可疑症状人员近距离接触。

(4) 保持宿舍卫生。宿舍内应保持通风和卫生状况良好，生活垃圾应及时清理，勤开窗通风，保持空气通畅，楼内公共区域应定期消毒并做好记录。

五、公共场所卫生

公共场所是为公众提供的从事社会活动（包括工作、生活、服务等）的特定场所。学校公共场所多指公共浴室、游泳场馆、图书馆、体育馆、理发店等。作为学生在校生活的辅助设施，卫生管理不当，亦可引发传染病流行，严重影响正常教学、生活秩序。公共场所要建立传染病和健康危害事故应急预案、事故报告制度。建立相应的卫生管理制度。

1. 规范卫生管理制度

建立学校环境卫生检查小组，制定卫生检查标准，指定责任人，加强校园环境卫生工作。由学校主管卫生人员每周进行定期检查和不定期抽查，对各区域卫生进行检查和督促，记录每次检查情况，对存在的问题进行通报并整改。

2. 学校清洁与消毒

开学前组织开展全校范围环境清洁消毒整治行动，并随时清理落叶、积水、污水等病媒生物滋生环境。校园、教学楼、宿舍、食堂、校医院等场所均增设废弃口罩专用垃圾桶。校园公共卫生间、公用垃圾桶应每天清洁和消毒，及时清倒废弃杂物。

3. 规范垃圾处置

规范相关垃圾处理操作，废弃口罩专用垃圾桶、校医院（卫生所）和独立的隔离场所所产生的垃圾要用医疗废弃物收集袋严密包装，并及时清运。未清运的垃圾要置于有盖的桶内，每天用含氯消毒液喷洒垃圾桶内外表面等；按照《医疗卫生机构医疗废物管理办法》和《生活垃圾分类制度实施方案》，做好不同垃圾的分类处理。

4. 规范保洁卫生操作

清洁人员每日工作前应接受体温检测，体温正常者方可开始工作。工作时需戴口罩和一次性乳胶手套，工作结束后洗手消毒。

第三节　加强消毒工作

一、消毒原则

（一）范围和对象确定

根据流行病学调查结果确定现场消毒的范围、对象和时限。病例居住过或到过的场所，如宿舍、教室、医疗机构隔离病房、转运工具等应进行随时消毒。在病例出院或死亡后，均应进行终末消毒。

（二）方法选择

学校医疗机构应尽量选择一次性诊疗用品，非一次性诊疗用品应首选压力蒸汽灭菌，不耐热物品可选择化学消毒剂或低温灭菌设备进行消毒或灭菌。环境物体表面可选择含氯消毒剂、二氧化氯等消毒剂擦拭、喷洒或浸泡消毒。手、皮肤建议选择有效的消毒剂如碘伏、酒精等，或使用速干手消毒剂擦拭消毒。室内空气消毒可选择过氧乙酸、二氧化氯、过氧化氢等消毒剂喷雾消毒。所用消毒产品应符合国家卫生健康部门管理要求。

二、消毒措施

（一）预防性消毒

1. 消毒原则

需要消毒的场所和物品应首选物理消毒（通风、高温等）的方法，如进行空气消毒，应选择连续的物理消毒方法，无法使用物理消毒方法的，可采用化学方法。

2. 室内空气消毒

首选自然通风，教室、活动室、餐厅、宿舍、图书馆等每日至少开窗通风2次，每次不低于30分钟。通风条件不良的建筑，宜采用其他符合要求的机械通风方式加强通风换气。餐厅后厨宜结合实际情况，采用空气消毒机或紫外线灭菌灯进行空气消毒。不宜常规采用化学喷雾进行空气消毒。

3. 环境、物体表面清洁与消毒

（1）教室、宿舍、教职工办公室、会议室、图书馆、体育活动场所、浴室和厕所等公共区域频繁使用和接触的物体表面，如门窗、讲台、课桌椅、门把手、水龙头、话筒、洗手池等应每日进行预防性消毒。有肉眼可见污染物时，应先完全清除污染物再消毒；无肉眼可见污染物时，使用500mg/L 的含氯消毒液进行喷洒、擦拭或浸泡消毒，作用30分钟后清水擦拭干净。

(2) 教室、宿舍、教职工办公室、会议室、图书馆、体育活动场所、浴室和厕所等公共区域地面应每日进行预防性消毒。地面消毒先由外向内喷洒一次，喷药量为100～300mL/m²，待室内消毒完毕后，再由内向外重复喷洒一次。消毒作用时间应不少于30分钟。墙面应保持干燥清洁。

(3) 室外公共体育运动设施。应定期对体育运动设施进行预防性消毒。使用500mg/L 的含氯消毒液进行喷洒、擦拭消毒，作用30分钟后清水擦拭干净。

(4) 校医院环境、物体表面清洁与消毒应符合《医院消毒卫生标准》规定。

4. 手的清洗与消毒

学生和教职工应保持良好的个人卫生。在接触可能被污染的物品后，接触清洁物品、食物之前，以及餐前便后，应进行手的清洁和消毒。一般情况下采用流动水和洗手液，按照七步洗手法，充分搓洗即可。必要时可用合格的手消毒剂消毒。手消毒剂的取液量、揉搓时间及使用方法遵循产品的使用说明。

5. 餐（饮）具等清洗与消毒

餐（饮）具和盛放直接入口食品的容器，应做到“一人一用一消毒”，严格执行“一洗二清三消毒四保洁”制度。餐（饮）具消毒应集中消毒，餐（饮）具清除食物残渣后，煮沸或流通蒸汽消毒30分钟，也可用有效氯为500mg/L 含氯消毒液浸泡30分钟后，再用清水洗净。

6. 饮水机等设备消毒

直饮水设备每日进行清洁，并使用75%的酒精对每个水嘴进行擦拭消毒，消毒完成后打开出水口10秒。饮水机应每学期清洗消毒1次，请有资质的厂家进行清洗消毒。茶水桶内壁每2周消毒1次，应对内壁先清洗再消毒，消毒时灌入沸水至桶内高度2/3处，盖上桶盖后震荡，使沸水充分接触茶桶内壁，放置20分钟后将沸水经出水龙头流出。

7. 清洁用品的消毒

手工清洗与消毒。擦拭布巾、地巾清洗干净，使用1000mg/L 含氯消毒液浸泡消毒，作用30分钟后，用清水洗净，干燥备用。

自动清洗与消毒。使用后的布巾、地巾等物品放入清洗机内，按照清洗器产品的使用说明进行清洗与消毒，一般程序包括水洗、洗涤剂洗、清洗、消毒、烘干，取出备用。

不同清洁区布巾、地巾应分区使用与管理。

(二) 疫源地消毒

1. 消毒原则

根据流行病学调查结果确定现场消毒的范围、对象和时限。病例和无症状感染者居住过的场所，应进行随时消毒，在传染源离开有关场所后进行终末消毒。应确保终末消毒后的场所及其中的各种物品不再有病原体的存在。终末消毒对象包括病例和无症状感染者排出的污染物（血液、分泌物、呕吐物、排泄物等）及其可能污染的物品和场所，不必对室外环境（包括空气）进行大面积消毒。

2. 随时消毒

患者居住过的场所如宿舍及医学观察场所等，患者排出的污染物及其污染的物品，应做好随时消毒，消毒方法参见终末消毒。有人条件下，不建议喷洒消毒。患者隔离的场所可采取排风（包括自然通风和机械排风）措施，保持室内空气流通。每日通风 2 ~ 3 次，每次不少于 30 分钟。无人条件下还可用紫外线对空气进行消毒，用紫外线消毒时，可适当延长照射时间到 1 小时以上。

3. 终末消毒

（1）室内空气。在室内无人的情况下，采用 30000mg/L 过氧化氢、5000mg/L 过氧乙酸、500mg/L 二氧化氯等消毒液，按照 20 ~ 30mL/m³ 的用量加入电动超低容量喷雾器中，接通电源，即可进行喷雾消毒。消毒前关好门窗，喷雾时按先上后下，先左后右，先里后外，先表面后空间，循序渐进的顺序依次均匀喷雾。作用时间为过氧化氢、二氧化氯 30 ~ 60 分钟，过氧乙酸 1 小时。消毒完毕，打开门窗彻底通风。

（2）污染物（患者血液、分泌物、呕吐物和排泄物）。少量污染物可用一次性吸水材料（如纱布、抹布等）蘸取 5000 ~ 10000mg/L 的含氯消毒液（或能达到高水平消毒的消毒湿巾 / 干巾）小心移除。大量污染物应使用含吸水成分的消毒粉或漂白粉完全覆盖，或用一次性吸水材料完全覆盖后用足量的 5000 ~ 10000mg/L 的含氯消毒液浇在吸水材料上，作用 30 分钟以上（或能达到高水平消毒的消毒干巾），小心清除干净。清除过程中避免接触污染物，清理的污染物按医疗废物集中处置。患者的排泄物、分泌物、呕吐物等应用专门容器收集，用含 20000mg/L 含氯消毒剂，按比例浸泡消毒 2 小时。清除污染物后，应对污染的环境物体表面进行消毒。盛放污染物的容器可用含有效氯 5000mg/L 的消毒剂溶液浸泡消毒 30 分钟，然后清洗干净。

（3）粪便和污水。具有独立化粪池时，在进入市政排水管网前需进行消毒处理，定期投加含氯消毒剂，池内投加含氯消毒剂（初次投加，有效氯 40mg/L 以上），并确保消毒 1.5 小时后，总余氯量达 10mg/L。

无独立化粪池时，使用专门容器收集排泄物，消毒处理后排放。用有效氯

20000mg/L 的含氯消毒液，按比例浸泡消毒 2 小时；若有大量稀释排泄物，应用含有效氯 70% ~ 80% 的漂白粉精干粉，按粪比例加药后充分搅匀，消毒 2 小时。

(4) 地面、墙壁。有肉眼可见污染物时，应先完全清除污染物再消毒。无肉眼可见污染物时，可用 1000mg/L 的含氯消毒液或 500mg/L 的二氧化氯消毒剂擦拭或喷洒消毒。地面消毒先由外向内喷洒一次，喷药量为 100 ~ 300mL/m²，待室内消毒完毕后，再由内向外重复喷洒一次。消毒作用时间应不少于 30 分钟。

(5) 物体表面。课桌椅、餐桌椅、门把手、水龙头、电梯按钮等有肉眼可见污染物时，应先完全清除污染物再消毒。无肉眼可见污染物时，用 1000mg/L 的含氯消毒液或 500mg/L 的二氧化氯消毒剂进行喷洒、擦拭或浸泡消毒，作用 30 分钟后清水擦拭干净。

(6) 衣服、被褥等纺织品。在收集时应避免产生气溶胶，建议均按医疗废物集中焚烧处理。无肉眼可见污染物时，若需重复使用，可用流通蒸汽或煮沸消毒 30 分钟；或先用 500mg/L 的含氯消毒液浸泡 30 分钟，然后按常规清洗；或采用水溶性包装袋盛装后直接投入洗衣机中，同时进行洗涤消毒 30 分钟，并保持 500mg/L 的有效氯含量；贵重衣物可选用环氧乙烷方法进行消毒处理。

(7) 手卫生。参与现场工作的所有人员均应加强手卫生措施，可选用有效的含醇速干手消毒剂，特殊条件下，也可使用含氯或过氧化氢手消毒剂；有肉眼可见污染物时应使用洗手液在流动水下洗手，然后消毒。

(8) 皮肤、黏膜。皮肤被污染物污染时，应立即清除污染物，再用一次性吸水材料蘸取 0.5% 碘伏或过氧化氢消毒剂擦拭消毒 3 分钟以上，然后使用清水清洗干净；黏膜应用大量生理盐水冲洗或 0.05% 碘伏冲洗消毒。

(9) 餐 (饮) 具。餐 (饮) 具清除食物残渣后，煮沸消毒 30 分钟，也可用有效氯为 500mg/L 含氯消毒液浸泡 30 分钟后，再用清水洗净。

(10) 患者生活垃圾。患者生活垃圾按医疗废物处理。

(11) 医疗废物。医疗废物的处置应遵循《医疗废物管理条例》和《医疗卫生机构医疗废物管理办法》的要求，规范使用双层黄色医疗废物收集袋封装后按照常规处置流程进行处置。

(12) 交通运输和转运工具。应先进行污染情况评估，有可见污染物时应先使用一次性吸水材料蘸取有效氯 5000 ~ 10000mg/L 的含氯消毒液 (或能达到高水平消毒的消毒湿巾 / 干巾) 完全清除污染物，再用有效氯 1000mg/L 的含氯消毒液或 500mg/L 的二氧化氯消毒剂进行喷洒或擦拭消毒，作用 30 分钟后用清水擦拭干净。织物、坐垫、枕头和床单等建议按医疗废弃物集中处理。

(13) 空调系统。对患者居住或活动的房间进行空气熏蒸消毒时，单机空调应保持运转，直流式空调应关闭。消毒处理后，应打开所有门窗，将空调开至最大并维持一段时间。空调过滤器、过滤网使用有效氯2000mg/L 的含氯消毒液进行消毒，作用30分钟后拆下焚烧。所有通风管道用有效氯1000～2000mg/L 消毒液喷雾或擦拭消毒。空调凝结水按污水处理，防止产生气溶胶。

4. 疫点终末消毒程序

（1）出发前应检查所需消毒工具、消毒药械和防护用品，做好准备工作。

（2）消毒人员到达疫点后，首先要查对门牌号和患者姓名，并向有关人员说明来意，做好防疫知识宣传，禁止无关人员进入消毒区域。

（3）脱掉的外衣应放在自带的布袋中（不要放在污染或可能受到污染的地方）。穿工作衣、防护服、胶鞋（或鞋套），戴上医用防护口罩（N95）、帽子、防护眼镜、耐酸碱手套等。

（4）仔细了解患者患病前和患病期间居住的房间、活动场所，用过的物品、家具，吐泻物、污染物倾倒或存放地点，以及污水排放处等，据此确定消毒范围和消毒对象。根据消毒对象及其污染情况，选择适宜的消毒方法。

（5）进入疫点时，应先用喷雾消毒的方法在地面上消毒出一条1.5米左右宽的通道，供消毒前测量、采样和其他处理用。

（6）测算房屋、家具及地面需消毒的面积和体积。

（7）必要时，由检验人员对不同消毒对象进行消毒前采样。

（8）消毒前应关闭门窗，将未被污染的贵重衣物、饮食类物品及陈列物品收纳好。

（9）对室内空气和物体表面进行消毒。

（10）室内消毒后，若可能存在污染，对厕所、垃圾、下水道口、自来水龙头、缸水和井水等进行消毒。

（11）疫点消毒工作完毕，所用消毒工具表面用消毒剂进行擦洗消毒。消毒人员穿着的工作服、胶靴等进行喷洒消毒后脱下。将防护用品的污染面向内卷在一起，放入医疗废弃物收集袋带回处置。

（12）必要时，到达规定的消毒作用时间后，由检验人员对不同消毒对象进行消毒后采样。

（13）填写疫点终末消毒工作记录。

（14）离开消毒地点前，叮嘱相关工作人员在达到消毒作用时间后开窗通风，擦拭打扫。

三、消毒工作要求

第一，现场消毒工作应在属地疾控中心的指导下，由有关单位及时进行，或由属地疾控中心负责对其进行消毒处理。校医院（卫生所）的随时消毒和终末消毒由医疗机构安排专人进行，属地疾控中心做好技术指导。消毒人员开展消毒工作前应接受属地疾控中心的专业培训，掌握消毒剂的配制方法和消毒器械的操作方法，遵守操作规程和消毒制度，熟悉不同消毒对象的消毒方法。

第二，消毒人员应在专业人员指导下进行个人防护。预防性消毒人员建议穿戴工作服、一次性工作帽、一次性手套、医用口罩，做好消毒剂等化学品的防护。终末消毒人员建议穿戴工作服、一次性工作帽、一次性手套和长袖加厚橡胶手套、防护服、KN95/N95及以上颗粒物防护口罩或医用防护口罩、防护面屏、工作鞋或胶靴、防水靴套、防水围裙或防水隔离衣。

第三，消毒工具包括背负式喷雾器、超低容量喷雾器或气溶胶喷雾器、配药桶（10L）、刻度量杯（筒）、工具箱、消毒车等。

第四，消毒药剂的要求。储备经卫生安全评价备案、在有效期内的消毒剂，如含氯泡腾片、漂白粉、漂粉精、84消毒液、过氧乙酸、过氧化氢、二氧化氯、碘伏、75%乙醇等。

第四节　加强大学生健康教育

一、均衡营养合理膳食

合理膳食即合理营养，主要包括平衡膳食和合理的膳食制度。平衡膳食是指摄取能量和各营养素满足机体的需要，且各营养素之间比例合适。合理的膳食制度是指合理地安排三餐、两餐之间的间隔，每餐的数量和质量，使进餐与日常生活制度和生理状况相适应，与消化过程相协调。

（一）大学生膳食营养现状及存在的问题

大学生作为社会人群中的一个特殊群体，正处在人生过程中的一个重要年龄阶段，同时面临着各种压力和挑战，而良好的身体素质能保证大学生在高压环境中身心健康发展。调查研究显示，目前大学生膳食营养主要问题包括以下几方面：

（1）缺乏膳食营养方面的知识，存在很多认知误区。

（2）饮食习惯不科学。

(3) 饮食结构混乱，蔬菜、水果、鱼、蛋、乳等种类食物的摄取难以达到标准。

(二) 均衡营养，合理膳食的重要性

大学生正处在身体发育成熟的关键期，并承担着较重的学习任务，如果缺少科学合理的膳食营养支持，很容易导致大学生出现体能下降、精力降低以及抵抗力减弱的情况。因此，合理的膳食营养能提高人脑的活动能力，增强人的计算能力、记忆能力、判断能力、行动能力和视力等，从而提高学习效率。因此，均衡营养与膳食平衡是大学生健康成长与高效学习所必需的。

(三) 均衡营养，合理膳食的原则

由于学生普遍缺乏营养学知识，其饮食基本处于盲目状态，学生中营养不良与营养过剩现象普遍存在。因此，要懂得营养，讲究平衡膳食，科学配食，使饮食更符合健康要求。

1. 平衡性原则

平衡是指人所摄取的各种营养成分与身体的生理需要之间形成相对平衡；反之则称为营养失调。营养失调的一个方面是营养不良；另一个方面是营养过剩。因此，人体营养需求与补充之间应保持相对的平衡。

2. 适当性原则

适当是指人所摄取的各种营养成分之间的配比要合理，即在全面和均衡的基础上进行适当的饮食搭配。人体元素组成与人体在不同状况下对各种营养的需要量是有一定比例的，只有合理的营养搭配，尤其是蛋白质、脂肪和碳水化合物三者的比例要合理适当，才能有利于人体更好吸收与利用营养成分。

3. 全面性原则

全面是指人所摄取的各种营养成分要全面，不能偏食。没有任何一种天然食物能够包括人体所需的各种营养素，也没有单一营养素能够具备全部的营养功能。因此，无论哪一种食物营养有多丰富，都不可能完全满足人体健康的需要，只有通过摄取多种食物中包含的各类营养成分，才能确保人的健康需要。

4. 针对性原则

每个人的遗传因素、身体状况、所处年龄阶段、生活环境、营养状态等各方面的条件均不相同，因此，在营养摄入和补充方面应区别对待。当生活和工作环境、生理条件改变时，营养素的供给应予以适当调整。

（四）均衡营养，合理膳食的要求

1. 食物多样，以谷类为主，粗细搭配

人类的食物是多种多样的。各种食物所含的营养成分不完全相同，每种食物都至少可提供一种营养物质。多种食物搭配，才能满足人体各种营养需求，达到合理营养、促进健康的目的。谷类食物是中国传统膳食的主体，是人体能量的主要来源。谷类包括米、面、杂粮，主要提供碳水化合物、蛋白质、膳食纤维及B族维生素。坚持以谷类为主是为了保持我国膳食的良好传统，避免高能量、高脂肪和低碳水化合物膳食的弊端。应保持每天适量的谷类食物摄入，一般成年人每天摄入250～400g为宜。另外要注意粗细搭配，经常吃一些粗粮、杂粮和全谷类食物。稻米、小麦不要研磨得太精细，以免所含维生素、矿物质和膳食纤维流失。

2. 多吃蔬菜水果和薯类

新鲜蔬菜水果是人类平衡膳食的重要组成部分。蔬菜水果能量低，是维生素、矿物质、膳食纤维和植物化学物质的重要来源。薯类含有丰富的淀粉、膳食纤维以及多种维生素和矿物质。富含蔬菜、水果和薯类的膳食纤维对保持身体健康，保持肠道正常功能，提高免疫力，降低患肥胖、糖尿病、高血压等慢性疾病风险具有重要作用。推荐我国成年人每天吃蔬菜300～500g，水果200～400g，并注意增加薯类的摄入。

3. 每天吃奶类、大豆或其豆制品

奶类营养成分齐全，组成比例适宜，容易消化吸收。奶类除含丰富的优质蛋白质和维生素外，含钙量较高，且利用率也很高，是膳食钙质的极好来源。各年龄人群适当饮用奶有利于骨骼健康，建议每人每天平均饮用奶300mL。大豆含丰富的优质蛋白质、必需脂肪酸、多种维生素和膳食纤维，且含有磷脂、低聚糖，以及异黄酮、植物固醇等多种植物化学物质。应适当多吃大豆及其豆制品，建议每人每天摄入30～50g大豆或相当量的豆制品。

4. 常吃适量的鱼、禽、蛋和瘦肉

鱼、禽、蛋和瘦肉均属于动物性食物，是人类优质蛋白、脂类、脂溶性维生素、B族维生素和矿物质的良好来源，是平衡膳食的重要组成部分。瘦畜肉铁含量高且利用率高。鱼类脂肪含量一般较低，且含有较多的不饱和脂肪酸；禽类脂肪含量也较低，且不饱和脂肪酸含量较高；蛋类富含优质蛋白质，各种营养成分比较齐全，是很经济的优质蛋白质来源。应适当多吃鱼、禽肉，减少猪肉摄入。

5. 减少烹调油用量，吃清淡少盐膳食

脂肪是人体能量的重要来源之一，并可提供必需的脂肪酸，有利于脂溶性维生素的消化吸收，但是脂肪摄入过多是引起肥胖、高血脂、动脉粥样硬化等多种慢性疾病的危险因素之一。膳食盐的摄入量过高与高血压的患病率密切相关。因此，膳食不要太油腻，不要太咸，不要摄食过多的动物性食物和油炸、烟熏、腌制食物。

6. 食不过量，天天运动，保持健康体重

进食量和运动是保持健康体重的两个主要因素，食物提供人体能量，运动消耗能量。中国居民膳食指南推荐成年男性每日所需能量是2250kcal，成年女性每日所需能量是1800kcal。对每个人来讲，由于自身生理条件和日常生活工作的活动量不同，能量需要因人而异。

7. 三餐分配要合理，零食要适当

合理安排一日三餐的时间及食量，进餐定时定量。早餐提供的能量应占全天总能量的25%～30%，午餐应占30%～40%，晚餐应占30%～40%。在三餐之间，还可适量补充零食。但零食提供的能量不宜超过一天总能量的10%。

8. 每天足量饮水，合理选择饮料

饮水不足或过多都会对人体健康带来危害。饮水应少量多次，要主动，不要感到口渴时再喝水。成年人每天7～8杯（1500～1700mL）水，白开水或淡茶水为最佳选择，不喝或少喝含糖饮料。

9. 饮酒应限量

应该严禁酗酒。若需要饮酒尽可能饮用低度酒，并控制在适当的限量以下，建议成年男性一天饮用酒的酒精量不超过25g，相当于啤酒750mL，或葡萄酒250mL，或38°的白酒75g，或高度白酒50g；成年女性一天饮用酒的酒精量不超过15g，相当于啤酒450mL，或葡萄酒150mL，或38°的白酒50g。

10. 吃新鲜卫生的食物

食物合理储藏可以保持新鲜，避免受到污染。高温加热能杀灭食物中大部分微生物，延长保存时间；冷藏温度常为4～8℃，只适于短期贮藏；而冻藏温度低达-12～-23℃，可保持食物新鲜，适于长期贮藏。烹调加工过程是保证食物卫生安全的一个重要环节。需要注意保持良好的个人卫生以及食物加工环境和用具的洁净，避免食物烹调时的交叉污染。

11. 养成良好的饮食习惯

(1) 宜细嚼慢咽，忌狼吞虎咽，以减轻消化系统的负担。

(2) 注意进餐顺序，应先喝汤，再吃生类菜，后吃熟类的饭菜，饭后一个小时吃水果最佳。

(3) 保持愉悦心情，愉悦的心情有助于胃液的分泌，如果生气的时候进食，容易引起胃部的肿胀不适。

(4) 饭前不可饮水过多，饭前饮水过多会把胃液冲淡，不利于食物的消化。

（5）饭后不宜立刻躺下或进行剧烈运动，饭后应休息半小时再进行适当的运动，如散步等。

（6）饭后应及时漱口，保持口腔卫生。

二、加强体育锻炼

（一）大学生体育锻炼的影响因素和现状

大学生一方面由于课业压力大，课后要花费时间和精力完成作业并进行复习和预习，尤其是在学期考试阶段，平时有运动习惯的同学也不得不转向复习考试；另一方面网络的普及导致学生上网时间大大增加，一些学生沉溺于网购、交友、聊天、网游等，导致上课无精打采，甚至厌学，严重影响学习和生活。目前影响大学生体育锻炼的主要因素有以下 3 方面。

1. 缺乏体育锻炼的意识

首先，大学生对体育锻炼的认识不足，没有深刻认识到体育锻炼的重要性。其次，大多数学生缺少足够的意志力和自制力来进行体育锻炼，往往是“三天打鱼，两天晒网”。体育锻炼需要长期坚持才能够达到期望的效果，而多数学生往往半途而废。最后，很多学生缺少对体育锻炼的兴趣，认为只要学好文化课就可以。

2. 大学生体育锻炼缺少指导和组织

对大学生来说，很多学生不能够自觉地进行体育锻炼，而学校的课余时间都是自由活动，很少有人组织系统的体育锻炼，久而久之失去了锻炼的兴趣。

3. 体育锻炼时间较少

随着社会经济的快速发展，社会对大学生能力要求的提高，很多学生利用课余时间增加自己的社会经验，提升自己的能力，从而导致大学生没有更多的精力进行体育锻炼。

（二）体育锻炼的重要性

1. 体育锻炼能促进人体的生长发育和机能的发展

体育锻炼能促进大脑和整个神经系统的生长发育，促进血液循环，提高心脏功能，增加肺活量，同时，适当的体育活动还能促进骨骼肌肉的生长发育。

2. 体育锻炼能增强学生的心理素质

当今大学生心理问题不容忽视，诸如学业压力、人际交往、恋爱、就业等问题导致的抑郁或暴力等各种心理问题层出不穷。而体育锻炼可以缓解大学生心理压力，达到促进心理健康的目的，同时能提高学生对快节奏生活的应变能力和适应能力。

3. 体育锻炼提高社会适应能力

现代社会生活节奏越来越快，人们面对各种各样的挑战、失败和挫折时有发生。体育锻炼中的情绪体验强烈而深刻，成功与失败、进取与挫折并存，积极情绪和消极情绪的快速转变使人的情绪体验丰富多彩。体育运动有利于人的情绪成熟，有利于提高社会适应能力，从容面对外界各种各样的竞争和挑战。

（三）大学生体育锻炼的原则

1. 自觉积极性原则

自觉积极性原则指体育锻炼者有明确的健身目标，充分认识到体育锻炼的价值，自觉积极地从事体育锻炼活动。体育锻炼是一个自我锻炼、自我完善，并需要克服自身的惰性，战胜各种困难的过程。同时，还要有一定的作息制度做保证，把体育锻炼当作生活中不可缺少的一部分，才能奏效。

2. 持之以恒性原则

持之以恒性原则指体育锻炼必须经常性进行，使之成为日常生活中的重要内容。如何才能使体育锻炼持之以恒？

（1）首先，根据个人能力所及，确立一个能够实现的体育锻炼目标（不宜太高），制订一个切实可行的锻炼计划。

（2）其次，强化锻炼意识，把体育锻炼列为日常生活内容，定期保证有一定的体育锻炼时间，逐步养成习惯，使体育锻炼成为生活的重要组成部分。体育锻炼的效果并非一劳永逸，如果锻炼间隔时间过长，效果就会不明显。因此，每次锻炼要安排合理的锻炼间隔，一般以每周不少于3次为宜。

3. 全面发展性原则

全面发展性原则指体育锻炼应全面发展身体的各个部位、各器官系统的机能，各种身体素质和基本活动能力，并且追求身心的和谐发展。如果体育锻炼的内容和方法单一，会给锻炼带来很大的局限性，机体不能获得良好的整体效应。因此，在选择体育锻炼的内容和方法时要做到全面发展。

4. 循序渐进性原则

循序渐进性原则指体育锻炼必须遵循人体自然发展、机体适应的基本规律，从不同的主客观实际出发，合理安排运动负荷，在渐进的基础上提高锻炼水平。如何贯彻循序渐进的原则？

（1）体育锻炼力戒急于求成，必须根据锻炼者自身的实际情况确定运动负荷大小，做到量力而行，尤其要注意锻炼后疲劳感的适度。

（2）运动负荷应由小到大，逐步提高。开始从事体育锻炼或中断体育锻炼后恢复锻炼时，强度宜小，时间宜短，密度适宜。

(3) 注意提高人体已经适应的运动负荷，使体能保持不断增强的趋势。

(4) 锻炼开始时，重视准备活动；锻炼结束后，做好放松整理活动。

(5) 缺乏体育锻炼基础的人，或中断体育锻炼过久的人，不宜参加紧张激烈的比赛活动。

5. 合理负荷性原则

合理负荷性原则指在身体锻炼中，要根据锻炼者自身的情况，合理地安排运动负荷，既能使身体产生一定的疲劳又能承受疲劳，并能与休息合理地交替。

6. 安全性原则

安全性原则指参与者在体育锻炼的过程中始终注意保护自己，做到安全第一。如果体育锻炼安排得不合理，违背科学规律，就可能出现伤害事故。为了保证体育锻炼的安全，锻炼者应做到以下几点：

(1) 不要盲目参加超过自身能力的活动，应该通过力所能及的体育活动来锻炼身体。

(2) 在有条件的情况下，请体育教师或运动学专家根据自身体质健康状况开运动“处方”，指导有目的、有计划地进行安全、科学的锻炼。

(3) 每次锻炼前必须做好充分的准备活动，克服内脏器官的生理惰性，预防运动损伤的发生。

(4) 饭后、饥饿或疲劳时应暂缓锻炼；生病初愈不宜进行较大强度的锻炼。

(5) 对于不熟悉的水域，不要随便入水或潜水，以免发生意外。在公共游泳场所进行游泳时，要注意公共卫生，服从工作人员的管理。

(6) 每次锻炼后，要注意做好整理、放松活动。

(7) 在锻炼的过程中，不要大量饮水，以免加重心脏的负担或引起身体及肠胃的不适反应。运动后，不宜即刻洗冷水澡。

(8) 在制订或实施自己的锻炼计划前，一定要经过体检和医生的认可。如果患有某种疾病或有家族遗传病史的，需要找医生咨询，在有医务监督的情况下按照体育教师和医生的建议进行锻炼。如果训练后睡眠不好、食欲缺乏、体重反常下降、练习时大量出汗或者身体不适时，应及时调节运动负荷，增加营养和休息时间，尽快消除疲劳，必要时及时就医。

(四) 体育锻炼的方式

1. 室内锻炼方式

室内锻炼可以选择器械、舞蹈、瑜伽等。室内锻炼应因地制宜，结合自身特点选择锻炼方式。可以充分利用哑铃、杠铃、拉力器、健身球、弹力带、呼啦圈等常见健身器械进行锻炼，如无条件可以选择俯卧撑、平板支撑、仰卧起坐、深蹲等多种形式的运动。进行仰卧起坐时，最好控制在每分钟 60 ~ 70 个，通过练习达到增强腹部力量的目的。

2. 室外锻炼方式

室外锻炼以快走、慢跑、跳绳为佳，应避免足球、篮球等集体性体育项目。

体育锻炼要遵循人体的生理机能规律，而不是时间越长、越剧烈越好。每天活动持续时间为 1 小时左右，运动量和运动强度要逐渐增加，在锻炼前，做好充分的准备活动。

三、心理健康

当今的大学生经过紧张的高考进入大学后，不少学生受陌生的环境、学业的压力、略显复杂的人际关系等因素的影响，出现了各种各样的心理问题。有关调查资料显示，我国大学生的心理健康状况令人担忧，有相当数量的大学生存在负面心理情绪；大学生因心理疾病退学的，达到退学总人数的 50% 以上，心理危机已成为影响大学生个体发展和学校稳定的重要因素。

（一）常见心理问题

1. 环境变化引起的适应不良问题

这一问题主要在新生中表现突出。面对新的集体、新的生活方式、新的学习特点，一些学生出现了独立与依赖的矛盾，有的学生来到新的环境，因为理想与现实的反差较大，会出现失意、压抑、焦虑，甚至神经衰弱。

2. 人际关系障碍问题

进入大学后，如何与周围的同学友好相处，建立和谐的人际关系，成为大学生面临的一个重要课题。由于每个人待人接物的方式不同、个性特征不同，再加上青春期心理固有的闭锁、羞怯、敏感和冲动，都使大学生在人际交往过程中不可避免地遇到各种困难，从而产生困惑、焦虑、自卑、嫉妒等心理问题。

3. 恋爱问题

大学生基本上都已成年，对美好的爱情都有憧憬和向往，性意识开始觉醒，但由于我们长期以来不重视青少年的性教育，他们得不到相关的知识和必要的指导，因此一些大学生不能正确处理好异性之间的交往和双方的感情问题，少数学生还出现异常行为，有的因理解的恋爱观与现实的具体问题发生矛盾和冲突，便陷入痛苦、迷茫和消沉之中。

4. 学习负担引起的紧张焦虑问题

大学生主要任务是学习，由于大学学习与中学学习存在很大的不同，课业专业化、难度大、要求高，学习压力和竞争也相应增大，较易引起紧张焦虑。

5. 求职择业方面引起的心理障碍问题

近年来就业矛盾日益突出，大学生毕业后就业压力越来越大。有些大学生在择业过程中，采取消极的就业态度，不给自己的成功找方法，只给自己的失败找借口，一遇到挫折就止步不前。还有些大学生定位不准确，缺乏客观的自我分析和评价，在职业选择过程中摇摆不定，且就业期望值十分高，结果错失良机。因此，求职择业难导致大学生容易出现焦虑、抑郁、自卑、自傲、恐惧、自我怀疑等不良心理状态。

6. 情绪不稳定问题

大学生往往由于阅历较浅，社会经验不足，对人生和社会问题的看法飘忽不定，容易出现各式各样的心理矛盾，很容易受外界各种因素的干扰和影响，会因一点小的胜利而沾沾自喜，也会为一次小考失利而一蹶不振，自我控制和调适能力较低，并由此导致心理和行为偏差。

7. 网络成瘾问题

大学生中因网络成瘾而引发的心理障碍或社会适应障碍等案例正逐渐增多。网络成瘾导致学生学习成绩下降，行为异常，心理错位。在极端情况下，有些网络成瘾者分不清楚虚拟和现实世界的区别，使得他们的人际关系和社会生活受到严重影响，从而阻碍学习、生活的正常进行。

（二）心理健康的重要性

1. 心理健康是健康的一半

人的全面健康包括身体健康和心理健康两个方面，二者密切相关、互相依存、不可分割。身体健康是心理健康的前提和基础，心理健康是身体健康的动力和保证。一个人只有具备心理健康的基本条件，才能保证人体处于完整统一的全面健康状态，才能维护大学生身体功能的协调稳定，免除各种情绪压力，更好地面对社会的挑战。

2. 只有实现心理健康，才能顺利地适应社会

我们所处的社会环境是复杂多变的，心理健康的人能与现实保持良好的接触，对周围的事物常有清醒、客观的认识，能以积极进取的状态应对各种困难和矛盾，从而能较顺利地适应社会环境的变化。

3. 实现心理健康，有利于做好本职工作

心理健康的人往往更乐于学习和工作，并能把自己的聪明才智在学习和工作中发挥出来。

4. 心理健康是大学生更好适应大学生活的重要条件

大学生虽是同龄人中的幸运者，但是也要面对学习和生活中的挫折和烦恼。大学生从生理发育来看，已较为成熟，但心理尚未成熟，自我调节和控制能力还不强，再加上学校和社会环境的复杂性，所以这时期的大学生，心理健康至关重要。只有心理健康的大学生，才能正视这些挫折和烦恼，并表现出积极的适应能力，从而战胜心理挫折，适应大学生活。

5. 加强大学生心理健康教育是大学生成长成才的客观需要

大学阶段是一个人一生中学习的关键阶段，该时期形成的价值观、生活态度和经验阅历将对大学生今后人生的发展产生重大的影响。大学生从家庭进入社会，经历着各种角色的变换，在扩大社交范围的同时，也增强对自己、他人和社会的认识和了解，进而形成整体的价值观及对事物认识的思维方式。但该时期也会因心理发育不成熟、情绪不稳定等因素产生各种心理困扰。因此，通过加强大学生心理健康教育，可以帮助他们逐步走向成熟与独立。

（三）大学生应该如何保持心理健康

1. 坚持健康、文明的生活方式

健康的心理与健康的身体密不可分，健康的生活方式包括：一是合理作息，保证充足的睡眠；二是均衡营养，合理膳食；三是科学用脑，实行时间管理，提高学习效率，劳逸结合，避免用脑过度；四是积极休闲，选择合理文明的休闲娱乐方式；五是适量运动，积极参加体育锻炼。

2. 遇到问题及时进行自我调整

在遭遇心理问题不太严重时，可以通过自我调整来摆脱困境：

(1) 首先要对自己有一个较为全面深刻的认识，可通过心理测试了解自己的个性，发现自身存在的弱点，并正确评估自己，也可通过反思、和知心朋友聊天，或者和老师交流来加深对自我的认识，并找到适合自己调整心态的最佳方法，如转移注意力、与父母老师朋友分享心事，甚至可以面对墙壁倾诉，从而实现情绪转移，分散注意力，稳定情绪。

(2) 正确接纳自己的情绪。当出现一定程度的焦虑、烦躁、担忧、害怕、愤怒等心理状态，这其实是我们人类自我保护机制下的正常心理应激反应，是“非正常状态下的正常反应”，是每一个拥有相同经历的人都可能拥有的身心表征。我们要接纳这些正常的情绪，正确对待自己的身心反应，提醒自己：“我可以恐慌……”“有这些情绪说明我挺正常……”“我们可以加倍留意自己和家人的身心健康”。随着我们更好地认识和接纳自己的情绪，紧张、恐惧、担忧等情绪自然就会逐渐平复。

（3）通过学习心理健康知识，掌握有效的情绪管理技巧、沟通技巧、放松技巧，增强自我调控能力。比如，进行正向思维和积极的自我对话，可充分调动自己最基本的理性意识和思维力量。“这是个令人沮丧的时刻，但这不是最困难的时刻，我有办法适应这个情况”等。也可以与不合理的信念辩论：可怕的事情真的会发生吗？有几种方法可以阻止这些事情发生呢？如果真的发生了，我担心有用吗？

3. 寻求专业的心理援助

出现心理问题后，若经过自我调整，情绪依然无法缓解时，也可寻求专业的心理援助。具体表现为：

（1）当你遇到很痛苦或影响你学习和社会交往功能的心理行为问题时，要主动寻求帮助，无须等待。

（2）相信会有人愿意帮助你，但是你要将自己真实的困难和痛苦告诉你信任的人。

（3）如果你的倾诉对象不知道如何帮助你，你可以向学校心理中心求助，也可以向心理援助热线或社会心理咨询机构、精神卫生中心寻求帮助。

（4）有时为找一个真正能帮助自己的人，需要求助于不同的人或机构，你应该坚持下去，提供帮助的人一定会被你找到。

（5）解决心理危机通常要有一个过程。可能你要反复多次地约见心理咨询师或心理医生。

（6）如果医生开药，应按医嘱服用。

（7）不要冲动行事，不要在负面情绪中做任何重大决定。

4. 为自己建立合理的期望值

大学生应当充分、全面认识自己，学习也好，就业也好，应该给自己建立一个合理的标准，避免期望值过高而造成过度焦虑。可以结合个人的特点，制定明确、分阶段、可操作、看得见摸得着的目标，在自己做出努力后，经常有达到目标后的成就感和欣慰感，从而感受到生活的乐趣，培养良好的心态。

5. 积极参加社会活动，培养积极乐观的心理

健康、高雅的校园文化，能够陶冶大学生高尚的情操，促进其全面发展和健康成长。校园文化丰富多彩，大学生应有意识地参加适合自身特点的活动，扩大视野，开阔眼界，开发潜能，在愉悦中提高自身的心理素质。

6. 若有疫情发生时，如何进行自我心理调节和干预

（1）改善认知。了解重大疫情出现时正常的心理反应和躯体反应情绪与躯体症状的关系。积极调整心态，一方面会减轻躯体化症状；另一方面有助于自身免疫力提升。

(2)保持规律健康的生活作息。心理健康离不开身体健康。规律的生活作息，健康的饮食，适当的体育锻炼，保证正常的睡眠规律，均有利于身心健康。在不能集体训练、外出或隔离时，对生活进行相应调整，开展室内活动，如读书、做健身操、进行放松训练等。

(3)调整情绪，接纳目前的状态，强化社会支持。通过现代化通信手段，联络亲朋好友，倾诉感受，保持与社会的沟通，获得支持鼓励。对身边的人给予积极主动的关心和帮助。生活在亲善友爱的社会环境中，既能疏导负面情绪，也能通过积极的情绪提高我们的免疫力，提高抵抗疾病的能力。

(4)信息来源的简化。主动避免信息过载，适当隔离负面信息和情绪。由于自媒体的发展，关于疫情的信息几乎是铺天盖地而来。而个人识别信息的能力非常有限，信息可能会自相矛盾，有的甚至是谣言。因此，要学会限制信息获取，关注权威科学信息，来源不明的信息不阅读、不相信、不传播。

(5)把“危机”作为成长的契机。把重大疫情作为一场公共危机，既是危险，也是机遇。无论个体、家庭、国家，还是整个人类，每遇到一次危机，都是一次挑战，同时是一次成长的机会。

四、良好的卫生习惯

(一)做好手卫生

应采用七步洗手法洗手，具体步骤为“内—外—夹—弓—大—立—腕”。

除掌握七步洗手法外，还应注意洗手前应先摘下手上的饰物再彻底清洁，使用肥皂或洗手液并用流动水洗手，洗完后可用一次性纸巾或干净毛巾擦手。外出后或双手接触呼吸道分泌物后(如打喷嚏后)应立即洗手。在外如没有清水，不方便洗手，可以使用含酒精免洗手消毒液清洁双手，75%酒精可灭活病毒，所有达到规定浓度的含酒精消毒产品可以作为肥皂和流动水洗手的替代品。

(二)保持良好的呼吸道卫生习惯

咳嗽或打喷嚏时，用纸巾、毛巾等遮住口鼻，如无条件可用肘窝遮住口鼻。咳嗽或打喷嚏后应洗手，避免用手触摸眼睛、鼻或口。

(三)增强体质和免疫力

均衡营养，合理膳食、适量运动、避免产生过度疲劳。如若身体不适，尽量减少到人群密集场所活动，以免造成交叉感染，同时及时到医院就诊。疫情期间应尽量减少外出，避免到人群密集场所活动，以免造成交叉感染。

（四）保持环境清洁和通风

应做好室内卫生，保持环境清洁。应每天开窗通风，每日通风次数不少于 3 次，每次至少 30 分钟。户外空气质量较差时，通风换气频次和时间应适当减少。及时清理室内垃圾，做到一天一清理，不累积、堆放垃圾、杂物。室内物品摆放得当、合理，不要乱拉绳索、电线，乱晾挂衣物，不用违禁物品。保持室外清洁，不要随地吐痰、乱丢垃圾杂物、乱画墙壁。

（五）养成良好的用眼习惯

（1）应在光线均匀的地方看书，不在过亮或过暗的环境下看书。严格控制用眼距离。

（2）在使用手机、电脑等电子产品 30 分钟后，可做眼睛保健操等，放松眼睛 5 ~ 10 分钟；看纸质书 40 ~ 45 分钟后，放松眼睛 5 ~ 10 分钟。

（3）不要在躺着、走路、坐车的时候看书，因为走路或坐车时，光线不稳，易对眼睛造成损害。

（六）养成良好的睡眠习惯

（1）合理安排作息，形成良好的作息时间。大学生应该养成早睡早起的习惯，有的同学习惯晚上卧谈或者刷手机，结果第二天上课时非常疲惫，根本无心听课。长期如此，不仅影响课业学习，还易引起失眠，甚至引发神经衰弱。研究表明，大学生的睡眠时间一般每天不得少于 7 小时。如果条件许可，午饭后可以睡一会儿，但最好不要超过 40 分钟。

（2）床铺应该舒适、干净、柔软度适中，卧室要安静、光线与温度适当。

（3）睡前不要在床上玩手机、电脑等电子设备。

（4）每天规律的运动有助于睡眠，但不要在傍晚以后运动，尤其是在睡眠前 2 小时运动，否则会影响睡眠。

（5）不要在傍晚以后喝酒、咖啡、茶及抽烟。若存在失眠，应避免在白天使用含有咖啡因的饮料来提神。

（6）不要在睡前大吃大喝，但可在睡前喝一杯热牛奶，能够帮助睡眠。

（七）不沉溺于电子产品或网络游戏

随着社会的快速发展，网络生活已成为人们日常生活的重要组成部分，不可否认网络给大学生的生活带来极大便利的同时，也对大学生的思想品德、学业、身心、人际关系、情绪情感、兴趣爱好等方面带来不少负面影响，个别学生甚至达到网络成瘾的程度，有的学生经常“包夜”，沉溺于网络游戏，严重影响了身心健康和学习成绩。因此，大学生要合理安排学习时间和网络时间，有效利用网络，提升自身的各种能力，不沉溺于电子产品或网络游戏。

（八）口罩文明

面对疫情，加强个人防护尤为重要。戴口罩是预防呼吸道传染病的重要举措，可以降低病毒感染风险。口罩文明，首先，要做到出门必戴口罩，见面不摘口罩，保护自己、尊重他人；其次，要学会正确佩戴口罩，方可有效防护，确保安全，口罩污染或潮湿后立即更换；最后，要做到正确处置废弃口罩，处理完口罩后要清洗双手。

第十章　乡镇卫生管理

第一节　乡镇慢性病管理

近年来，慢性病在全球呈流行趋势。据 WHO 估计，2015 年全球死于慢性病的人数占到全年总死亡人数的 70%，达到 3950 万人。在我国，随着社会经济发展和人口老龄化及人们行为生活方式的转变，慢性病的发病率、死亡率急剧增高，慢性病已成为危害居民健康和死亡的首要原因。慢性病在疾病负担中的比重日益增加，目前我国已进入慢性病的高负担期。慢性病预防和控制刻不容缓，而乡镇卫生服务机构是慢性病防控的重要力量。

一、慢性病概述

(一) 慢性病的定义与分类

慢性非传染性疾病（Noncommunicable Diseases，NCD）简称为慢性病，是对一组起病隐匿、缺乏明确的病因证据、病程长且病情迁延不愈的非传染性疾病的概括性总称，包括心脑血管疾病、恶性肿瘤、慢性呼吸系统疾病等。

根据国际疾病分类（International Classification of Diseases，ICD）第 10 次修订本（ICD10），慢性病的分类有以下几方面。

1. 精神和行为障碍

精神分裂症、老年性痴呆、神经衰弱、强迫症、抑郁症等。

2. 呼吸系统疾病

慢性气管炎、慢性阻塞性肺疾病（Chronic Obstructive Pulmonary Disease，COPD）、肺气肿等。

3. 循环系统疾病

高血压、冠心病、心肌梗死、动脉粥样硬化、脑血管疾病等。

4. 消化系统疾病

慢性胃炎、消化性溃疡、胆石症、慢性胆囊炎、脂肪肝、肝硬化等。

5. 内分泌、营养代谢性疾病

高脂血症、糖尿病、痛风、肥胖症、营养不良等。

6. 肌肉骨骼系统和结缔组织疾病

骨质疏松症、颈椎病、腰椎间盘突出、骨关节病等。

7. 恶性肿瘤

肺癌、胃癌、肝癌、食管癌、乳腺癌、结肠癌、膀胱癌、前列腺癌、宫颈癌、白血病等。

（二）慢性病的特点

1. 发病原因复杂，发病是多因素综合作用的结果

一般的急性病，尤其是急性感染性疾病，都能找到比较明确的病因，而慢性病的病因没有特异性。慢性病是在多个遗传基因轻度异常的基础上，加上不健康的行为生活方式、暴露于环境污染、长期紧张疲劳、忽视心理调节等因素逐渐积累而发生的。它通常是多种危险因素共同作用或联合作用的结果，很难确定哪个因素是决定性因素。

2. 潜伏期较长，发病时间难确定

危险因素导致慢性病需要一定的作用时间和作用剂量，一般人体每次接触的危险因素剂量都很小。因此，从机体接触危险因素开始到发病，往往需要经过较长的时间，有时需要十几年甚至几十年。由于危险因素的循序渐进作用，人们通常不易确定慢性病的发病时间。

3. 病程迁延持久，累及多个器官

慢性病通常有较长的病程，症状、体征迁延不愈，常伴随患者终身，其病理过程一般不可逆。慢性病除了引起自身的一些症状和体征外，还会导致较高的致残率，严重影响患者的劳动能力和生命质量。

4. 预后较差，诊断、治疗费用高

慢性病的临床治疗效果一般都较差，大多数的治疗技术可延缓或暂时控制慢性病的发展，减少残疾的发生或阻止进一步恶化，但慢性病的病理过程很难改变。同时，由于慢性病需长时间的治疗，因此所消耗的医疗费用巨大，给国家、社会、家庭带来沉重的经济负担。

（三）慢性病的危害

1. 慢性病已成为我国重要的公共卫生问题

自20世纪70年代末期开始，我国居民的死因逐渐从以传染病为主转变为以慢

性非传染性疾病为主。卫生部2011年公布的部分城市前10位死因中，排前3位的疾病均为慢性病，分别是恶性肿瘤、心脏病、脑血管疾病。2012年，因心脑血管疾病、恶性肿瘤和慢性呼吸系统疾病死亡的人数占总死亡人数的79.4%。近几年来，恶性肿瘤、心脏病、脑血管疾病和呼吸系统疾病均位列城乡居民死因构成比的前4位。

2. 慢性病的致残率较高，严重影响人民群众的生活质量

《中国居民营养与慢性病状况报告（2015）》显示，与2002年相比，慢性病患病率呈上升趋势。慢性病的患病年龄呈现年轻化趋势。慢性病已成为影响我国人民群众生命健康的主要因素，其一般具有不可逆的病理损害，大多数都有较高的致残率，严重影响患者的生活质量。

3. 慢性病带来严重的经济负担

慢性病患病率升高给家庭、社会、国家带来沉重的经济负担。据WHO报道，慢性病在我国所有疾病负担中所占比重约为69%。世界银行预测，我国由于人口迅速老龄化，到2030年，慢性病负担将增加40%。

（四）慢性病的危险因素

慢性病的危险因素通常可分为可改变的危险因素和不可改变的危险因素两种类型。可改变的危险因素有吸烟、过量饮酒、静坐生活方式、不良饮食习惯、超重和肥胖等；不可改变的危险因素通常是指个体本身所具有的特征，如年龄、性别、种族、遗传等。慢性病的各种危险因素之间往往是“一因多果、一果多因、多因多果、互为因果”。

慢性病危险因素的影响贯穿人们的整个生命过程，慢性病的发生和发展是相关危险因素在生命过程中日积月累的结果。因此，慢性病的防控必须关口前移，以预防为主，在生命的不同阶段均需重视干预危险因素，降低慢性病发生的风险。

二、慢性病乡镇防治的原则与内容

（一）慢性病乡镇防治的原则

1. 采取综合性防治措施

慢性病的危险因素众多，发病原因复杂。因此，需要运用健康教育、行为医学、社会医学、流行病学、临床医学等学科的理论和方法，采取综合性措施来预防与控制。综合性防治措施的应用需要乡镇卫生人员采取团队式的工作方式。

2. 强调控制危险因素

控制危险因素是乡镇慢性病防治的重要措施，有效且成本低。慢性病的危险因素多数是自创性因素，即自己人为的因素。因此，在预防控制慢性病中，需要把对危险因素的控制放在重要地位。在无危险因素时，加强健康教育，防止危险因素出现；在有危险因素时，采取措施消除、降低危险因素的作用。

3. 个体服务与乡镇卫生院干预相结合

乡镇卫生院卫生服务包括个体、家庭和乡镇卫生院等多层次的服务，慢性病乡镇卫生院防治既要强调对慢性病患者的治疗和预防，也要重视慢性病的群体预防，尤其是在人群中实施适宜的干预措施，往往会取得事半功倍的防治效果。

4. 注重提高患者的生命质量

慢性病的临床治疗一般只能改善患者的症状或延缓病程进展，而不能改变病理过程。因此，慢性病乡镇卫生院防治的重要原则之一就是要通过综合性保健措施，提高患者的生命质量，改善其生活能力、心理状态和社会功能，减轻患者的家庭负担。

5. 强调自我管理，发挥主观能动性

慢性病病程迁延，危险因素多与行为生活方式有关。因此，乡镇卫生院居民包括患者在慢性病的控制过程中绝不仅是服务的被动接受者；相反，无论是危险因素的控制还是慢性病的治疗与管理，都取决于居民个体的积极性和配合度，有效的自我管理可使慢性病高危人群和患者取得良好的防治效果。

（二）慢性病乡镇卫生院防治的内容

1. 健全乡镇卫生院慢性病防治网络

慢性病防治工作首先应该在各级政府的领导下，多部门参与，在卫生行政部门的组织协调下，以疾病预防控制机构、基层医疗卫生机构、医院及专业防治机构为主体构建慢性病乡镇防治网络，共同承担慢性病综合防控工作。卫生系统各部门在慢性病防治工作中承担着不同的职责和任务。

（1）卫生行政部门的职责和任务。

卫生行政部门的职责和任务：组织领导与协调辖区慢性病防控工作，如：制定慢性病防控相关公共政策，制订相应的规划和工作计划；建立完善慢性病防控工作联系机制，加强相关部门间的沟通与协作；建设辖区慢性病防控网络；组织开展慢性病防控督导、绩效考核和评价；组织、监督和管理慢性病防控的重大专项等。

（2）疾病预防控制机构的职责和任务。

疾病预防控制机构的职责和任务：协助卫生行政部门制订慢性病防控规划和工

作计划，为制定政策提供技术支持；执行国家、辖区慢性病防控规划和方案，制订本辖区慢性病防控工作的年度计划和实施方案；制定慢性病防控有关技术规范、指南和标准并推广应用；指导实施慢性病综合防控干预策略与措施；组织开展慢性病及其危险因素的监测和流行病学调查，提出慢性病防控对策；组织开展各类目标人群慢性病防控的健康促进活动；进行慢性病防控工作的业务信息管理、防控效果考核评价等。

(3) 基层医疗卫生机构的职责和任务。

其职责和任务：负责建立居民健康档案；负责辖区慢性病高危人群发现、登记、指导和管理工作；对明确诊断的高血压、糖尿病等慢性病患者进行定期干预指导和随访管理；承担慢性病及其所致并发症和残疾的康复工作；开展辖区健康促进工作，开设健康课堂，组织健康日宣传活动；有条件的地区开展死亡登记和死因调查、恶性肿瘤发病登记、新发脑卒中和心肌梗死病例报告等；与上级医院建立双向转诊机制；农村乡镇卫生院承担对村卫生室慢性病防控的指导和管理工作等。

(4) 综合性医院的职责和任务。

综合性医院包括城市二级及以上医院和县级医院，主要负责35岁及以上患者首诊测血压工作，对有关慢性病病例进行登记和报告，开展慢性病有关的健康咨询、健康教育和知识宣传，对辖区基层医疗卫生机构进行技术指导和培训，与基层医疗卫生机构建立双向转诊机制等。

(5) 专业防治机构的职责和任务。

专业防治机构包括国家心血管病中心、国家癌症中心和各级各类防治办公室等专业机构。其职责和任务：承担专病防治工作，主要负责协助卫生行政部门制定相关疾病防治规划，参与有关政策的研究，编制防治指南、技术规范和有关标准；在国家或辖区疾病预防控制信息平台的基础上，构建相关慢性病信息管理系统，收集、分析、发布国家或辖区有关慢性病专病防治报告，评价防控效果和预测疾病发展趋势；构建全国或辖区慢性病综合防控网络，示范、推广适宜有效的防治技术和措施；开展慢性病专病基础、临床、预防及管理的培训活动等。

2. 危险因素干预

重点针对吸烟、有害饮酒、不合理膳食、身体活动不足等最常见慢性病的四种共同行为危险因素进行综合干预。手段：加强政策倡导，落实执行相关政策；充分利用各种宣传媒介和平台传播相关知识和技能；加强对中青年、男性等重点人群的健康教育和健康管理等。

危险因素干预针对乡镇卫生院全人群，尤其是对慢性病高危人群作用显著，能避免或延缓其从高危人群发展到患者的进程。慢性病高危人群也称慢性病高风险人群，是指具有慢性病相关危险因素的人群。具有至少一项以下特征者为慢性病高危人群：

（1）血压水平为（130～139）/（85～89）mmHg。

（2）空腹血糖水平为 6.1～7.0mmol/L。

（3）血清总胆固醇水平为 5.2～6.2mmol/L。

（4）目前吸烟。

（5）男性腰围≥90cm，女性腰围≥85cm。

（6）相关疾病的家族遗传史。

3. 慢性病筛查

慢性病早期无明显症状，病程长且预后差，因此做好二级预防，早期发现、早期诊断和早期治疗尤为重要。乡镇卫生院筛查是指乡镇卫生院卫生人员运用快速诊断、检查或其他技术，有组织地对乡镇人群进行筛查，以早期发现外表正常的“可疑患者”。筛查的主要目的：除了从乡镇人群中挑选出外表正常的“可疑患者”，以进行进一步的早期诊断、治疗和追踪观察外，还要发现易感人群或高危人群，及时采取相应的预防措施，了解某种疾病或健康状况在人群中的分布规律。

筛查疾病的特点：①是当地当前重大的公共卫生问题；②对其自然史有较清楚的了解；③早期症状明确；④有进一步确诊和治疗的方法。

筛查方法应快速、经济、有效，使用简便，伤害少，群众易于接受，同时具有较高的灵敏性、特异性和稳定性，成本低、收益高。主要方法包括乡镇卫生院主动筛查、单位职工体检、婚前健康检查、孕妇产前产后检查、儿童发育检查、专项调查等。筛查项目包括测量体重、血压，检测血糖或尿糖、血脂，胸部 X 线片检查，子宫颈涂片，乳房自我检查，癌症信号检查等。对于筛查出的“可疑患者”需进一步确诊，并给予适当的治疗，必要时可转诊到上级医疗机构。不同的慢性病，筛查项目和应用的人群范围不同。

4. 慢性病患者管理

乡镇慢性病患者管理是控制慢性病的有效手段之一。通过对慢性病患者提供个体化的疾病管理服务，可有效减缓慢性病并发症的发生，降低慢性病的致残率、死亡率，提高慢性病患者的生命质量，延长寿命。慢性病患者管理包括随访管理、乡镇康复和患者自我管理。

（1）随访管理。

随访是对慢性病患者进行动态管理的一种方式，对检出的慢性病患者建立健康档案，纳入规范化管理，对患者持续开展健康教育、生活方式干预、药物治疗和病情监测“四位一体”的随访管理。随访方式包括门诊随访、家庭随访和电话随访等。

门诊随访、家庭随访归为面对面随访。门诊随访是指门诊医生利用患者就诊时开展患者管理；家庭随访是指针对行动不便的患者，或患者不主动到医疗机构随访等情况，基层医疗卫生机构全科医生团队通过上门服务开展患者管理；电话随访是指患者暂时外出，不能接受面对面随访，或患者因紧急情况转诊后，基层医疗卫生机构为了解患者转诊情况等通过电话询问方式开展的患者管理。

随访管理的主要内容包括：① 了解患者病情及危险因素信息、相关指标及治疗随访情况；② 评价治疗效果（如血压或血糖控制是否满意）；③ 开展生活方式指导，包括烟草使用、饮食、运动、体重控制、心理干预等；④ 指导合理用药，开展分类干预；⑤ 开展个体化的健康教育，指导患者自我管理。

慢性病患者的随访管理信息应纳入计算机数据库管理，以利于监测患者病情的动态变化。

(2) 乡镇康复。

在慢性病的临床治疗或急性期之后，提供一些适宜的、及时的康复服务，可控制或延缓残疾的发展，减少残疾对生理、心理和社会功能可能产生的负面影响，提高患者的生活自理能力和生命质量。乡镇康复不同于医疗康复，它不仅强调功能状态的恢复，而且强调患者社会生活能力的恢复。

乡镇康复的主要内容包括：① 进行宣传教育，提高乡镇卫生院内相关组织和机构对乡镇康复的重视，制定乡镇康复的相关政策，以及激发乡镇居民、患者及其家属参与乡镇康复的意识；② 以乡镇和家庭为基础，对慢性病患者采取相应的康复措施，包括运动训练、生活自理能力训练、劳动技能训练、语言能力训练、体能训练和物理治疗，以及开展心理咨询、家庭保健及社会服务等，改善其生活自理能力和劳动能力，提高其生命质量；③ 协调乡镇有关部门，开展教育康复、职业康复、社会康复，促进全面康复的实现。

(3) 患者自我管理。

慢性病患者自我管理是指用自我管理的方法来控制慢性病，即在卫生保健专业人员的协助下，个人承担一些预防性或治疗性的卫生保健活动，其实质是为患者提供健康教育项目。它通过系列健康教育课程教给患者自我管理所需知识、技能、信心，以及和医生交流的技巧，来帮助慢性病患者在得到医生更有效的支持下，主要依靠自己解决慢性病给日常生活带来的各种躯体和情绪方面的问题。

三、常见慢性病的管理

慢性病是可以预防和控制的疾病。实践证明，采取综合性防控管理措施，可以有效地提高防控效果，减少慢性病的发生，延缓慢性病的发展，提高生命质量。慢性病管理面向一般人群、高危人群和患病人群，重点关注危险因素控制、早诊早治和规范化管理三个环节。

(一) 高血压

高血压是一种以体循环动脉压增高为主要表现的心血管疾病，分为原发性高血压和继发性高血压两大类。原发性高血压是以血压升高为主要表现的一种独立性疾病，病因不明，占高血压的 95% 以上；继发性高血压是由某些确定的疾病所致，血压升高是导致这些疾病的一种临床表现，如肾病、颅脑病变等疾病会引起血压升高，它占高血压的比例不到 5%。

在我国，高血压患病率呈迅猛升高的趋势。2012 年，全国 18 岁及以上成年，居民高血压患病率达到 25.2%。

1. 危险因素

(1) 遗传。

高血压为多基因遗传，具有明显的遗传倾向，有高血压家族史者血压水平和高血压患病率明显增加。父母均患高血压，子女高血压发生率可达 46%；父母中一方患高血压，子女高血压发生率约为 28%；父母血压正常，子女高血压发生率不到 5%。此外，高血压患病率还存在种族差异。

(2) 高钠盐与低钾饮食。

研究已确切证实高钠低钾与血压升高的关系。钠盐的摄入量与收缩压和舒张压均呈正相关，钠盐摄入量低的人群平均血压低，高血压很少或不存在。人群平均摄入钠量相差 1g（折合 2.5g 食盐），收缩压均值相差 2mmHg，舒张压均值相差 1.7mmHg。WHO 建议膳食中食盐摄入量为每天 6g 以下。低钾膳食与高血压的发生也有关，钾摄入量与血压呈负相关。临床研究显示，补钾可使收缩压降下 6mmHg、舒张压下降 4mmHg；尿钾每增加 60mmol/d，收缩压下降 2.72mmHg。

(3) 超重和肥胖。

超重和肥胖是高血压的重要危险因素。体质指数（BMI，kg/m^2）、腰围臀围比值与血压呈正相关。肥胖者患高血压的危险性比体重正常者增加 2 ~ 6 倍。每减重 1kg，收缩压和舒张压分别平均下降 0.43mmHg 和 0.33mmHg。肥胖导致高血压的比例为 30% ~ 65%，肥胖者（尤其是运动减肥者）通过减肥可以有效地降低血压。

(4) 过量饮酒。

饮酒可引起血压升高。随着饮酒量的增加，收缩压和舒张压也逐渐增高，因此过量饮酒可使高血压的发病危险升高。研究证实，男性持续饮酒者与不饮酒者比较，4 年内发生高血压的危险性增加 40%。饮酒的升血压效应是可逆的，戒酒后血压可下降。我国高血压防治指南建议，男性每日饮酒不超过30mg（约1两白酒），女性不超过20mg。

（5）吸烟。

吸烟可在短期内使血压急剧升高10～25mmHg。吸烟者发生急进性高血压的危险性是不吸烟者的3.5倍。香烟燃烧产生的一氧化碳会降低血液的携氧功能，增加心排血量，从而使血压升高。尼古丁可直接刺激机体内儿茶酚胺释放和血小板活力增加，加快心率，使血管收缩，还可使小动脉管壁发生硬化，使血压升高。

（6）缺乏体力活动。

每日静坐时间长者与同龄对照者比较，发生高血压的危险性增加20%～50%。有规律的中等强度的有氧耐力运动对预防高血压有益。有研究发现，长期的有氧耐力运动可使收缩压和舒张压分别降低5～25mmHg、5～15mmHg。

（7）长期情绪与精神紧张。

社会心理应激引起的长时间情绪和精神紧张与高血压发病关系密切。紧张的刺激可引起血中儿茶酚胺类激素升高而致血压升高，如焦虑、抑郁、愤怒等负性精神状态可导致血压升高。

（8）噪声。

噪声可引起血压升高。研究显示，长期从事噪声作业的个人与不接触噪声的个人比较，高血压的患病率高20%，且高血压患病率随工作年限的增加而增高。居住在噪声较高环境中的居民，其高血压患病率高于噪声较低环境中居住的居民。

（9）避孕药。

避孕药可导致血压升高，这与避孕药中的雌激素有关。研究显示，妇女在口服避孕药后血压上升，且随药物使用时间的增加而增高，尤其是对于年龄偏大的妇女，口服避孕药的升压效果更为显著。

2. 主要临床表现

高血压多数发病隐匿，病情发展慢，病程长，一旦患上很难治愈，需终身接受降压治疗。早期患者血压时高时低属于正常，在精神紧张、情绪波动、劳累时血压易升高。随着病情进展，血压持续性升高。

高血压患者的症状与血压升高程度不一致，约半数患者常无明显症状。高血压患者的症状主要有头痛、头晕、头胀、耳鸣、眼花、心悸烦躁、入睡困难、早醒、睡眠不踏实、易做噩梦、易惊醒、乏力，以及手指、脚趾麻木或皮肤蚁行感。血压长期升高者，可导致心、脑、肾、眼底等器质性损害和功能障碍，引起心绞痛、脑出血、肾衰竭、眼底出血等。

3. 诊断

我国对高血压的诊断采取国际上统一的标准，即收缩压≥ 140mmHg 和（或）舒张压≥ 90mmHg。《中国高血压防治指南（2018 年修订版）》根据血压增高的水平，将高血压分为 1、2、3 级（表 10–1）。

表 10–1 《中国高血压防治指南（2018 年修订版）》中血压水平定义和分类

类别	收缩压（mmHg）	舒张压（mmHg）
正常血压	＜ 120 和	＜ 80
正常高值	120～139 和（或）	80～89
高血压	≥ 140 和（或）	≥ 90
1 级高血压（轻度）	140～159 和（或）	90～99
2 级高血压（中度）	160～179 和（或）	100～109
3 级高血压（重度）	≥ 180 和（或）	≥ 110
单纯收缩期高血压	≥ 140 和	＜ 90

注：若收缩压和舒张压分属不同分级，则以较高的级别为准。

4. 乡镇管理

(1) 相关危险因素干预。

① 加强高血压的健康教育，普及预防知识，使人们养成良好的行为生活习惯。

② 合理膳食。减少钠盐摄入（成人每日食盐摄入不超过 6g），少吃各种咸菜和盐腌食品；减少膳食脂肪；多吃新鲜蔬菜、豆类制品及水果；注意补充钾、钙和镁。

③ 控制体重，避免超重和肥胖。体质指数应控制在 24 以下。

④ 戒烟，限制饮酒。少量饮酒一般对高血压的发生不造成明显影响。为预防高血压，最好不要饮酒或少饮酒。有饮酒习惯者应限制和减少饮酒量。心血管疾病患者必须戒酒。

⑤ 适度的体力活动和体育运动。通过运动风险评估，对于无运动风险的患者提倡中等强度的有氧耐力运动（指“不剧烈、有节奏、长时间、大肌肉”，能移动自身体重的运动），如以 4 千米 / 小时的速度步行、骑车、瑜伽、太极拳、慢舞等。运动频率一般为每周 3 ~ 5 次，每次至少持续 10 分钟，每周达到 150 分钟。运动风险较高的患者，需根据个人健康来确定。

⑥ 及时调整心态，消除精神紧张，缓解压力，保持心态平和。

(2) 加强高血压筛查工作。

重视定期检查身体，测量血压。尤其对于高血压高危人群，更要强化筛检。针对高血压筛查工作，《国家基本公共卫生服务规范（第三版）》规定了以下几方面：

①对辖区内35岁及以上常住居民，每年为其免费测量1次血压(非同日3次测量)。

②对第1次发现收缩压≥140mmHg和(或)舒张压≥90mmHg的居民，在去除可能引起血压升高的因素后预约其复查，非同日3次测量血压均高于正常，可初步诊断为高血压。建议转诊到有条件的上级医院确诊并取得治疗方案，2周内随访转诊结果，将已确诊的原发性高血压患者纳入高血压患者健康管理。对可疑继发性高血压患者，及时转诊。

③如具有以下六项指标中的任意一项高危因素，建议每半年至少测量1次血压，并接受医务人员的生活方式指导：A. 血压高值，收缩压130～139mmHg和(或)舒张压85～89mmHg；B. 超重或肥胖(超重为24≤BMI＜28，肥胖为BMI≥28)，和(或)腹型肥胖(腰围男性≥90cm，女性≥85cm为腹型肥胖)；C. 高血压家族史(一、二级亲属)；D. 长期摄入高盐膳食；E. 长期过量饮酒(每日饮白酒≥100mL)；F. 年龄≥55岁。

(3)强化高血压患者规范化管理。

①高血压患者的治疗：治疗高血压的主要目的是最大限度地降低心血管疾病发病和死亡的危险性。高血压病患者应在医生指导下进行降压药物治疗。对降压药物应综合考虑患者的年龄、高血压的程度和分期、有无并发症、其他冠心病危险因素以及用药效果等因素加以选择。常用的降压药物主要有利尿药、β-受体阻滞剂、α受体阻滞剂、钙拮抗剂、血管紧张素转换酶抑制剂(ACEI)和血管紧张素Ⅱ受体阻滞剂(ARB)。对缓进型高血压，可采用阶梯式用药方式，选择一种降压药物，从小剂量开始，逐渐加量直至达到理想的血压控制效果。如血压控制效果不好，排除患者依从性等因素后，可考虑加用其他药物。对老年人单纯收缩期高血压，也应从小剂量开始，将收缩压控制在140～160mmHg为宜。由于药物只能控制血压，不能根治高血压，因此患者必须坚持服用药物，切忌时停时用，即使血压控制满意，也不能停止服用。

此外，患者应养成良好的行为生活习惯，选择低脂低盐饮食，戒烟酒，规律作息，适当运动，心态平和。

②高血压患者的随访管理：随访干预是控制高血压的基本模式和最有效途径。《国家基本公共卫生服务规范(第三版)》中规定：对确诊的原发性高血压患者，每年要提供至少四次面对面随访。随访内容如下：

A. 测量血压并评估是否存在危急情况，如出现收缩压≥180mmHg和(或)舒张压≥110mmHg，意识改变、剧烈头痛或头晕、恶心、呕吐、视力模糊、眼痛、心悸、胸闷、喘憋不能平卧及处于妊娠期或哺乳期同时血压高于正常等危急情况之一，或存在不能处理的其他疾病时，需在处理后紧急转诊。对于紧急转诊患者，乡镇卫生院、村卫生室应在2周内主动随访转诊情况。

B. 若无须紧急转诊，询问上次随访到此次随访期间的症状。

C. 测量体重、心率，计算体质指数（BMI）。

D. 询问患者疾病情况和生活方式，包括心脑血管疾病、糖尿病、吸烟、饮酒、运动、摄盐等情况。

E. 了解患者服药情况。

③ 高血压患者的分类干预：根据高血压患者的不同病情，实施分类干预。《国家基本公共卫生服务规范（第三版）》中对高血压患者分类干预如下：

A. 对血压控制满意（一般高血压患者血压降至140/90mmHg以下；≥65岁老年高血压患者的血压降至150/90mmHg以下，如果能耐受，可进一步降至140/90mmHg以下；一般糖尿病或慢性肾病患者的血压目标可以在140/90mmHg基础上再适当降低）、无药物不良反应、无新发并发症或原有并发症无加重的患者，预约下一次随访时间。

B. 对第一次出现血压控制不满意或出现药物不良反应的患者，结合其服药依从性，必要时增加现用药物剂量、更换或增加不同类的降压药物，应在2周内随访。

C. 对连续两次出现血压控制不满意或药物不良反应难以控制以及出现新的并发症或原有并发症加重的患者，建议其转诊到上级医院，应在2周内主动随访转诊情况。

D. 对所有患者进行有针对性的健康教育，与患者一起制定生活方式改进目标并在下一次随访时评估进展。告诉患者出现哪些异常时应立即就诊。

④ 高血压患者的健康体检。《国家基本公共卫生服务规范（第三版）》规定：对原发性高血压患者，应每年进行一次较全面的健康检查，可与随访相结合。体检内容包括体温、脉搏、呼吸、血压、身高、体重、腰围、皮肤、浅表淋巴结、心脏、肺部、腹部等常规体格检查，并对口腔、视力、听力和运动功能等进行判断。

（二）糖尿病

糖尿病是一组因胰岛素绝对或相对分泌不足，以及靶组织细胞对胰岛素敏感性降低而引起糖、蛋白质、脂肪、水和电解质等代谢紊乱的慢性全身性进行性疾病，以高血糖为主要特征。1999年，WHO糖尿病专家委员会提出了新的糖尿病分型，将糖尿病分为了四种类型：①1型糖尿病（T1DM），包括免疫介导1型糖尿病和特发性1型糖尿病两种亚型，前种亚型以儿童青少年发病为主，后种亚型是某些人种（如南亚印度人等）的特殊类型；②2型糖尿病（T2DM），该型糖尿病占糖尿病总数的95%左右，多见于成年人；③ 妊娠期糖尿病（GDM），指在妊娠过程中初次发现的糖耐量异常，不包括妊娠前已患的糖尿病；④ 其他特殊类型的糖尿病，如由内分泌疾病、药物或化学品、遗传突变所致的糖尿病。新的分型标准还提出了空腹血糖受损（IFG）和糖耐量受损（IGT），二者是介于正常者和糖尿病之间的过渡状况。

糖尿病由于可引起多种严重并发症，不仅减少患者约10年的寿命，而且大大降低生活质量，因此又被称为“沉默的杀手”。在我国，糖尿病的患病率和死亡率呈现快速上升趋势。

1. 危险因素

(1) 遗传因素。

流行病学研究发现，糖尿病具有易感基因，遗传倾向明显。如孪生子女常有几乎相同的发病倾向，患病率高达91%～100%。有糖尿病家族史者与无糖尿病家族史者比较，发病率高3～40倍，其遗传度1型糖尿病为40%～53%，2型糖尿病为60%。糖尿病的种族差异也十分明显。

(2) 超重和肥胖。

超重和肥胖与2型糖尿病的发病风险呈正相关，是2型糖尿病的重要易患因素。当体质指数（BMI）≥25，腰围/臀围（WHR）男性≥0.90、女性≥0.85时，患2型糖尿病的危险性大大升高。研究显示，超重者患糖尿病的相对危险度（RR）为正常人的2.6倍，肥胖者患糖尿病的相对危险度为正常人的3.43倍。

(3) 饮食因素。

高能饮食是引起2型糖尿病患病风险增加的重要因素。2型糖尿病的发生还与摄取高脂肪、高蛋白、高碳水化合物和缺乏纤维素的饮食有关。膳食中饱和脂肪酸和某些不饱和脂肪酸的高水平摄入可以增加胰岛素分泌，引起胰岛素抵抗，是糖尿病的危险因素，而膳食纤维对机体具有保护作用。

(4) 体力活动不足。

体力活动和体育训练能增加胰岛素敏感性和改善糖耐量。体力活动明显减少容易导致胰岛素水平升高和糖耐量异常。有研究显示，活动最少的人与最爱活动的人相比，2型糖尿病的患病率高2～6倍。

(5) 其他危险因素。

其他因素如妊娠、病毒感染、自身免疫性疾病、出生及1岁时低体重、糖耐量受损（IGT）、胰岛素抵抗、心血管疾病史等也是糖尿病的易患因素。

2. 主要临床表现

糖尿病是一种慢性进行性代谢性疾病，典型的代谢紊乱症状为“三多一少”。

(1) 多食：糖尿病患者摄入的食物（葡萄糖）不能被充分利用，随小便排出体外，导致机体热能不足，易产生饥饿感，食欲亢进，食量大增，有的患者每日能吃主食达1～1.5千克，副食摄入也比正常人明显增多。

(2) 多饮：糖尿病患者由于排尿过多，体内水分大量丢失，因此感到口渴、口干，饮水量和饮水次数明显增多。

(3) 多尿：糖尿病患者的排尿次数和尿量明显增多，24小时排尿量可达3000～10000mL，排尿次数10～30次。

(4) 体重减轻：糖尿病患者由于机体不能充分利用葡萄糖，体内脂肪和蛋白质分解加速，加之高渗性组织失水，因此体重减轻、疲乏无力。

随着病情的进展，糖尿病可导致多种并发症，遍及全身各重要组织器官，如神经障碍、脑血栓、脑梗死、白内障、口腔炎、心肌梗死、肺炎、肺结核、肝硬化、视网膜病变、肾病、尿毒症、泌尿系统炎症、坏疽、皮肤病、生育异常等。最常见的是视网膜病变、肾病和神经障碍，称为糖尿病的"三大并发症"。

3. 诊断

根据血糖水平来诊断糖尿病，但正常与异常的分割点随着人类对糖尿病的认识和研究的不断深入在不断修正。目前国际通用的糖尿病诊断标准是WHO（1999年）标准，见表10-2。强调说明几点。① 空腹状态是指至少8小时没有进食热量。② 儿童的糖尿病诊断标准与成人一致。③ 对于无急性糖代谢紊乱表现，血糖水平仅一次达到糖尿病的诊断标准者，必须在另一日进行复测核实。如复测未达到糖尿病的诊断标准，需在随访中复查明确。④ 急性感染、创伤或其他应激情况下可出现暂时性血糖升高，不能依此标准诊断为糖尿病，必须在消除应激后复查。⑤ 随机血糖指不考虑上次用餐时间，一天中任意时间的血糖，不能用来诊断空腹血糖异常或糖耐量异常。

表10-2　糖尿病的诊断标准

诊断标准	静脉血浆葡萄糖（mmol/L）
典型糖尿病症状（烦渴多饮、多尿、多食、不明原因的体重下降）加上随机血糖或加上	≥ 11.1
空腹血糖或加上	≥ 7.0
葡萄糖负荷后2h血糖无典型糖尿病症状者，需改日复查确认	≥ 11.1

4. 乡镇管理

(1) 相关危险因素干预。

① 加强糖尿病的健康教育，普及预防知识，使人们养成良好的行为生活习惯。

② 注意饮食，控制总热量的摄取，合理营养，避免脂肪积聚。限制主食和高热量副食，少吃肉，少吃雪糕、糖果等零食，少喝含高糖分的饮料，多食用富含膳食纤维的食品，多吃新鲜蔬菜和水果。不暴饮暴食，吃饭细嚼慢咽。

③ 科学锻炼身体，保持一定的运动负荷，作息规律，少熬夜。

④ 减肥，保持标准体重。

⑤ 调节心理，缓解精神压力。心理不平衡会引起胰岛素抵抗，促使糖尿病发生，因此保持良好的心理状态对预防糖尿病有积极作用。

(2) 加强糖尿病筛查工作。

重视定期检查身体，测量血糖。对于糖尿病高危人群，更要强化筛检。针对糖尿病筛查工作，《国家基本公共卫生服务规范（第三版）》规定：对工作中发现的 2 型糖尿病高危人群进行有针对性的健康教育，建议其每年至少测量 1 次空腹血糖，并接受医务人员的健康指导。具有下列任何一个及以上因素者为 2 型糖尿病高危人群：

① 年龄≥ 40 岁。

② 有糖尿病前期（IGT、IFG 或两者同时存在）史。

③ 超重（BMI ≥ 24）或肥胖（BMI ≥ 28），和（或）向心性肥胖（男性腰围≥ 90cm，女性腰围≥ 85cm）。

④ 静坐生活方式。

⑤ 一级亲属中有 2 型糖尿病家族史。

⑥ 有妊娠期糖尿病史的妇女。

⑦ 高血压，收缩压≥ 140mmHg 和（或）舒张压≥ 90mmHg，或正在接受降压治疗。

⑧ 血脂异常，HDLC ≤ 0.91mmol/L 和（或）TG ≥ 2.22mmol/L，或正在接受调脂治疗。

⑨ 动脉粥样硬化性心血管疾病（Atherosclerotic Cardiovascular Disease，ASCVD）患者。

⑩ 有过类固醇性糖尿病病史者。

⑪ 多囊卵巢综合征（Polyeystic Ovary Syndrome，PCOS）患者或伴有与胰岛素抵抗相关的临床状态（如黑棘皮征等）。

⑫ 长期接受抗精神病药物和（或）抗抑郁药物治疗和他汀类药物治疗的患者。

(3) 强化糖尿病患者规范化管理。

① 糖尿病患者的治疗：糖尿病患者应坚持规范化治疗。国际糖尿病联盟提出糖尿病治疗的五要点，俗称“五驾马车”：健康教育和心理疗法、病情监测、饮食疗法、运动疗法和药物疗法。其中，健康教育的对象除了糖尿病患者，还包括患者家属、社会公众等。通过良好的健康教育和心理治疗，可以充分调动教育受众的主观能动性，提高其健康知识水平和健康技能素养，同时消除患者的不良情绪，舒缓心理压力，促进患者的遵医行为。病情监测是指动态检测血糖变化，定期检查心、肝、

肾功能，眼底情况和血脂水平等，以便及时发现问题，并给予相应治疗。饮食疗法和运动疗法是糖尿病的基础疗法。糖尿病患者应注意控制饮食，合理控制总能量，进餐定时定量、少食多餐、少油清淡，多食用粗粮等。同时，应该坚持有规律的中等强度运动。糖尿病患者的药物治疗应在医生的专业指导下进行。治疗糖尿病的药物分为口服降糖药物和胰岛素两大类。口服降糖药物包括促进胰岛素分泌剂、双胍类、α-葡萄糖苷酶抑制剂和胰岛素增敏剂等。

②糖尿病患者的随访管理:《国家基本公共卫生服务规范（第三版）》规定，对确诊的2型糖尿病患者，每年要提供四次免费空腹血糖检测，要至少进行四次面对面随访。随访内容如下：

A. 测量空腹血糖和血压，并评估是否存在危急情况，如出现血糖≥16.7mmol/L或血糖≤3.9mmol/L，收缩压≥180mmHg和（或）舒张压≥110mmHg，意识或行为改变、呼气有烂苹果样丙酮味、心悸、出汗、食欲减退、恶心、呕吐、多饮、多尿、腹痛、有深大呼吸、皮肤潮红，持续性心动过速（心率超过100次/分钟），体温超过39℃或有其他的突发异常情况（如视力突然骤降），妊娠期及哺乳期血糖高于正常值等危险情况之一，或存在不能处理的其他疾病时，须在处理后紧急转诊。对于紧急转诊者，乡镇卫生院、村卫生室应在2周内主动随访转诊情况。

B. 若不需要紧急转诊，应询问上次随访到此次随访期间的症状。

C. 测量体重，计算体质指数（BMI），检查足背动脉搏动。

D. 询问患者疾病情况和生活方式，包括心脑血管疾病、吸烟、饮酒、运动、主食摄入情况等。

E. 了解患者服药情况。

③糖尿病患者的分类干预:《国家基本公共卫生服务规范（第三版）》规定糖尿病患者的分类干预如下。

A. 对血糖控制满意（空腹血糖＜7.0mmol/L）、无药物不良反应、无新发并发症或原有并发症无加重的患者，预约下一次随访。

B. 对第1次出现空腹血糖控制不满意（空腹血糖≥7.0mmol/L）或药物不良反应的患者，结合其服药依从情况进行指导，必要时增加现有药物剂量、更换或增加不同类的降糖药物，2周内随访。

C. 对连续两次出现空腹血糖控制不满意或药物不良反应难以控制以及出现新的并发症或原有并发症加重的患者，建议其转诊到上级医院，2周内主动随访转诊情况。

D. 对所有的患者进行针对性的健康教育，与患者一起制定生活方式改进目标并在下一次随访时评估进展。告诉患者出现哪些异常时应立即就诊。

④ 糖尿病患者的健康体检:《国家基本公共卫生服务规范(第三版)》规定，对确诊的2型糖尿病患者，每年要进行一次较全面的健康体检，体检可与随访相结合。体检内容包括体温、脉搏、呼吸、血压、空腹血糖、身高、体重、腰围、皮肤、浅表淋巴结、心脏、肺部、腹部等常规体格检查，并对口腔、视力、听力和运动功能等进行判断。

(三) 冠心病

冠状动脉粥样硬化性心脏病(简称冠心病)是冠状动脉血管发生动脉粥样硬化病变而引起血管腔狭窄或阻塞，造成心肌缺血、缺氧或坏死而引起的心脏病。冠状动脉是供应心脏血液的血管，冠心病又称为缺血性心脏病。

冠心病多发于中老年人。在我国，冠心病发病率男性高于女性。根据2013年第五次全国卫生服务调查，城市地区冠心病患病率为12.3‰，农村地区为8.1‰，城乡合计为10.2‰；与2008年第四次全国卫生服务调查比较，患病率有上升趋势。2008年，城市地区冠心病患病率为10.3‰，农村地区为2.9‰，城乡合计为4.8‰。

1. 危险因素

(1) 高血压。

高血压是冠心病的主要危险因素之一。有研究显示，高血压合并冠心病的发生率较血压正常者高2~4倍，我国冠心病患者中70%以上合并高血压。但其重要性不及血清胆固醇水平。

(2) 高脂血症。

高胆固醇影响最大。动脉粥样硬化常见于高胆固醇血症。甘油三酯、脂蛋白与动脉粥样硬化的发生也有一定关系。血液中甘油三酯和低密度脂蛋白的增高、高密度脂蛋白的降低与动脉粥样硬化有关。

(3) 吸烟。

香烟所含的焦油、尼古丁、一氧化碳这三种物质可导致冠状动脉内壁损伤，使胆固醇及其碎片易于堆积，从而使血管腔变窄，引发冠心病。研究显示，吸烟与冠心病存在剂量反应关系。每日吸烟20支以上的男性，冠心病的相对危险度是不吸烟者的3.2倍。但这种关系在高脂膳食人群中很明显，在低脂膳食人群中则不明显。

(4) 肥胖。

肥胖可导致高血压、糖尿病高发。有研究认为，肥胖者常有胰岛素抵抗，从而导致动脉粥样硬化的发病风险增高，尤其是脂肪向心性分布与冠心病发病有关。虽然肥胖与冠心病的严重程度无关，但体重超出标准体重40%的人或体质指数超过30%的人，冠心病死亡危险性增大。

(5) 糖尿病。

糖尿病患者多数伴有高甘油三酯血症或高胆固醇血症，因此易导致动脉粥样硬化的发生。近年来的研究认为，胰岛素抵抗与动脉粥样硬化的发生也有密切关系。

(6) 体力活动不足。

体力活动能增加高密度脂蛋白和脂蛋白脂肪酶的水平，减轻体重，降低血压，从而减小冠心病的发病危险性。体力活动少的人与经常运动的人比较，冠心病发病率高 2.5 ~ 4 倍。

(7) 遗传因素。

冠心病的家族聚集性较明显。有冠心病家族史的人，患冠心病的危险性是无家族史者的 1.5 ~ 2.5 倍，父母均患冠心病的子女比父母均无冠心病的子女发病率高 4 倍以上，这可能与低密度脂蛋白受体的缺乏及遗传性高脂血症有关。

(8) 其他危险因素。

性别、年龄与冠心病有关。男性患冠心病的危险性比女性大，60 岁以下男性冠心病发生率较女性高 2 倍多，冠心病患病率和死亡率也随年龄递增。性格、生活状况等社会心理因素也与冠心病关系密切。性格急躁、固执、情绪不稳定、急于求成等 A 型行为是冠心病发生和发展的一个重要因素；不稳定的生活状况，如家庭不和、经济窘迫、家庭事故频发等可诱发冠心病。

2. 主要临床表现

冠心病根据病情轻重程度可表现为隐匿型、心绞痛、心肌梗死、心力衰竭、心律失常和猝死。

隐匿型患者无症状，但心电图显示心肌缺血，无心肌组织形态改变。

心绞痛是由于冠状动脉供血不足，心肌暂时缺血、缺氧引起的胸骨后疼痛，特点是持续数分钟的发作性胸痛，经休息或舌下含服硝酸甘油可迅速缓解。心绞痛多在体力劳动、寒冷、饱餐、情绪激动时发生。疼痛位于胸骨后中部或上 1/3 处，可放射到左肩、左上肢，直达小指与无名指，但也可在胸骨下部、上腹部、左侧胸部、左颈、下颌等部位发生疼痛。疼痛性质多为压迫感、沉重感、紧束感、窒息感、灼烧感。每次发作一般持续 3 ~ 5 分钟，很少超过 15 分钟。

心肌梗死是由于冠状动脉闭塞，心肌严重持久缺血导致心肌坏死。疼痛是最早出现的症状，其性质与心绞痛相似，但更剧烈，持续时间长，可达数小时甚至数天。休息或含服硝酸甘油多不能缓解。患者常伴有烦躁不安、出汗、恐惧，或有濒死感。但少数患者疼痛较轻或无疼痛。心肌梗死时可出现心律不齐、血压下降、休克等症状，也可出现恶心、呕吐、呃逆等胃肠道症状和发热。严重者可发生心力衰竭、心律失常而死亡。

猝死是指自然发生、出乎意料的突然死亡。WHO 规定发病后 6 小时内死亡为猝死。冠心病猝死好发于隆冬季节，患者突然发病，由于心搏骤停而迅速死亡。半数患者生前无症状。

3. 诊断

冠心病需要结合典型临床表现、心电图与心向量图改变和实验室检查进行诊断。

4. 乡镇卫生院管理

(1) 相关危险因素干预。

① 合理膳食，控制热能、脂肪和胆固醇摄入，保证膳食纤维的供给，预防高脂血症。低盐饮食，多吃新鲜蔬菜、豆类制品和水果。

② 控制体重，无运动风险者，可坚持适度的有氧耐力运动，如散步、慢跑、步行、骑车、游泳等。有运动风险者，需根据个人健康来确定。

③ 注意心理调节，避免长期精神紧张、情绪激动，保持情绪稳定。

④ 避免忽冷忽热、过度劳累等。

⑤ 戒烟，尽量少饮酒，尤其是烈性酒。

⑥ 控制血压，定期检查身体量血压，采用高血压的预防措施。

⑦ 积极治疗有关疾病，如高血压、糖尿病、高脂血症等。

(2) 加强冠心病筛查工作。

冠心病筛查的关键是评估个体冠心病的危险水平，但方法目前仍未统一。一般认为，个体在 20 岁时应做一次心电图检查作为基线，未做者需在 40 岁时做基线心电图，如结果正常可以每隔 5 年做 1 次心电图。40 岁及以上的具有下列特征者，则应做运动心电图：

① 有 2 项及以上心脑血管疾病危险因素者，如年龄超过 50 岁、血压异常、血清胆固醇超过 240mg/dL（20mmol/L）、长期饮酒或酗酒、患有糖尿病、家族中有 55 岁以前患心脑血管疾病者。

② 职业与公众安全关系紧密，如警察、消防员、公共汽车司机、火车司机、飞行员等。

③ 长期采取静坐工作方式和生活方式者。

④ 长期从事剧烈体力活动者或长期处于高度紧张者。

(3) 强化冠心病患者规范化管理。

① 冠心病患者的治疗：冠心病患者应在专业医生的指导下进行治疗。心绞痛发作时应立即休息，舌下含硝酸甘油 0.3 ~ 0.6mg，或用亚硝酸异戊酯 0.2mg 吸入。心肌梗死发作时，患者最初 2 周应绝对卧床休息，第 3 ~ 4 周才可开始在床上做四肢活动或室内活动，病情严重者卧床时间延长。给予吸氧、镇痛。镇痛可减少氧消耗和

休克发生。轻者可用可待因0.03～0.06g口服，重者可用哌替啶（杜冷丁）50～100mg肌肉注射或吗啡5～10mg皮下注射。复方丹参注射液8～16g加入低分子右旋糖酐250～500mL静脉滴注，可改善冠状动脉循环，缓解疼痛。应及时发现有可能演变为心搏骤停的心律失常，及时选用抗心律失常药或用β-受体阻滞剂等进行治疗。患者在家中或外出时要注意备有急救药品，如速效救心丸、硝酸甘油等。晚间睡前、深夜醒来和早晨起床后注意补充水分。平时注意调节心理，心平气和，避免情绪激动和精神紧张。

② 冠心病患者的随访管理：应对冠心病患者进行长期随访管理，随访频率视病情轻重有所不同。对于低危险组患者，应1～2个月随访1次；对于中、高危险组患者，应至少1个月随访1次。

（四）恶性肿瘤

肿瘤是由外部和内在有害因素长期作用引起的组织细胞异常增生而形成的新生物。肿瘤细胞与正常细胞比较，结构、功能和代谢均发生异常变化，可破坏原来的器官组织结构，有的可转移到其他部位，危及生命。肿瘤分为良性肿瘤和恶性肿瘤。良性肿瘤对人体影响不严重，较易治愈，其细胞近似正常细胞。恶性肿瘤又称为癌症，对人体危害大，治疗效果差，其细胞在进行无休止和无序的分裂，具有侵袭性和转移性。从组织学上看，恶性肿瘤分为上皮性的癌和非上皮性的肉瘤及血液癌，临床上癌与肉瘤之比为9∶1。

当今社会，恶性肿瘤已成为严重威胁人类健康的一类重大疾病。在我国，随着人口老龄化趋势的加剧、环境及生活方式的改变，恶性肿瘤的危害日益加剧，恶性肿瘤的发病率和死亡率呈持续上升趋势。相关文献显示，中国肿瘤登记地区发病率自1989年的184.81/10万人上升到2014年的278.07/10万人。《中国癌症预防与控制规划纲要（2004—2010）》确定肺癌、肝癌、胃癌、食管癌、结直肠癌、乳腺癌、宫颈癌和鼻咽癌为我国癌症防治重点。其中，肺癌是我国第一大癌症，是癌症防治的重中之重。

1. 危险因素

（1）环境因素：环境中存在可诱发癌症的因素包括物理因素、化学因素和生物因素。

① 物理因素：电离辐射、紫外线、纤维性物质（如石棉网、玻璃丝等）、热辐射、长期慢性机械刺激、慢性炎症刺激、创伤及异物长期刺激等均可导致癌症发生。如紫外线诱发皮肤癌、黑色素瘤等，玻璃丝等纤维吸入可促使肺癌发生。

② 化学因素：化学因素在肿瘤的危险因素中占据重要地位，目前认为人类大约

90% 的恶性肿瘤是由化学致癌物所引起。影响肿瘤发生的外源性化学物质种类繁多，来源广。如大气污染物中的多环芳烃类化合物、氮氧化物、二氧化硫、粉尘等化学物质均具有致癌性。水中氯化物浓度过高，饮用时间过长，则癌症发生的风险增加。农药中的有机氯、苯、三氯甲醚等化合物也具有致癌性。

③ 生物因素：生物因素中的病毒和真菌与恶性肿瘤的发生关系密切。人乳头状瘤病毒（HPV）与宫颈癌、膀胱癌、结肠癌、口腔癌等癌症的相关性明显。与 EB 病毒感染相关的恶性肿瘤包括鼻咽癌、淋巴瘤、霍奇金病（HD）等。乙肝病毒导致肝癌的危险性加大。真菌产生的毒素很多具有致癌性，如黄曲霉毒素导致肝癌，串珠镰刀菌素引起肝癌和食管癌等。此外，一些寄生虫与癌症的发生也有关。如肝吸虫与原发性肝癌有关，血吸虫与原发性肝癌、大肠癌等有关，埃及血吸虫病与膀胱癌有关。

(2) 行为生活方式。

许多癌症的发生与行为生活方式关系密切，如吸烟、饮酒、饮食习惯等。吸烟可导致肺癌、食管癌、口腔癌、咽喉癌等，饮酒与口腔癌、食管癌、咽喉癌、肝癌、乳腺癌等有关，摄入过多脂肪可使乳腺癌、结肠癌、直肠癌等癌症的发病风险增加。

(3) 遗传因素。

许多恶性肿瘤的发生与遗传因素有关。遗传因素是个体对癌症易感的主要原因。乳腺癌、胃癌、视网膜母细胞瘤、神经纤维瘤、肾母细胞瘤等癌症均与遗传因素关系密切。如母亲或姐妹患有乳腺癌的妇女比一般妇女的乳腺癌发病率高 3 倍。

(4) 社会心理因素。

工作学习紧张过度、人际关系不协调、巨大精神打击等社会心理应激与恶性肿瘤的发生有一定的关系。长期处于孤独、矛盾、失望、压抑或悲伤状态是促进恶性肿瘤生长的重要因素。

2. 主要临床表现

恶性肿瘤分化程度低，浸润破坏周围的器官、组织，并发生转移，对人体健康危害极大。不同种类的恶性肿瘤因其破坏的器官组织不同而临床表现各异，但造成的危害具有共性，主要包括：引起压迫和阻塞症状，如食管癌引起吞咽困难，肺癌引起呼吸困难；破坏正常器官组织的结构和功能，如肝癌破坏肝组织并引起肝功能损害，骨肉瘤引起病理性骨折等；出血，如肺癌、膀胱癌的血尿、子宫癌的阴道不规则出血等；继发感染；发热；疼痛，肿瘤一般不引起疼痛，但某些肿瘤由于局部压迫或侵犯神经可导致相应部位的疼痛，如肝癌累及肝包膜引起肝区疼痛等；晚期患者出现恶病质，即表现为极度消瘦、严重贫血和全身衰竭状态。

3. 诊断

恶性肿瘤应结合临床表现和实验室检查、放射检查等进行诊断。

4. 乡镇管理

(1) 相关危险因素干预。

① 开展防癌、抗癌的健康教育，提高教育对象的防癌意识和自我保健能力。

② 控制环境因素，保护环境，避免或治理环境污染。

③ 改变不良的行为生活方式，如戒烟、节制饮酒、避免不良性行为、注意饮食卫生、合理膳食、注重个人卫生、加强体育锻炼等。

④ 接种疫苗，控制病毒感染。

⑤ 优生优育。

⑥ 培养乐观、豁达的个性。

(2) 重视恶性肿瘤筛查工作。

目前部分癌症可以早期筛查，包括乳腺癌、宫颈癌、结肠癌、直肠癌、肝癌、胃癌、肺癌等。应经常自检，一旦发现异常应及时就医检查，及早发现或排除病情。如出现以下十大癌症高危症状，应尽早到医院检查，查明原因。

① 身体任何部位，如乳腺、颈部或腹部的肿块，尤其是逐渐增大的。

② 身体任何部位，如舌、颊、皮肤等处非外伤溃疡，特别是经久不愈的。

③ 不正常的出血或分泌物，如中年以上妇女出现不规则的阴道出血或分泌物过多。

④ 进食时胸骨后闷胀、灼痛，有异物感或进行性加重的吞咽不顺。

⑤ 久治不愈而干咳、声音嘶哑或痰中带血。

⑥ 长期消化不良，进行性食欲减退、消瘦，又未找出原因。

⑦ 大便习惯改变或便血。

⑧ 鼻塞、鼻出血、单侧头痛或伴有复视。

⑨ 赘生物或黑痣突然增大或破溃出血，或原有的毛发脱落。

⑩ 无痛性血尿。

(3) 强化恶性肿瘤患者规范化管理。

① 恶性肿瘤患者的治疗：治疗方法主要包括手术治疗、放疗、抗癌药物治疗、中医药治疗和免疫治疗等，应根据肿瘤的性质、发展程度和患者的全身状况来具体选择。一般而言，恶性肿瘤Ⅰ期以手术治疗为主；Ⅱ期以局部治疗为主，原发肿瘤切除或放疗，辅以有效的全身化疗；Ⅲ期采取综合治疗，手术前后及术中放疗或化疗；Ⅳ期以全身治疗为主，辅以局部对症治疗。化疗即为抗癌药物治疗。各种疗法在具体实施中必须重视效果和患者的安全。此外，还应重视患者的心理疏导。

② 恶性肿瘤患者的随访管理。恶性肿瘤患者的乡镇随访管理目标包括：A. 预防合并感染；B. 预防和早期发现肿瘤转移并及时处理；C. 对患者进行早期心理护理，增强其生命意识，使其配合治疗，防止自杀；D. 无疼痛和临终关怀。主要措施有术后康复、体能支持、无痛治疗、临终关怀等。应注意及时将护理和保健知识、保健技能送达患者尤其是家属；重视指导患者正确对待疾病和死亡，提高患者的医疗依从性；动员患者积极参与乡镇卫生院活动，疏解患者心理压力。

第二节　乡镇重点人群管理

社会医学强调高危险性的观点，关注重点人群的健康促进与维护。乡镇重点人群是指具有某种特征的人群。比如在医学角度上其身体健康状况较差或较特殊，在经济学角度上其获得资源处于劣势或有困难，在社会学角度上其社会功能不完整或丧失，需要给予更多关注的群体。由于这种服务通常是由卫生服务提供者主动提供的，所以又称为人群系统管理。根据《国家基本公共卫生服务规范（第三版）》的要求，乡镇卫生服务的对象是辖区内常住居民（指居住半年以上的户籍及非户籍居民），以0～6岁儿童、孕产妇、老年人、慢性病患者、严重精神障碍患者和肺结核患者等人群为重点。目前我国已建立较为完善的儿童系统管理、孕产妇系统管理、老年人分级系统管理、严重精神障碍患者系统管理和重点传染病患者系统管理。本节主要介绍这几类重点人群的乡镇健康管理。

一、儿童乡镇健康管理

儿童乡镇健康管理的对象是辖区内常住的0～6岁儿童。0～6岁儿童从胎儿、新生儿、婴儿、幼儿、学龄前儿童成长到学龄儿童，他们在形体上、生理上和心理上不断发生变化。这是一生中生长发育最快的阶段，也是奠定身心健康的基础阶段。儿童的生理功能尚不健全，缺乏独立生活和保护自己的能力。因此，儿童应作为乡镇卫生服务的重点人群，以全面系统的保健工作达到提高人口素质的目的。我国第六次全国人口普查数据显示，0～6岁儿童人数为1.05亿，占总人口的7.88%。我国历来重视妇幼保健工作，有完善的妇幼保健体系，经过多年的努力，儿童的健康水平取得了令全球瞩目的成绩。具体表现在以下方面。① 儿童死亡率明显下降。中华人民共和国成立前，婴儿死亡率和5岁以下儿童死亡率高达200‰。中华人民共和国成立以来，儿童健康水平不断提高，2018年婴儿死亡率下降到6.1‰，5岁以下儿童死亡率下降到9.1‰，优于中高收入国家平均水平。②5岁以下儿童主要疾病死亡率显著下降。2017年导致5岁以下儿童死亡的前五位死因是早产或者低出生体重、肺炎、出生窒息、先天性心脏病和意外窒息，占全部死因的55.7%，与2000年相比下降了79.1%。③ 中国5岁以下儿童生长迟缓率持续下降。2013年中国5岁以下儿童生长迟缓率为8.1%，与1990年的33.1%相比，下降明显。④ 出生缺陷导致的儿童死亡率明显下降。与2007年相比，2017年出生缺陷导致5岁以下儿童死亡率由3.5%下降至1.6%。全国围生期神经管缺陷发生率由1987年的27.4/万人下降到2017年的1.5/万人。妇幼保健工作在提高出生人口素质和儿童健康水平方面发挥了重要作用。

伴随社会经济的发展，儿童健康的影响因素发生了变化。在儿童健康水平提高的同时出现了一些新的问题，包括儿童营养问题、儿童安全问题、儿童用药问题、儿童学习压力问题特别是留守儿童身心健康问题等。面对新形势，特别是二孩政策开放以来，更好地保障儿童安全、促进其健康成长是全社会应承担的共同责任。

儿童健康管理的基本任务是根据儿童生长发育的特点，对他们进行预防保健指导，发现健康问题进行早期干预，不断降低发病率和死亡率，增强儿童体质，促使儿童身心正常发育，健康成长。随着医学模式的转变，儿童乡镇健康管理由单一服务逐步扩展到系统服务，由只注重身体健康发展为身心健康全面要求。根据《国家基本公共卫生服务规范（第三版）》的要求，0~6岁儿童的乡镇保健内容主要包括新生儿家庭访视、定期健康检查、生长发育监测、计划免疫与预防接种，以及健康保健指导等。

（一）不同年龄段儿童乡镇健康管理的内容

1. 新生儿健康管理

新生儿出生后，从子宫内生活转到外界生活，环境发生了巨大变化。但新生儿身体各器官发育尚不成熟、功能尚不完善，对外界环境变化的适应性差，抗感染能力弱，易患各种疾病，且病情变化较快。因此新生儿的保健要点为保暖、合理喂养、护理和预防感染。新生儿期健康管理的主要目的是保护和促进新生儿正常的生长发育，降低新生儿发病率和死亡率。

(1) 新生儿家庭访视。

家庭访视是指乡镇卫生服务人员到服务对象家中，为了维持和促进个人、家庭和乡镇卫生院的健康而对访视对象及其家庭成员所提供的服务活动。新生儿访视是乡镇卫生服务人员为出生一个月内的婴儿提供的保健服务，多为家庭访视服务，即乡镇卫生服务人员到新生儿的家中为新生儿进行健康体检，了解出生时的情况、预防接种情况，在开展新生儿疾病筛查的地区应了解新生儿疾病筛查情况等。同时指导家长做好新生儿喂养、护理、疾病预防及早期发现等，以促进新生儿健康成长，降低新生儿发病率和死亡率。

新生儿家庭访视的内容：① 观察居家环境，看新生儿居室的卫生情况，如室温、湿度、通风状况，以及室内用具是否清洁等；② 观察新生儿的一般情况，如皮肤颜色、呼吸快慢和节律、吸吮能力、脐部是否清洁等；③ 询问新生儿的情况，包括胎产次、是否顺产、有无窒息、出生时体重及身长、吃奶和睡眠情况、大小便是否正常、是否接种卡介苗和乙肝疫苗；④ 测量体温、体重、身长，注意检查有无黄疸、脐部有无感染等；⑤ 指导小儿护理及宣传科学育儿知识，如母乳喂养，保暖，卫生护理（皮肤、口腔、臀部、脐带），呼吸道、肠道感染的预防等；⑥ 若发现问题或异常情况，及时给予指导和处理，做好记录，预约下次探视时间。

新生儿访视次数：正常足月新生儿访视 2 次。初访在出院后 1 周内，新生儿满月访在出生后 28 ~ 30 天。对于具有高危因素的新生儿，根据具体情况决定访视次数，一般不少于 3 次。

每次访视完毕，要及时填写访视记录。若发现新生儿患病要早诊断、早治疗，及时请上级医生会诊，防止病情加重。重症患儿要及时住院治疗。

初访的重点是进行全面的询问、检查和指导，并及时发现高危新生儿，同时要注意新生儿的各种特殊生理状况。满月访可结合接种乙肝疫苗第二针，在乡镇卫生院进行随访，重点询问和观察新生儿的喂养、睡眠、大小便、黄疸等情况，要对新生儿进行全面体格检查，评价其体重及营养状况，并指导家长使用小儿生长发育图监测其生长趋势。对于低出生体重、早产、双 / 多胎或有出生缺陷等具有高危因素的新生儿，根据实际情况增加家庭访视次数。

（2）高危新生儿管理和智力监测。

根据新生儿出生时及出生后情况，结合初访体检结果，综合判断新生儿是否为具有高危因素的新生儿。对于具有高危因素的新生儿，初访时要建立“高危新生儿登记册”，实施单独管理，根据情况适当增加访视次数，加强指导，及时转诊并追踪随访转诊结果。

新生儿高危因素包括：低出生体重儿（出生体重小于 2500g）；早产儿（胎龄小于 37 周）；多胎儿（双胞胎及以上）；过期产儿（胎龄大于或等于 42 周）；产伤、宫内或产时窒息儿；缺氧缺血性脑病、颅内出血者；病理性黄疸者；严重感染者；先天畸形并影响生活能力者（如唇裂、腭裂、先天性心脏病等）；生母为高龄初产（超过 35 岁），有严重妊高征、盲聋、呆傻、精神病等。

高危新生儿在发育过程中发生智力落后和行为异常的比例比正常新生儿高若干倍。因此，要对高危新生儿进行定期连续的智力测查并给予评价，确定转归，以便早发现、早诊断发育落后的儿童，及时进行干预，以促进其智力潜能的充分发掘，减轻智力残疾程度。

2. 婴幼儿健康管理

婴儿以乳汁为主要食品。婴儿期是小儿出生后生长发育最迅速的时期。由于生长发育迅速，对营养与能量的需要量相对较大，但由于吸收功能尚不够完善，因此容易发生消化紊乱和吸收不良。6个月后因由母体获得的免疫力逐渐消失，故易患感染性疾病。

幼儿期生长发育较婴儿期减慢，神经精神发育迅速，语言和动作能力明显发展。此期活动范围扩大，活动增加，易发生意外事故。饮食从流质性逐渐转换为软饭、普通饭，若不注意膳食质量，仍可发生消化紊乱和营养缺乏，导致体重增长缓慢。接触感染机会增多，自身免疫力弱，传染病发病率增高。

新生儿满月后，随访服务均应在乡镇卫生院进行，偏远地区可在村卫生室进行。其管理转入婴幼儿系统管理，在婴幼儿系统管理过程中，如有小儿迁出或转入托幼机构，乡镇防保医生应将儿童保健记录随儿童一同转出，以保证儿童保健记录的连续性和完整性。婴幼儿系统管理包括婴幼儿健康体检、小儿生长监测和体弱儿管理。

(1) 婴幼儿健康体检。

婴幼儿健康体检是儿童系统管理工作中的重要一环，是儿童保健工作中应用较广的一种系统管理方式。

① 目的：A. 对小儿进行生长发育监测，动态系统地观察小儿生长发育状况，及时发现异常儿、体弱儿及疾病早期，有利于进行疾病防治和健康系统管理。B. 及时了解小儿发育状况及存在的问题，指导家长进行小儿早期教育。C. 向家长宣传科学育儿知识，通过体检可反映家长对育儿知识的掌握情况，并进行针对性的指导，以保护婴儿健康成长。

② 内容：A. 询问个人史和既往史，询问婴儿在两次体检间的喂养情况、神经发育情况以及健康和患病情况。B. 生长发育检查，测量体重、身长、头围，必要时可做全面体格检查，根据婴儿各月龄的发育情况进行智能发育检查。C. 实验室检查，在婴幼儿6~8月龄、18月龄、30月龄时分别进行1次血常规（或血红蛋白）检测，在6月龄、12月龄、24月龄、36月龄时使用行为测听法分别进行1次听力筛查，还应根据婴儿的体检情况做相应的生化检查以判断是否出现营养缺乏。D. 评价，在与上一次检查进行对比分析的基础上评价婴幼儿生长发育情况，对发现有营养不良、贫血、单纯性肥胖等情况的婴幼儿应当分析其原因，给出指导或转诊的建议。

③ 管理方式：开设儿童保健门诊，为方便家长，力争与预防接种同时进行。3岁以内婴幼儿分别在3月龄、6月龄、8月龄、12月龄、18月龄、24月龄、30月龄、

36月龄时进行体检，共8次。有条件的地区，建议结合儿童预防接种时间增加随访次数。检查结果应准确地记录在小儿保健手册中，筛查出的体弱儿应按体弱儿管理常规的要求进行管理。

(2) 小儿生长监测。

小儿生长监测是指对个体儿童的体重、身高（长）进行定期、连续的测量，将测量值记录在生长发育图上，观察分析其曲线在生长发育图中的走向，并对其生长发育情况做出评价。

① 目的：动态观察婴幼儿生长发育趋势，早期发现生长偏离正常的现象，及时采取干预措施。对家长进行健康教育，提高家长的自我保健能力。通过教会家长使用生长发育图，使家长亲自参与监测，及时发现异常，主动找儿童保健医生咨询，力求使家长早期获得科学育儿的知识，促进儿童健康成长。

② 监测方法与步骤：A. 定期、连续、准确地测量个体儿童的体重和身高（长）。一般6个月以内的婴儿每月测量1次，6～12个月的小儿每2个月测量1次，1～3岁的孩子每3个月测量一次。如果小儿体重增长不太好，则要改为每月测量1次直至体重增长恢复正常。B. 在生长发育图中绘制小儿的体重、身高（长）曲线。C. 评价小儿体重、身高（长）变化趋势并分析其原因。根据小儿生长曲线与参考曲线的关系进行评价，有以下几种情况：正常曲线，小儿体重、身长（高）曲线与相应的参考曲线平行，说明体重、身长（高）增长正常；曲线平坦或略有上升，即曲线走势不与参考曲线走向平行，而与横轴平行，说明体重或身长（高）不增或增加非常缓慢；体重曲线下斜，即曲线走势不与参考曲线平行而是向下斜，说明体重减轻。D. 在测量的同时积极与家长进行交流和沟通，根据曲线的变化分析孩子生长偏离的原因，并有针对性地进行指导。对营养缺乏的儿童，分析营养缺乏的原因，从辅食添加、饮食习惯、儿童的食欲状况等方面进行询问分析，必要时做营养方面的实验室检查。鼓励母乳喂养，指导家长正确添加辅食，合理喂养，纠正不良饮食习惯。在喂养的同时，每月监测，继续观察儿童体重增长的趋势。若3个月曲线一直没有上升，应转诊。对照顾不当所致生长偏离的儿童，要采取综合措施，尽可能改善居住和卫生条件，为儿童提供良好的生活环境，同时加强儿童体格锻炼，积极防治疾病，保证儿童健康成长。对感染所致体重增长缓慢的儿童，要针对感染的病因进行治疗或识别转诊。

3. 学龄前期健康管理

4～6岁为学龄前期。学龄前期儿童体格生长发育速度减慢，但较平稳。大脑功能发育渐趋成熟，理解能力增强，求知欲旺盛，模仿性强，能用语言和简单文字交流。活动和体育锻炼增多，体质增强，感染性疾病发病减少。但接触病原体及受伤的机会增多，免疫性疾病有增多的趋势。要注意寄生虫病的预防工作。5～6岁乳牙开始松动脱落，恒牙依次萌出，如不注意口腔卫生易发生龋齿。

4～6岁儿童每年接受1次健康管理服务。散居儿童的健康管理服务应在乡镇卫生院进行，集居儿童的健康管理服务可在托幼机构进行。每次服务内容包括询问上次随访到本次随访之间的膳食、患病等情况，进行体格检查和心理行为发育评估、血常规（或血红蛋白）检测和视力筛查，进行合理膳食、生长发育、疾病预防、伤害预防、口腔保健等健康指导。在每次进行预防接种前均要检查有无禁忌证，若无，体检结束后进行疫苗接种。

学龄前期儿童健康管理的具体内容如下。

（1）定期健康检查：按照儿童系统管理要求，每年进行1次体格检查，通过体格检查掌握小儿生长发育的规律，及时发现异常，给予矫治。同时，定期检查儿童的视力和牙齿。一般每6个月检查1次视力，发现斜视、弱视及时给予矫治。教育小儿正确用眼，以保护视力。每年检查1次或2次牙齿，以便早期发现龋齿，及时治疗。培养小儿早晚刷牙、饭后漱口的良好卫生习惯。

（2）合理安排儿童生活：根据儿童年龄、生理特点、季节变化与家长的需要，将儿童一日生活的主要内容如睡眠、进食、活动游戏和作业等的时间、顺序、次数和间隔合理安排。

（3）预防疾病和意外伤害：做好计划免疫接种，加强对传染病的管理。预防常见病，如龋齿、沙眼、寄生虫病、儿童行为异常及微量元素缺乏等。开展体格锻炼，加强营养，增强小儿体质。培养良好的卫生习惯，如饭前便后洗手、勤剪指甲、不吃腐败变质食物、不乱吃零食等。对幼儿园的活动场所、饮食、玩具等进行管理，结合日常生活对小儿进行安全教育，达到防止意外伤害的目的。

（4）学前教育：对学龄前期儿童主要进行道德、意志、记忆、思维等方面的教育，形式宜多种多样，并尽量结合游戏进行，逐渐扩大孩子的知识面，提高他们对生活的兴趣，培养自我生活能力和健全人格，为入学打好基础。

4. 健康问题处理

对健康管理中发现有营养不良、贫血、单纯性肥胖等情况的儿童，应当分析其原因，给出指导或转诊的建议。对有心理行为发育偏异、口腔发育异常（唇腭裂、诞生牙）、龋齿、视力异常或听力异常等情况的儿童，应及时转诊并追踪随访转诊结果。

（二）0～6岁儿童乡镇健康管理服务流程和评价指标

0～6岁儿童乡镇健康管理服务流程见图10–1，共提供至少13次管理服务。监测儿童生长发育情况，给予家长健康指导，进行预防接种，恰当处理发生的健康问题。

0～6岁儿童健康管理服务可通过新生儿访视率、儿童健康体检率和儿童健康管理率进行考核与评价：

新生儿访视率＝年度辖区内按照规范要求接受一次及以上访视的新生儿人数/年度辖区内活产数 ×100%

儿童健康体检率＝年度辖区内进行一次及以上健康体检的0～6岁儿童数/年度辖区内登记的0～6岁儿童数 ×100%

儿童健球管理率＝年度辖区内接受一次及以上随访的0～6岁儿童数/年度辖区内登记的0～6岁儿童数 ×100%

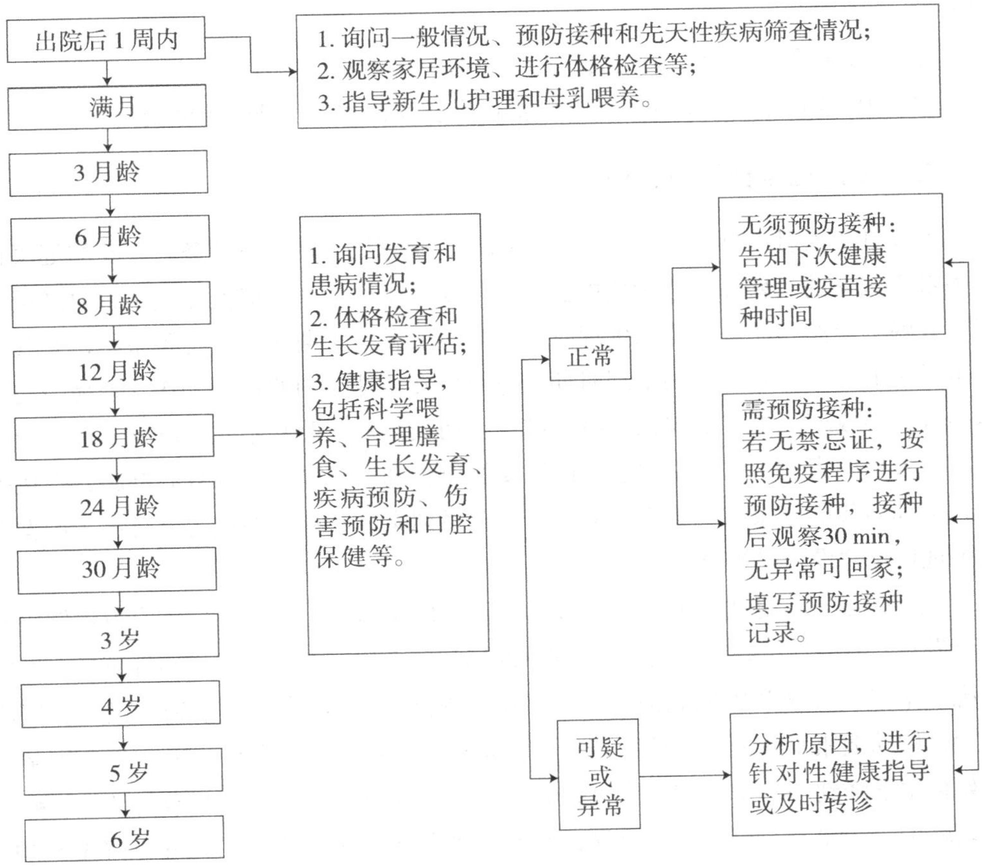

图10-1　0～6岁儿童乡镇健康管理服务流程

（三）0～6岁儿童乡镇健康管理服务要求

(1) 开展儿童健康管理的乡镇卫生院、村卫生室应当具备所需的基本设备和条件。

(2) 按照国家儿童保健有关规范的要求进行儿童健康管理，从事儿童健康管理工作的人员（含乡村医生）应取得相应的执业资格，并接受过儿童保健专业技术培训。

(3) 乡镇卫生院、村卫生室应通过妇幼卫生网络、预防接种系统以及日常医疗卫生服务等多种途径掌握辖区中的适龄儿童数，并加强与托幼机构的联系，取得配合，做好儿童的健康管理。

(4) 加强宣传，向儿童监护人告知服务内容，使更多的儿童监护人愿意接受服务。

(5) 儿童健康管理服务在时间上应与预防接种时间相结合。鼓励在儿童每次接受免疫规划范围内的预防接种时，对其进行体重、身长（高）测量，并提供健康指导服务。

(6) 每次服务后及时记录相关信息，并纳入儿童健康档案。

(7) 积极应用中医药方法，为儿童提供生长发育与疾病预防等健康指导。

二、孕产妇乡镇健康管理

妇女在人类社会活动中肩负着建设国家、孕育后代的双重任务。妇女的健康直接关系到国家的昌盛和民族素质的提高。妇女一生中生殖功能变化复杂，要经历妊娠、分娩、产褥和哺乳等特殊生理时期，青春期和更年期又是全身各系统，尤其是生殖系统的功能变化较大的生理时期。忽视妇女特殊时期的保健工作，容易引起身体的病理性改变，不仅影响妇女身心健康，而且累及胚胎和胎儿，影响子代的健康和出生人口的素质。因此，加强乡镇妇女健康管理，保障妇女的身心健康，直接关系到子孙后代的健康和民族素质的提高，关系到家庭和社会的稳定，有利于妇女在我国现代化建设中发挥更大的作用。

妇女保健工作是我国卫生保健事业的重要组成部分。2019 年，国家卫生健康委员会发布《中国妇幼健康事业发展报告（2019）》，全面介绍了中国妇幼健康事业发展状况。中华人民共和国成立前，孕产妇死亡率高达 1500/10 万；中华人民共和国成立后，妇幼健康事业面貌焕然一新，妇女儿童健康水平不断提高。2018 年全国孕产妇死亡率下降到 18.3/10 万人，较 1990 年下降了 79.4%，产科出血导致的孕产妇死亡大幅减少，2000 年全国产科出血导致的死亡率为 20.8/10 万人，2017 年下降至 5.7/10 万。联合国千年发展目标要求到 2015 年，孕产妇死亡率要在 1990 年的基础上下降 3/4，中国于 2014 年提前实现，是全球为数不多的实现这一目标的国家之一。

目前妇女保健工作主要包括婚前保健、孕前保健、孕产期保健、更年期保健，以及开展妇女常见病预防和筛查等。其中，孕产期保健是乡镇妇女保健的主要内容。医学界将 35 岁及以上的产妇界定为高龄产妇，伴随“全面二孩”政策的实施，中国高龄孕妇的队伍将大大增加，孕产期保健工作将面临新的压力。

（一）孕产期系统保健的三级管理和孕产妇系统保健手册

围生期是指产前、产时和产后的一段时间。这一时期孕产妇要经历妊娠、分娩和产褥三个阶段，胎儿要经历受精、细胞分裂、繁殖、发育，从不成熟到成熟和出生后开始独立生活的复杂变化过程。我国已普遍实行孕产期系统保健的三级管理，推广使用孕产妇系统保健手册，着重对高危妊娠进行筛查、监护和管理。

1. 孕产期系统保健的三级管理

在农村，一级机构为村卫生室；二级机构为乡镇医院或卫生院；三级机构为县（区）妇幼保健院。各级职责如下：

（1）一级机构职责：① 及时发现孕妇，做好早孕登记，进行早孕保健指导并初筛高危因素，及时向上级医院转诊；② 建立围生保健手册，开展产前检查，如有高危因素及时上传；③ 负责辖区内产后访视；④ 开展健康教育。

（2）二级机构职责：① 负责辖区内孕产妇保健医疗工作；② 负责正常及一般高危孕产妇的产前保健医疗、分娩期处理及新生儿保健；③ 接受一级机构转诊；④ 负责培训及指导一级机构人员；⑤ 认真填写围生保健卡及各种记录，及时上交三级妇幼保健院；⑥ 及时筛查高危因素，对重症产科合并症、并发症、胎儿新生儿异常者，及时向上级机构转送；⑦ 开展健康教育工作；⑧ 负责收集辖区内一级、二级医院的围生儿保健相关资料，进行资料保管、信息分析；⑨ 负责辖区内孕产妇及围生儿死亡评审。

（3）三级机构职责：① 负责辖区内孕产妇及婴幼儿的保健医疗工作；② 接受下级单位转诊的高危孕产妇及婴幼儿；③ 负责高危孕产妇及新生儿的抢救工作；④ 培训、指导下级机构；⑤ 负责辖区内孕产妇、围生儿死亡评审组织管理；⑥ 健康教育；⑦ 收集辖区内医疗保健机构有关围生儿保健信息，进行汇总、分析；⑧ 进行科学研究。

通过三级医疗保健，基层医疗卫生机构负责对孕产妇进行管理，开展定期检查，一旦发现异常，及早将高危孕产妇或高危胎儿转至上级医院进行监护处理。

2. 孕产妇系统保健手册

妊娠开始时在本地区保健机构建立孕产妇系统保健手册（卡），将孕产妇基本情况填写在孕产妇登记册上。保健手册（卡）需从确诊早孕时开始，对孕产妇进行系统管理直至产褥期结束。早孕建卡时应详细询问病史，测基础血压，进行较全面的体格检查、妇科检查。常规实验室检查项目包括血尿常规、白带常规及培养、肝功能和其他有关的辅助检查等。目的是加强对孕产妇的管理，提高孕产期疾病的防治质量，降低孕产妇、胎儿或新生儿的发病率、死亡率和病残儿的出生率。

(二) 孕产妇乡镇健康管理服务内容

按照国家孕产妇健康管理服务规范要求，进行孕产妇全程追踪随访与管理，对提高自然分娩率、降低孕产妇与围生儿死亡率、保障妇女儿童身心健康、提高人口素质具有重要意义。

1. 孕早期健康管理

孕早期是指孕 12 周及以前。要求于孕 13 周前为孕妇建立母子健康手册，并进行第 1 次产前检查。健康管理内容包括以下几方面：

(1) 进行孕早期健康教育和指导。

(2) 孕 13 周前由孕妇居住地的乡镇卫生院、社区卫生服务中心建立母子健康手册。

(3) 孕妇健康状况评估：询问既往史、家族史、个人史等，观察体态、精神等，并进行一般体检、妇科检查和血常规、尿常规、血型、肝功能、肾功能、乙型肝炎检查，有条件的地区建议进行血糖、阴道分泌物、梅毒血清学试验、HIV 抗体检测等实验室检查。

(4) 开展孕早期生活方式、心理和营养保健指导，特别要强调避免致畸因素和疾病对胚胎的不良影响，同时告知和督促孕妇进行产前筛查和产前诊断。

(5) 根据检查结果填写第 1 次产前检查服务记录表，将具有妊娠危险因素和可能有妊娠禁忌证或严重并发症的孕妇，及时转诊到上级医疗卫生机构，并在 2 周内随访转诊结果。

2. 孕中期健康管理

孕中期是指孕 16 ~ 24 周。要求孕 16 ~ 20 周、孕 21 ~ 24 周各进行 1 次随访，对孕妇的健康状况和胎儿的生长发育情况进行评估和指导。健康管理内容包括以下几方面：

(1) 进行孕中期 (孕 16 ~ 20 周、孕 21 ~ 24 周各 1 次) 健康教育和指导。

(2) 孕妇健康状况评估。通过询问、观察、一般体格检查、产科检查、实验室检查对孕妇健康和胎儿的生长发育状况进行评估，识别需要做产前诊断和需要转诊的高危重点孕妇。

(3) 对未发现异常的孕妇，除了进行孕期的生活方式、心理、运动和营养指导外，还应告知和督促孕妇进行预防出生缺陷的产前筛查和产前诊断。

(4) 发现有异常的孕妇，要及时转至上级医疗卫生机构。出现危急征象的孕妇，要立即转上级医疗卫生机构，并在 2 周内随访转诊结果。

3. 孕晚期健康管理

孕晚期是指孕 28 周至分娩。要求孕 28 ~ 36 周、孕 37 ~ 40 周各进行 1 次产前保健服务，有高危因素的孕妇酌情增加产前保健次数。了解孕妇的健康情况和胎儿的生长发育情况，并进行指导。健康管理内容包括以下几方面：

(1) 进行孕晚期 (孕 28 ~ 36 周、孕 37 ~ 40 周各 1 次) 健康教育和指导。

(2) 开展孕产妇自我监护、自然分娩、母乳喂养，以及孕期并发症、合并症防治指导。

(3) 对随访中发现的高危孕妇，应根据就诊医疗卫生机构的建议酌情增加随访次数。随访中若发现有高危情况，建议其及时转诊。

4. 产后访视

乡镇卫生院、村卫生室和社区卫生服务中心 (站) 在收到分娩医院转来的产妇分娩信息后，应于产妇出院后 1 周内到产妇家中进行产后访视和产褥期健康管理，加强母乳喂养和新生儿护理指导，同时进行新生儿访视。健康管理内容包括以下几方面：

(1) 通过观察、询问和检查，了解产妇一般情况以及乳房、子宫、恶露、会阴或腹部伤口恢复等情况。

(2) 对产妇进行产褥期保健指导，对母乳喂养困难、产后便秘、痔疮、会阴或腹部伤口等问题进行处理。

(3) 发现有产褥感染、产后出血、子宫复旧不佳、妊娠合并症未恢复以及产后抑郁等问题的产妇，应及时转至上级医疗卫生机构进一步检查、诊断和治疗。

(4) 通过观察、询问和检查了解新生儿的基本情况。

5. 产后 42 天健康检查

产后 42 天对产妇进行健康检查，主要包括以下几方面：

(1) 乡镇卫生院、社区卫生服务中心 (站) 为正常产妇做产后健康检查，异常产妇到原分娩医疗卫生机构检查。

(2) 通过询问、观察、一般体检和妇科检查，必要时进行辅助检查，对产妇恢复情况进行评估。

(3) 对产妇应进行心理保健、性保健与避孕、预防生殖道感染、纯母乳喂养 6 个月、产妇和婴幼儿营养等方面的指导。

(三) 孕产妇健康管理服务流程和评价指标

孕产妇健康管理服务流程见图 10–2，至少提供 7 次管理服务，监测胎儿生长发育状况及孕产妇健康状况。发现异常情况，应及时给予恰当处置。

孕产期系统保健管理评价指标包括早孕建卡 (册) 率、产后访视率、孕产妇系统管理率等。

早孕建卡 (册) 率 = 辖区内孕 13 周之前建卡 (册) 并进行第 1 次产前检查的产妇人数 / 该地该时间段内活产数 × 100%

产后访视率＝辖区内产妇出院后28天内接受过产后访视的产妇人数/该地该时间段内活产数 ×100%

孕产妇系统管理率＝辖区内按照规范要求完成早孕建卡（册）、产前5次和产后2次及以上随访服务的人数/该地该时间段内活产数 ×100%

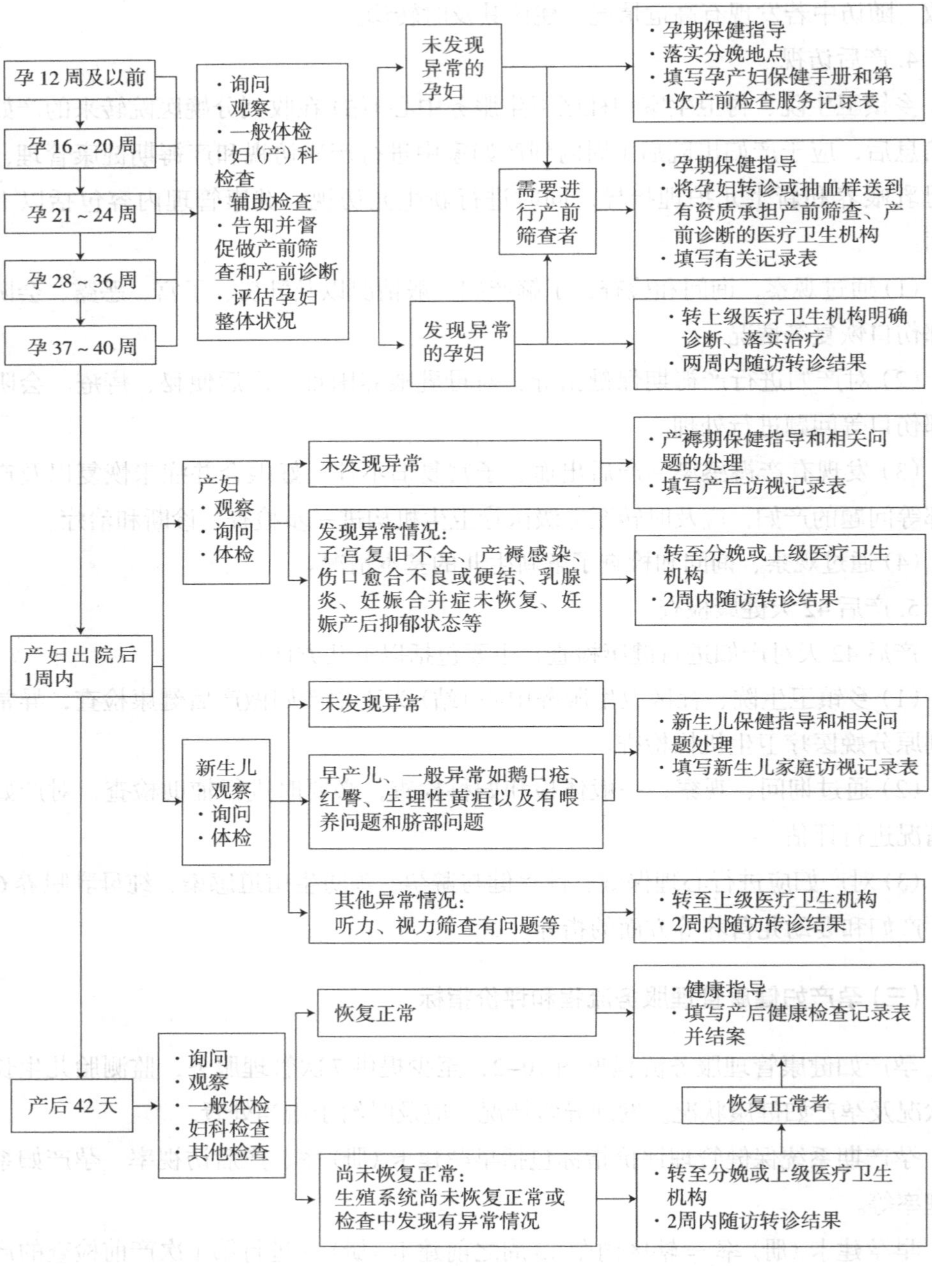

图 10-2　孕产妇健康管理服务流程

(四) 孕产妇乡镇健康管理服务要求

(1) 开展孕产妇健康管理的乡镇卫生院和社区卫生服务中心 (站) 应当具备服务所需的基本设备和条件。

(2) 按照国家孕产妇保健有关规范要求，进行孕产妇全程追踪与管理工作，从事孕产妇健康管理服务工作的人员应取得相应执业资格，并接受过孕产妇保健专业技术培训。

(3) 加强与村 (居) 委会、妇联等相关部门的联系，掌握辖区内孕产妇人口信息。

(4) 加强宣传，在基层医疗卫生机构公示免费服务内容，使更多的育龄妇女愿意接受服务，提高早孕建卡 (册) 率。

(5) 每次服务后及时记录相关信息，纳入孕产妇健康档案。

(6) 积极运用中医药方法 (如饮食起居、情志调摄、食疗药膳、产后康复等)，开展孕期、产褥期、哺乳期保健服务。

(7) 有助产技术服务资质的基层医疗卫生机构在孕中期和孕晚期对孕产妇各进行 2 次随访。没有助产技术服务资质的基层医疗卫生机构督促孕产妇前往有资质的机构进行相关随访。

三、老年人健康管理

老年人是指年龄在 60 岁及以上的人。其中，69 岁及以下者为低龄老年人，70 至 79 岁者为中龄老年人，80 岁及以上者为高龄老年人。随着社会经济和科学技术的发展，人类的寿命延长，人口出生率和死亡率下降，老年人口系数不断增长，社会老龄化成为一个不可避免的世界趋势。联合国规定：一个国家或地区 60 岁及以上的老年人口占总人口的比重达 10% 以上，或 65 岁及以上的老年人口占总人口的比重达 7% 以上，则意味着这个国家或地区处于老龄化社会。我国目前已面临严峻的老龄化考验。2000 年第五次全国人口普查显示，我国 60 岁及以上老年人口的比例为 10.2%，65 岁及以上老年人口的比例为 6.96%，已达到老龄化社会标准。随着时间的推移，我国老龄化的程度不断加重，且老龄化的速度快于世界平均水平。国家统计局统计数据显示，2018 年我国 60 岁及以上人口为 24949 万人，占总人口的比重为 17.9%，其中 65 岁及以上人口为 16658 万人，占总人口的比重为 11.9%。据联合国预测，1990 年至 2020 年，世界老年人口的平均年增长速度为 2.5%，而同时期，我国老年人口的年平均增长速度为 3.3%。到 2050 年，全世界老年人口将达到 20.2 亿，其中 4.8 亿在中国。

(一) 老年人的健康状况

1. 老年人的生理特点

衰老是胚胎发育、个体生长、成熟之后的必然连续过程，是人体对内外环境适应能力减退的表现。伴随着衰老，老年人的生理状况通常要发生以下几方面变化。

(1) 体表外形改变：老年人须发变白，脱落稀疏；皮肤变薄，皮下脂肪减少；结缔组织弹性减低致皮肤出现皱纹；牙龈组织萎缩使牙齿松动脱落；骨骼肌萎缩，骨质的钙丧失或骨质增生，关节活动性下降。

(2) 器官功能下降：老年人的器官功能都有不同程度的减退，如视力和听力下降、心排血量可减少 40% ~ 50%、肺活量减少 50% ~ 60%、肾脏清除功能减少 40% ~ 50%、脑组织萎缩、胃酸分泌量下降等，导致老年人器官储备能力减弱，对环境的适应能力下降，容易出现各种慢性退行性疾病。

(3) 机体调节控制作用降低：老年人的动作和学习速度减慢，操作能力和反应速度降低，加之记忆力和认知功能减弱和人格改变，常常出现生活自理能力下降。老年人免疫力下降，容易患各种感染性疾病。免疫监视功能降低，容易患各种癌症。

2. 老年人的患病和死亡情况

造成我国老年人死亡的主要原因依次为心脏病、恶性肿瘤、脑血管疾病、流行性感冒和肺炎、糖尿病、意外事故。

老年人患病有以下特点。① 患病率高。据第五次全国卫生服务调查资料显示，老年人的 2 周患病率 (56.9%)、慢性病患病率 (71.8%) 及住院率 (60‰) 均远高于其他年龄的人群。② 同时患多种疾病。约 70% 的老年人同时患两种或两种以上的疾病。③ 疾病影响严重。老年人 2 周患病持续天数为 2456 天，是全人口平均值的 2 倍多，半年活动受限率 (81%) 和人均受限日数 (12 天) 也分别是全人口平均值的 2.6 倍和 1.3 倍。④ 发病缓慢，临床表现不典型。老年人多患慢性病，主要是循环系统疾病、消化系统疾病和呼吸系统疾病，这些老年病多为慢性退行性变化，有时生理和病理界限难分。⑤ 发病的诱因有时不同于一般人，易产生并发症与器官损伤，易出现药物不良反应等。⑥ 老年人还容易出现心理和精神问题。心理学认为，具有伤害性质的应激原可以引起老年人的痛苦情绪体验，甚至导致自主神经 (植物神经) 功能紊乱，神经递质和神经免疫机能变化而致病。老年人的主要应激原有体弱多病、夫妻关系危机、代沟、离退休、不良居住环境、负性生活事件、不良生活方式、迷信等。老年人常出现的心理卫生问题除焦虑和抑郁外，还有脑衰弱综合征、离退休综合征、空巢综合征、急性精神错乱、偏执状态、轻躁狂状态和老年痴呆等。

(二) 老年人健康管理服务内容

老年人健康管理的服务对象是辖区内65岁及以上常住居民。按照国家老年人健康管理服务规范，要求为辖区常住老年人建立健康档案，每年为老年人提供1次健康管理服务，包括生活方式和健康状况评估、体格检查、辅助检查和健康指导。

1. 生活方式和健康状况评估

通过问诊及老年人健康状态自评了解其基本健康状况以及体育锻炼、饮食、吸烟、饮酒、慢性病常见症状、既往所患疾病、治疗及目前用药和生活自理能力等情况。

2. 体格检查

体格检查包括体温、脉搏、呼吸、血压、身高、体重、腰围、皮肤、浅表淋巴结、肺部、心脏、腹部等常规体格检查，并对口腔、视力、听力和运动功能等进行初步判断。

3. 辅助检查

辅助检查包括血常规、尿常规、肝功能（谷草转氨酶、血清谷丙转氨酶和总胆红素）、肾功能（血清肌酐和血尿素）、空腹血糖、血脂（总胆固醇、甘油三酯、低密度脂蛋白胆固醇、高密度脂蛋白胆固醇）、心电图和腹部B超（肝、胆、胰、脾）检查。

4. 健康指导

告知老年人评价结果并进行相应健康指导，主要包括以下几方面：

(1) 对发现已确诊的原发性高血压患者和2型糖尿病患者同时开展相应的慢性病患者健康管理。

(2) 对患有其他疾病（非高血压或糖尿病）者，应及时治疗或转诊。

(3) 对发现有异常的老年人，建议定期复查或向上级医疗机构转诊。

(4) 进行健康生活方式以及疫苗接种、骨质疏松预防、跌倒预防、意外伤害预防和自救等健康指导。

(5) 告知或预约下一次健康管理服务的时间。

(三) 老年人健康管理服务流程和评价指标

老年人健康管理服务流程见图10–3。根据健康询问、体检检查和辅助检查，对老年人健康状况进行评估和分类管理。老年人健康管理评价指标主要有老年人健康管理率。

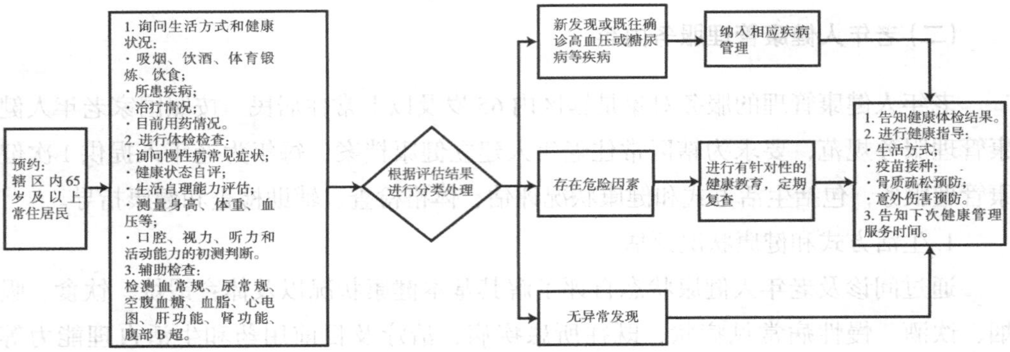

图 10–3 老年人健康管理服务流程

老年人健康管理率＝年内接受健康管理的65岁及以上常住居民数 / 年内辖区内65岁及以上常住居民数 ×100%

该指标中，接受健康管理是指建立了健康档案，接受了健康体检和健康指导，健康体检表填写完整。

(四) 老年人健康管理服务要求

(1) 开展老年人健康管理服务的乡镇卫生院和社区卫生服务中心（站）应当具备服务内容所需的基本设备和条件。

(2) 加强与村（居）委会、派出所等相关部门的联系，掌握辖区内老年人口信息变化。加强宣传，告知服务内容，使更多的老年人愿意接受服务。

(3) 每次健康检查后及时将相关信息记入健康档案。具体内容详见《居民健康档案管理服务规范》。对于已纳入相应慢性病健康管理的老年人，本次健康管理服务可作为一次随访服务。

(4) 积极应用中医药方法为老年人提供养生保健、疾病防治等健康指导。

四、严重精神障碍患者健康管理

2009年，中国疾病预防控制中心精神卫生中心数据显示，我国15岁以上人口中，各类精神疾病患者人数超过1亿人，其中1600万人是重性精神疾病（严重精神障碍）患者。精神疾病负担约占疾病总负担的20%，预计到2020年，这个比例将上升至25%。全国至少有5600万各类精神障碍患者尚未接受过任何医疗服务，而严重精神障碍患者中仅有1/4接受过正规的精神科医疗服务。2004年“686”项目（指中央补助地方卫生经费重性精神疾病管理治疗项目）的实施推动了我国医院社区一体化的精神卫生服务体系建设，启动了精神疾病患者康复站、家庭病床等多种形式的精神康复服务，探索了政府领导、多部门合作、社会参与、以卫生服务机构为载体、多功能团队主导、关注患者功能恢复的连续性精神卫生服务模式。自2009年开始，国家将严重精神障碍患者的管理纳入基本公共卫生服务项目，严重精神障碍患者的管理在全国得以普遍开展。

（一）精神疾病分类及精神疾病管理网络

1. 精神疾病及其分类

精神疾病是在各种生物、心理和社会因素影响下，大脑功能失调，导致认知、情感、意志和行为等出现不同程度障碍的疾病。《中国精神障碍分类与诊断标准（第三版）》（CCMD3）提供了24种精神障碍的诊断与分类标准。

（1）器质性精神障碍。

器质性精神障碍是一组由脑部疾病或躯体疾病导致的精神障碍。由脑部疾病导致的精神障碍，包括脑变性疾病、脑血管疾病、颅内感染、脑外伤等所致精神障碍。躯体疾病导致的精神障碍只是原发躯体疾病症状的组成部分，也可与感染、中毒性精神障碍统称为症状性精神障碍。阿尔茨海默（Alzheimer）病、脑血管疾病所致精神障碍是典型的器质性精神障碍。

（2）精神活性物质或非成瘾物质所致精神障碍。

精神活性物质是来自体外、影响精神活动并可导致成瘾的物质。常见的精神活性物质有酒类、阿片类、大麻、催眠药、抗焦虑药、麻醉药、兴奋剂和烟草等。非成瘾物质所致精神障碍是指来自体外的某些物质虽不产生心理或躯体性成瘾，但可影响个人精神状态。

（3）精神分裂症（分裂症）和其他精神病性障碍。

精神分裂症（分裂症）是一组病因未明的精神病，多起病于青壮年，常缓慢起病，具有思维、情感、行为等多方面的障碍及精神活动不协调。患者通常意识清晰，智能尚好，有的患者在疾病过程中可出现认知功能损害。自然病程多迁延，反复加重或恶化，但部分患者可保持痊愈或基本痊愈状态。

（4）心境障碍（情感性精神障碍）。

心境障碍（情感性精神障碍）是以明显而持久的心境高涨或以低落为主的一组精神障碍，并有相应的思维和行为改变，可有精神病性症状，如幻觉、妄想。大多数患者有反复发作的倾向，每次发作多可缓解，部分可有残留症状或转为慢性。

（5）癔症、应激相关障碍、神经症。

① 癔症指一种以解离症状（部分或完全丧失对自我身份识别和对过去的记忆）和转换症状（在遭遇无法解决的问题和冲突时产生的不快心情，以转化成躯体症状的方式出现）为主的精神障碍。这些症状没有可证实的器质性病变基础，患者自知

力基本完整。病程多反复迁延。癔癔症常见于青春期和更年期，而且女性较多见。

② 应激相关障碍指一组主要由心理、社会（环境）因素引起异常心理反应导致的精神障碍，也称反应性精神障碍。

③ 神经症是一组主要表现为焦虑、抑郁、恐惧、强迫、疑病症状或神经衰弱症状的精神障碍。神经症常常有一定的人格基础，起病受心理、社会（环境）因素影响。没有可证实的器质性病变基础，表现与患者现实处境不相称，但患者对存在的症状感到痛苦和无能为力。

(6) 其他精神障碍。

其他精神障碍包括心身疾病（又叫心理因素相关生理障碍，是一组与心理社会因素有关的以进食、睡眠及性行为异常为主的精神障碍）、人格障碍（人格特征明显偏离特定的文化背景和一般认知方式，影响其社会与职业功能，造成对社会环境的适应不良）以及儿童青少年的精神发育迟滞、多动障碍、品行障碍、情绪障碍、抽动障碍等。

2. 精神疾病管理网络

英国是精神病工作开展较早的国家，其主张在照料精神病患者，而不是把他们隔离起来。美国的精神卫生中心不仅为严重精神残疾的慢性病患者提供大量生活、治疗、训练和管理服务，而且在社会心理康复、指导亲属朋友、调整人际关系和保护患者权益等方面也发挥了重要作用。精神卫生疾病管理要采用预防、治疗与康复相结合的模式，把精神卫生工作纳入社区卫生和农村卫生管理政策文件中，实施精神卫生服务的规范化管理。乡镇精神疾病管理不仅仅是对医院精神卫生资源的补充，更是国际社会公认的精神病患者的有效康复途径。

乡镇精神疾病管理需要全社会共同参与，建立乡镇精神疾病管理的组织、领导和操作体系是开展这项工作的重要前提和基础。

(1) 组织领导体系。

该体系是在政府领导下，由卫生、民政、公安、残联等多部门配合，履行以下职能：政府负责统一协调，卫生部门在公安和残联等部门的配合下，进行精神疾病的预防、治疗、康复及其相应组织管理工作。民政部门配合做好精神疾病患者的医疗救助及贫困生活补助。

(2) 技术指导体系。

乡镇精神疾病管理必须接受专业精神卫生机构的技术指导，包括上级疾病预防控制中心和精神病专科医院的指导。前者负责指导乡镇精神卫生信息的收集、分析和管理，帮助乡镇拟订短期和中长期的工作计划。精神病专科医院负责加强乡镇全科医生的精神医学培训，接纳需要紧急住院的乡镇精神病患者，并将病情稳定后的患者转向乡镇卫生院接受康复治疗。

(3) 精神疾病管理的具体操作体系。

乡镇卫生服务机构和居委会、乡镇民警、患者家属形成管理操作体系，负责以下几方面的工作：① 调查所属区域内精神疾病患者的线索，为重性精神疾病患者建立健康档案；② 为乡镇全人群提供精神卫生健康教育和咨询；③ 组建精神疾病患者的家庭随访小组，指导患者家属做好家庭护理，改善精神疾病患者的生活质量；④ 为精神疾病患者提供合适的社会康复场所，如工疗站、娱疗站等，促进其社会功能的恢复。

(二) 严重精神障碍患者健康管理服务内容

严重精神障碍患者乡镇健康管理主要是针对辖区内常住居民中诊断明确、在家居住的严重精神障碍患者（包括精神分裂症、分裂情感性障碍、偏执性精神病、双相情感障碍、癫痫所致精神障碍、精神发育迟滞伴发精神障碍）开展管理服务。在专业医疗卫生机构指导下，通过管理，促进患者病情稳定，控制患者病情发展，提高患者生活质量，有效预防和减少精神疾病患者严重肇事、肇祸事件的发生。

1. 患者信息管理

在将严重精神障碍患者纳入管理时，需要由家属提供或直接转自愿承担治疗任务的专业医疗卫生机构的疾病诊疗相关信息，同时为患者进行一次全面评估，为其建立居民健康档案，并按照要求填写严重精神障碍患者个人信息补充表。

2. 随访评估

对应管理的严重精神障碍患者每年至少随访 4 次，每次随访应对患者进行危险性评估。检查患者的精神状况，包括感觉、知觉、思维、情感和意志行为、自知力等。询问和评估患者的躯体疾病、社会功能情况、用药情况及各项实验室检查结果等。危险性评估分为 6 级：0 级，无符合以下 1 ~ 5 级中的任何行为；1 级，口头威胁、喊叫，但没有打砸行为；2 级，有打砸行为，局限在家里，针对财物，能被劝说制止；3 级，有明显的打砸行为，不分场合，针对财物，不能接受劝说而停止；4 级，有持续的打砸行为，不分场合，针对财物或人，不能接受劝说而停止（包括自伤、自杀）；5 级，持械针对人的任何暴力行为，或者纵火、爆炸等行为，无论在家里还是公共场合。

3. 分类干预

根据患者的危险性评估分级、社会功能状况、精神症状评估、自知力判断，以及患者是否存在药物不良反应或躯体疾病情况对患者进行以下几方面分类干预。

(1) 病情不稳定患者：若危险性为 3 ~ 5 级或精神症状明显、自知力缺乏、有严重药物不良反应或严重躯体疾病，对症处理后立即转诊到上级医院。必要时报告当地公安部门，2周内了解其治疗情况。对于未能住院或转诊的患者，联系精神专科医师进行相应处置，并在居委会人员、民警的共同协助下，2周内随访。

(2) 病情基本稳定患者：若危险性为1～2级，或精神症状、自知力、社会功能状况至少有一方面较差，首先应判断是病情波动或药物疗效不佳，还是伴有药物不良反应或躯体症状恶化，分别采取在规定剂量范围内调整现用药物剂量和查找原因对症治疗的措施，2周时随访。若处理后病情趋于稳定，可维持目前的治疗方案，3个月时随访；未达到稳定者，应请精神专科医师进行技术指导，1个月时随访。

(3) 病情稳定患者：若危险性为0级，且精神症状基本消失，自知力基本恢复，社会功能处于一般或良好，无严重药物不良反应，躯体疾病稳定，无其他异常，继续执行上级医院制订的治疗方案，3个月时随访。

(4) 每次随访根据患者病情的控制情况，对患者及其家属进行有针对性的健康教育和生活技能训练等方面的指导，给家属提供心理支持和帮助。

4. 健康体检

在患者病情许可的情况下，征得监护人和（或）患者本人同意后，每年进行1次健康体检，可与随访相结合。内容包括一般体格检查以及血压、体重、血常规（含白细胞分类）、转氨酶、血糖、心电图检查等。

(三) 严重精神障碍患者乡镇健康管理服务流程和评价指标

严重精神障碍患者乡镇健康管理服务流程见图10-4，通过评估患者病情和危险度，进行分类干预。严重精神障碍患者乡镇管理评价指标包括严重精神障碍患者规范管理率、在管患者服药率、在管患者规律服药率、患者病情稳定率。

严重精神障碍患者规范管理率＝年内辖区内按照规范要求进行管理的严重精神障碍患者人数 / 年内辖区内登记在册的确诊严重精神障碍患者人数 ×100%

在管患者服药率＝服药患者人数 / 在管患者人数 ×100%

服药患者为至少有1次服药记录的患者。

在管患者规律服药率＝规律服药患者人数 / 在管患者人数 ×100%

患者病情稳定率＝最近1次随访时分类为病情稳定的患者人数 / 所有登记在管的确诊严重精神障碍患者人数 ×100%

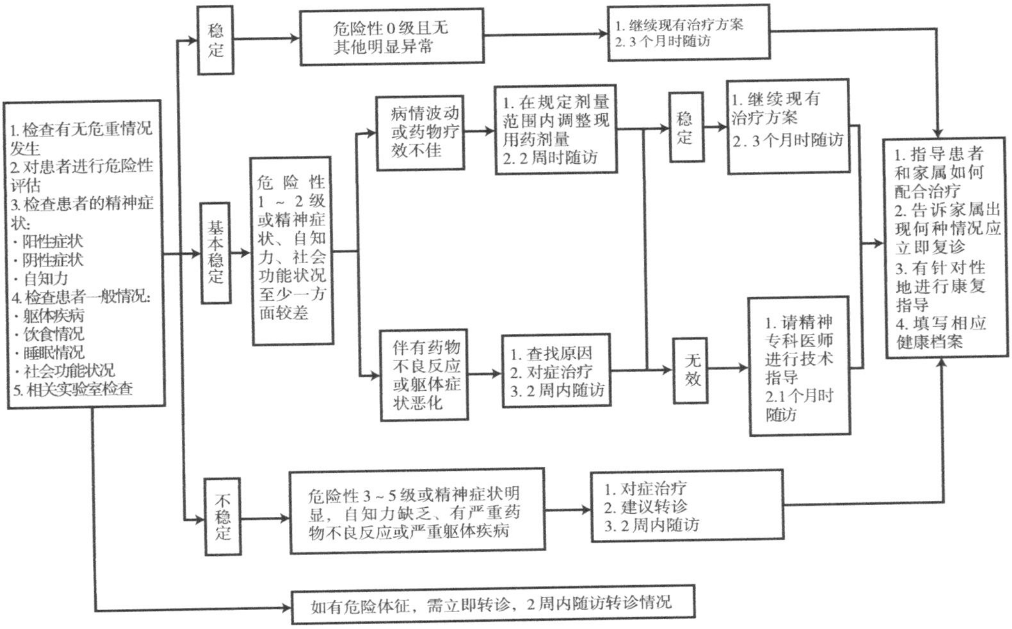

图 10–4　严重精神障碍患者乡镇健康管理服务流程

(四) 严重精神障碍患者乡镇健康管理服务要求

(1) 配备接受过严重精神障碍管理培训的专 (兼) 职人员，开展国家基本公共卫生服务规范规定的健康管理工作。

(2) 与相关部门加强联系，及时为辖区内新发现的严重精神障碍患者建立健康档案并根据情况及时更新。

(3) 随访包括预约患者到门诊就诊、电话追踪和家庭访视等方式。

(4) 加强宣传，鼓励和帮助患者进行社会功能康复训练，指导患者参与社会活动，接受职业训练。

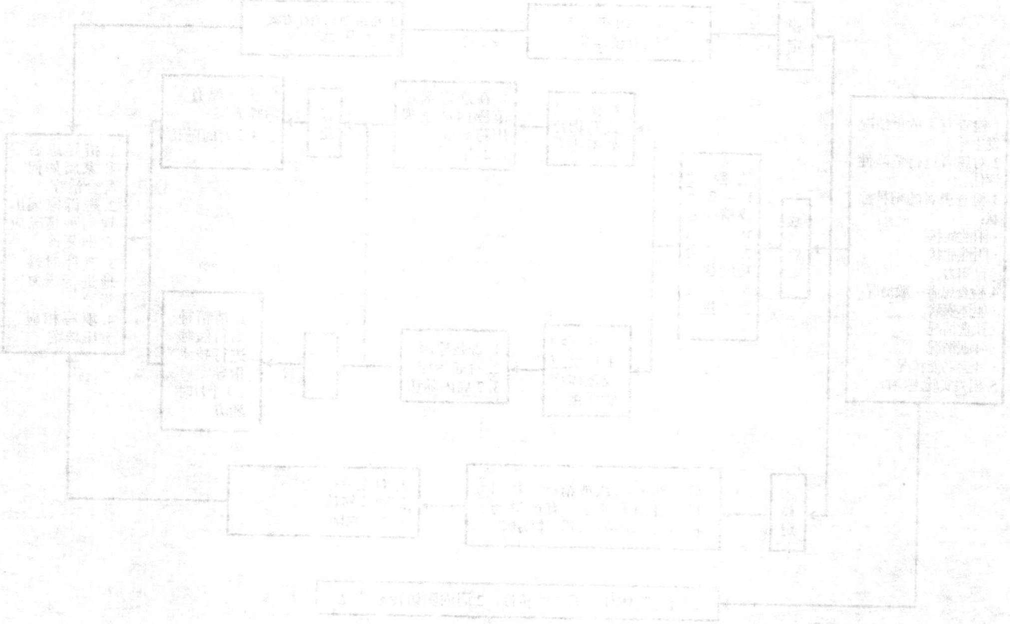

参考文献

[1] 沈必成，杨亮．预防医学概论 [M]. 北京：中国医药科学技术出版社，2022.

[2] 马福华，苑中芬，路庆雷，等．实用内科学与公共卫生管理 [M]. 上海：上海科学普及出版社，2022.

[3] 杨柳清．基层公共卫生服务技术 [M]. 武汉：华中科技大学出版社，2021.

[4] 王建明，倪春辉．公共卫生实践技能 [M]. 北京：人民卫生出版社，2021.

[5] 王永红，史卫红，静香芝．基本公共卫生服务实务 [M]. 北京：化学工业出版社，2021.

[6] 张一琼．传染病医院感染防控实用手册 [M]. 昆明：云南科技出版社，2022.

[7] 李俊，王文静，李淑华．校园传染病防治手册 [M]. 上海：复旦大学出版社，2021.

[8] 杨吉凯，刘月华，李卉．新编公共卫生与预防医学知识精要 [M]. 长春：吉林科学技术出版社，2019.

[9] 武雪梅，田火聚，王海峰．现代实用预防医学 [M]. 广州：世界图书出版广东有限公司，2019.

[10] 吴静，龚志成，陈子华，等．突发急性传染病防控临床培训手册 [M]. 北京：人民卫生出版社，2020.

[11] 徐广飞，黄水平，张晓宏．预防医学 [M]. 第 4 版．南京：南京东南大学出版社，2021.

[12] 郑建中，吕嘉春．预防医学（案例版）[M]. 第 3 版．北京：科学出版社，2021.

[13] 邹飞．预防医学导论 [M]. 北京：人民卫生出版社，2021.

[14] 吕蕾．公共卫生与疾病预防控制 [M]. 广州：世界图书出版广东有限公司，2021.

[15] 瞿婷婷．突发呼吸道传染病医院感染防控操作手册 [M]. 杭州：浙江大学出版社，2020.

[16] 汪春晖，张锦海，叶福强．传染病诊疗与社区防控指南 [M]. 苏州：苏州大学出版社，2020.

[17] 任晓晖 . 社区卫生服务管理 [M]. 成都：四川大学出版社，2020.
[18] 张义 . 高校常见传染病防控知识指导教程 [M]. 西安：西北大学出版社，2020.
[19] 李晨 . 预防医学 [M]. 杭州：浙江大学出版社，2020.
[20] 唐焕文 . 预防医学 [M]. 北京：人民卫生出版社，2020.